体と向き合う 家ごはん

ウー・ウェン

目次

春

夏

＊レシピに出てくる大さじ1は15㎖、小さじ1は5㎖、1カップは200㎖です。

秋

冬

スイーツで心と体を癒す

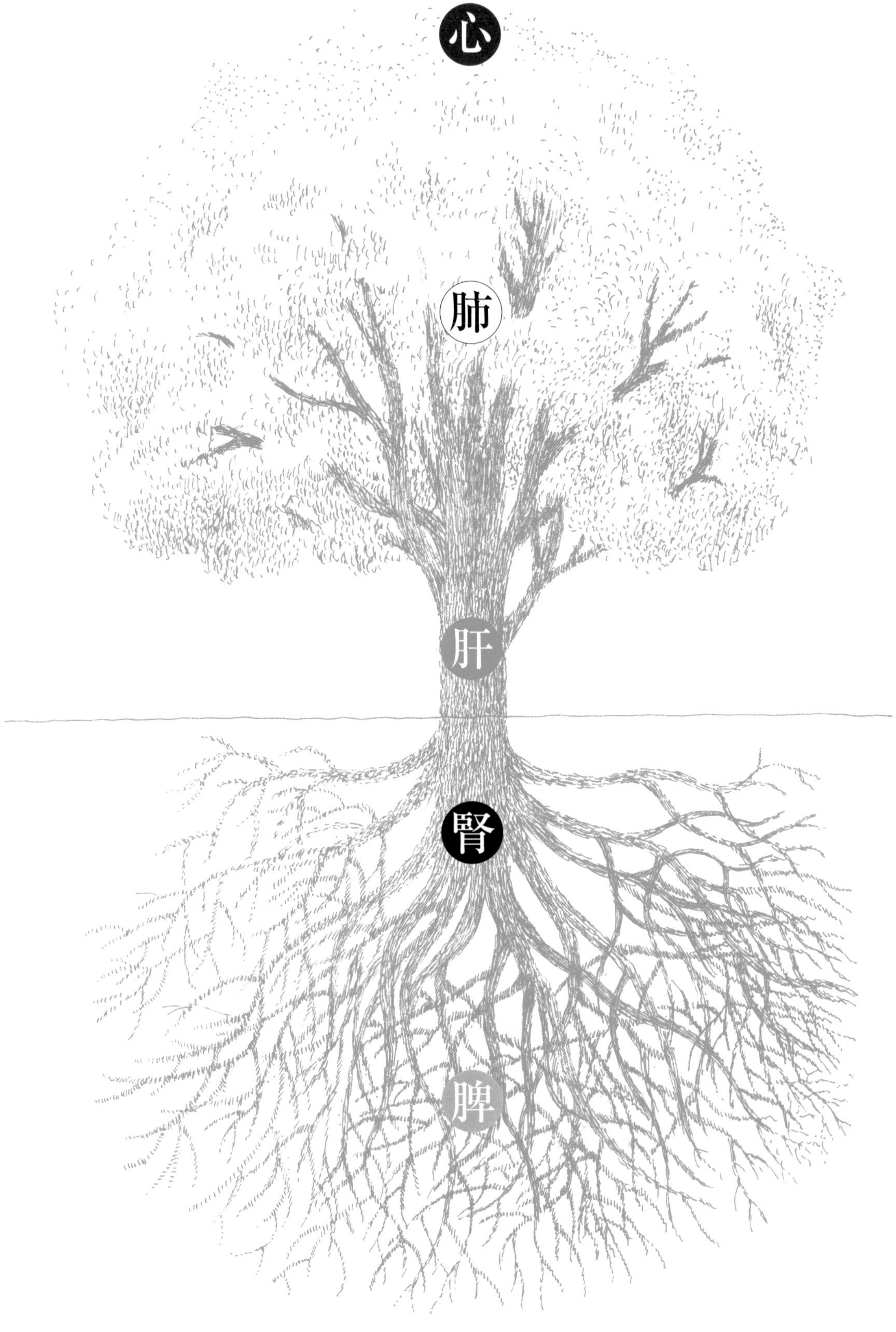
心
肺
肝
腎
脾

家庭に根づく「医食同源」

毎日毎食の食事を大切にすること。
体が必要とする食べ物を意識すれば、自然と体が整います。

人間が大地に立って空に向かって手を広げる様子を思い浮かべてみてください。まるで大きな木みたいでしょう。これは中国ではよくいわれていることで、私も幼いころ祖母から話を聞いたものです。人間を一本の木と考え、心・肺・肝・腎・脾の五つの臓器がそれぞれ、天・枝葉・幹・根・大地で表されるのですが、もとは中国に古くからある自然哲学の考え方のひとつ「五行説」からきているものです。五行とは簡単にいうと、人間も自然界の一部で、自然の変化の移り変わりとともに人の体も変化するという考え方。一本の木でたとえられた人間の五臓は、それぞれが道(行)でつながっていて影響し合い、体のバランスを整えていると考えられています。たとえば、心(=天)がないと木は生命を維持することができません。また、ホルモンや免疫をつかさどる脾(=大地)は、365日、1分1秒も休みなくバランスを整えるために働いているので、大事にしないと木は倒れてしまいます。それぞれが重要な機能を担いつつ、お互いのバランスを保つことで木は健やかでいられるのです。

中国の人たちは、耳学問ではありますが、小さいころからこんな話を幾度となく耳にして育っていますので、「医食同源」や「五行」なんて言葉をわざわざ口にするのはこそばゆい。それよりも、体を整えるために今日は何を食べようか、ということのほうに関心があります。食べ物が五臓に働きかけ、健康を保ってくれることを知っているのです。中国のスーパーで「五色食品」という文字を見かけますが、これは五臓の機能を高める赤・白・緑・黒・黄の五色の食べ物のこと。毎日毎食五色のものを食べるというより、春は緑(肝)、夏は赤(心)、秋は白(肺)、冬は黒(腎)、土用(立春・立夏・立秋・立冬の前の18日間)は黄(脾)の色のものを重点的に食べ、季節に合わせて体をお手当てするのです。

この本では、私が祖母や母から教わったり、自分の体で実感したりしたものを中心に、体をお手当てしてくれる料理を季節ごとに紹介しています。食事は毎日続けるものですから、あまり気張らずに楽しみながら少しずつ意識をしてみてください。続けるうちに、どんなものを食べれば自分の体調が整うか、体自身が答えを出してくれることと思います。

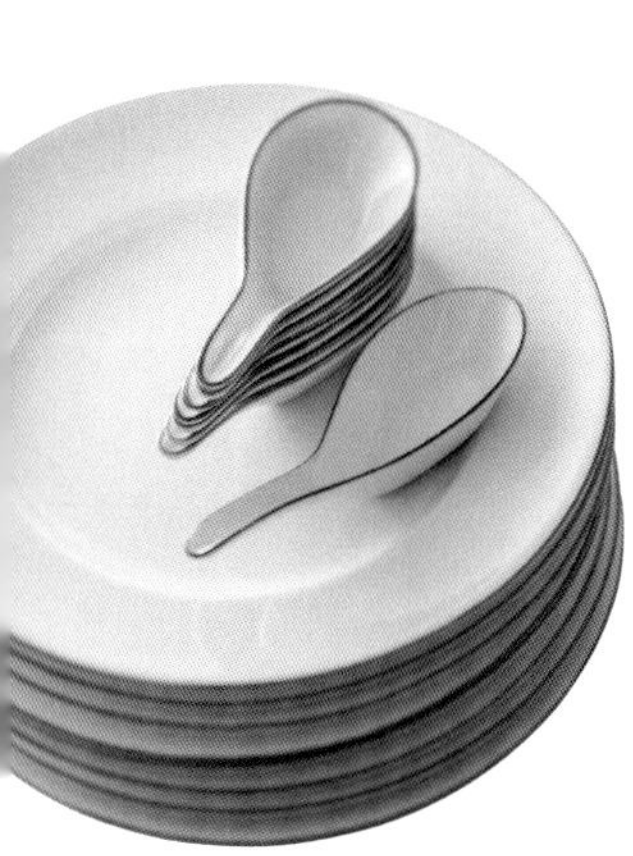

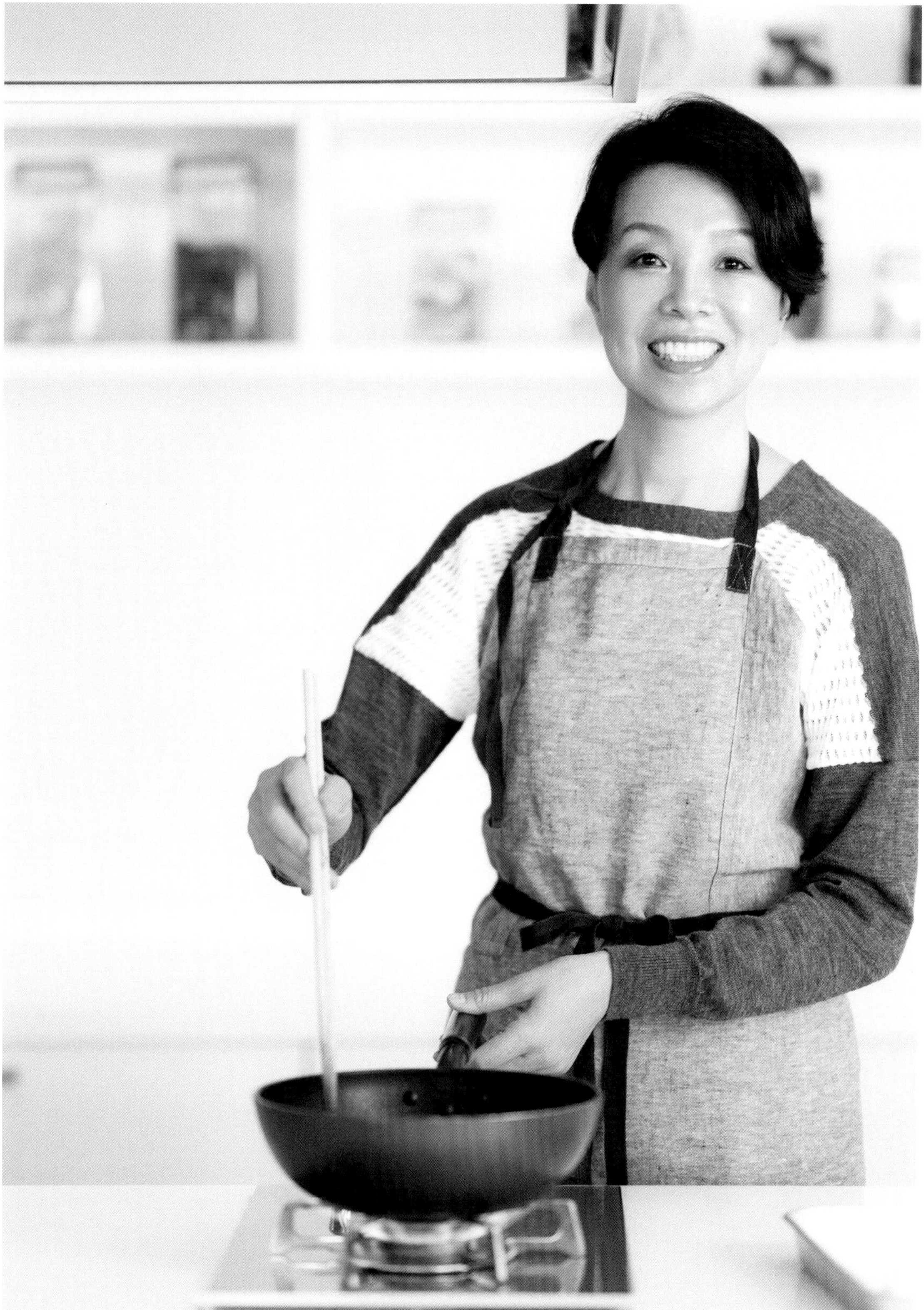

日本で暮らすようになって31年になります。来日当時は、すべてが新鮮で驚きの連続でしたが、特に驚いたことのひとつは、日本の水が本当にきれいということでした。大陸続きの中国では、きれいな水はとても貴重です。そして、もうひとつ驚いたのは、油が健康にあまりよくないものとされていたこと。最近では油も見直されていますが、当時の私にはかなりショックでした。水が貴重な中国では、短時間で食材を加熱殺菌できる油は料理に欠かせない、水と同じくらい大切なものです。

「水分」「油分」、そして「塩分」。どれも、私たち人間にとって必要な成分です。水分が足りなくなると、気血のめぐりが悪くなり、代謝もにぶって、体調不良を引き起こします。油分が足りなくなると、肌はカサカサになり、体の粘膜や内臓がスムーズに働かなくなります。塩分には多くのミネラルも含まれていますので、塩分が不足するとミネラルも足りなくなって不調が出てきます。一方、摂りすぎると、喉が渇いて水をたくさん飲むようになり、体の水分バランスが崩れて病気を呼び込む原因となります。生きていくには、水分、油分、塩分をバランスよく摂ることが大切です。ふだんの食事づくりで、このことをどうぞ意識してください。

そして調味料の油、塩も、ぜひ良質なものを選ぶようにしてください。私はいつも、生搾りタイプの太白ごま油を使っています。おなじみの焙煎タイプのごま油は香りづけに重宝しますが、太白ごま油は、無色でごま油独特の香りがありませんので、基本の油にぴったり。原料がごまなので安心ですし、健康によく、何より料理が格段においしく仕上がるため、私には絶対欠かせない存在です。そして、料理によっては、オリーブオイルやピーナッツオイルを使ったりして風味の違いを楽しみます。

塩も、できるだけおいしい塩を使ってみてください。塩そのものがおいしいと、たくさん使わずに済んで摂りすぎを防げますし、素材の味も引き立ちます。塩の銘柄はこだわりませんが、私は岩塩と海の塩の両方を常備しています。使い分けは特にせず、どちらも一日一回ずつは使うようにしています。いまは世界各国の塩が比較的簡単に入手できますので、いろいろ試してみてお気に入りを見つけるのも楽しいですね。

調味料で健康に

水、油、塩。基本の三要素のバランスが大切です。良質な調味料の力を借りて、おいしさと健康を保ちましょう。

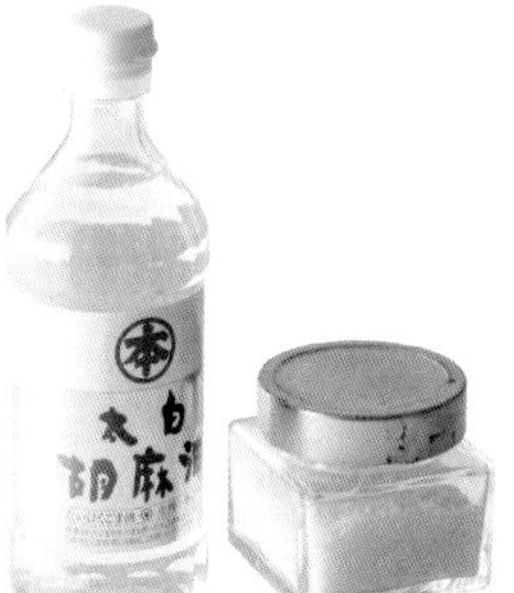

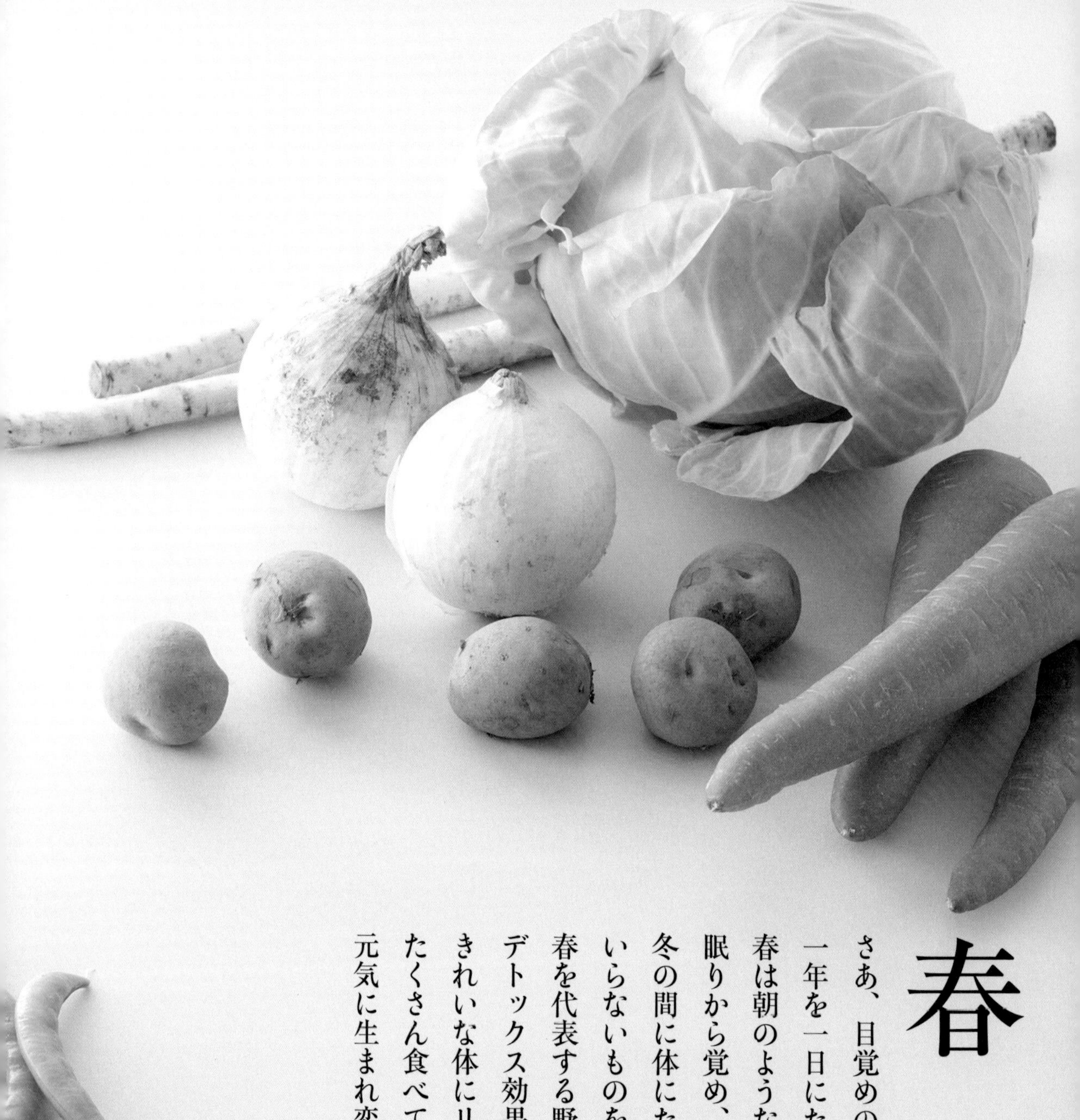

春

さあ、目覚めの季節です。
一年を一日にたとえると、
春は朝のようなもの。
眠りから覚め、うーんと伸びをして、
冬の間に体にため込んだ
いらないものを捨て去りましょう。
春を代表する野菜は、
デトックス効果が強いものが多く、
きれいな体にリセットしてくれます。
たくさん食べて、
元気に生まれ変わりましょう。

春野菜で上手にデトックス

寒い冬は、動物たちも冬眠するように、人間だって体の動きが鈍くなっています。代謝が滞り、老廃物をため込んでいます。それを排出するには、苦みのある春野菜が効果的。消化を助け、血のめぐりと新陳代謝を促します。さっと火をとおせば、効能を失わず、たっぷりおいしくいただけます。

新ものは一年のパワーの源

春は、ぴかぴかの一年生の季節。野菜だって、初々しさ、みずみずしさが光ります。たけのこやアスパラガスなど、ぐんぐん伸びるのは元気が詰まっている証拠と思いませんか。フレッシュな野菜で、季節の変わり目に訪れるストレスと体の消耗を防いで、パワーを体内に取り込みましょう。

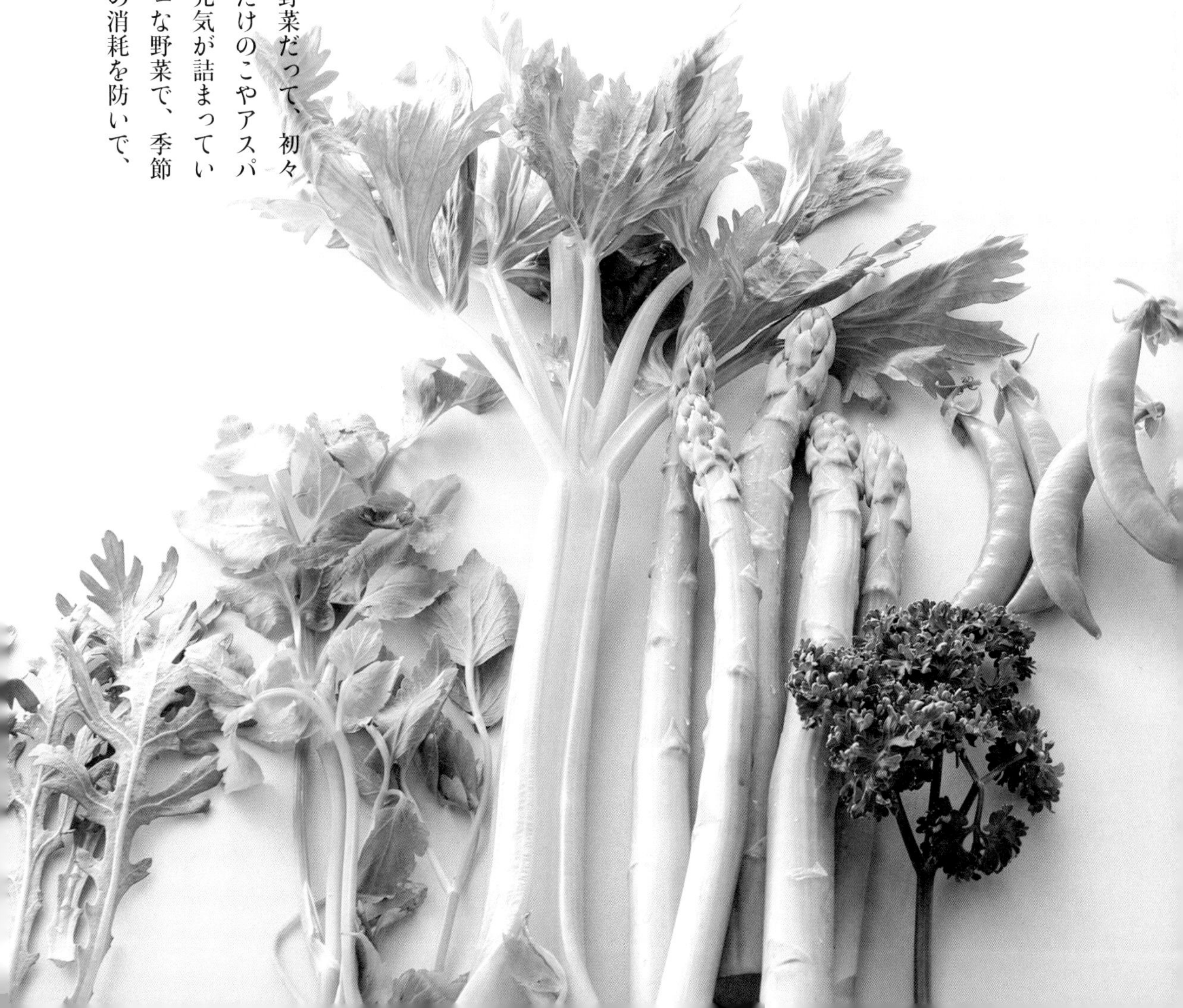

春の食材でデトックス

山菜、たけのこ、セロリに春菊、菜の花……春の野菜は、なぜだか苦味とえぐみがたっぷり。

「良薬、口に苦し」といいわれている春の野菜は、食べられるお薬みたいなもの。疲れとストレスにさらされた大人には、とってもおいしく感じられます。

「春の菊」と書く、春菊はその代表選手。

さっとゆでてあえものにすれば、変色することなく、春の香りと一緒にたくさん食べられます。

春菊のシンプルあえ

材料(2人分)

春菊……1束
粗塩……小さじ1/5
こしょう……小さじ1/5
ごま油……大さじ1

つくり方

春菊はさっとゆでて水にさらし、3%の塩水(分量外)に10分程度つけて水けをきる。2cm長さに切って水けをしぼり、粗塩で調味し、こしょう、ごま油で香りをつける。

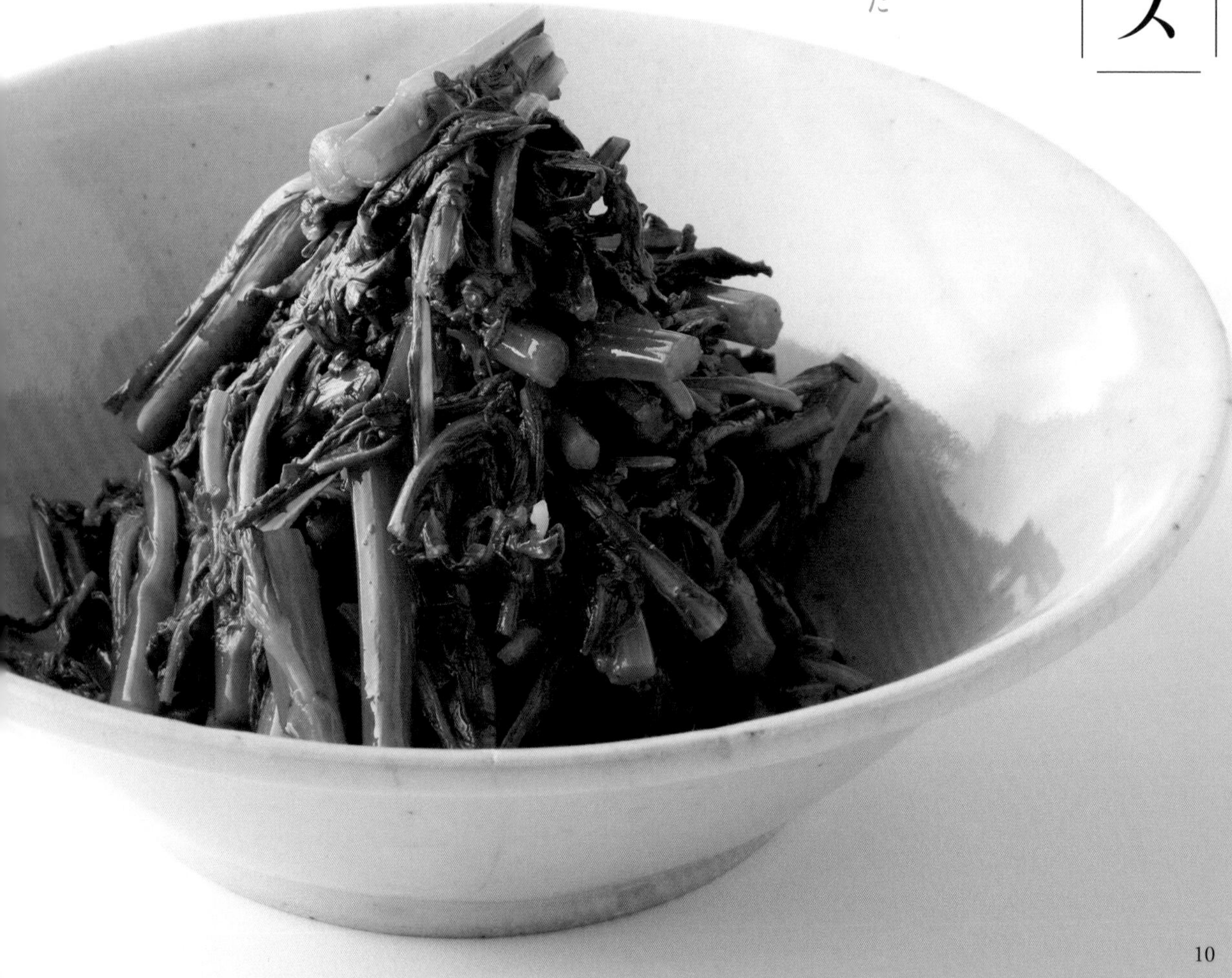

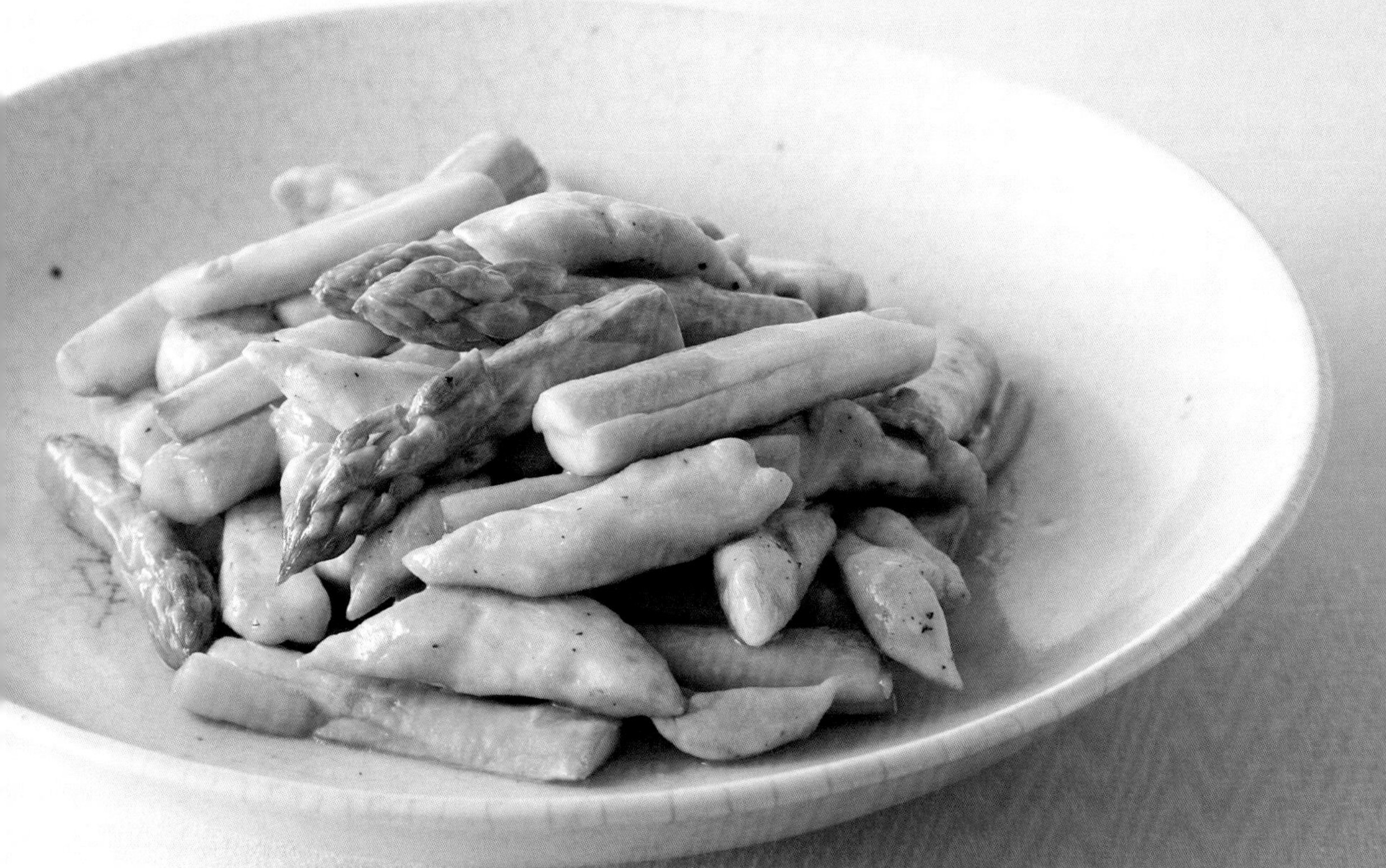

疲れをとって、活力アップ

中国語で芦笋《ルースン》（芦のたけのこ）と書くアスパラガス。
にょきにょきと空めがけて伸びていく様は、たけのこみたい。
ビタミンもたっぷりで、
冬に眠っていた免疫細胞を活性化してくれます。

アスパラガスとささ身のオイスターソース炒め

材料（2人分）

グリーンアスパラガス……4本
鶏ささ身……2本
下味
こしょう……少々
酒……大さじ½
粗塩……ふたつまみ
片栗粉……小さじ¼
オイスターソース……大さじ1
粗塩……ひとつまみ
太白ごま油……大さじ½
ごま油……大さじ½

つくり方

❶アスパラガスは、根元のかたい皮を除いてかるくたたきつぶし、4等分の長さに切る。
❷鶏ささ身は1㎝幅の斜め薄切りにして下味をつける。
❸フライパンに太白ごま油を入れて熱し、①を入れて、中火で油がなじむように炒め、香りが出て、色鮮やかになったら、フライパンから取り出す。
❹同じフライパンにごま油を入れて熱し、②を入れて、肉に火がとおるまでじっくりと炒め、オイスターソースで味つけをし、③を入れて炒め合わせ、粗塩で味をととのえる。

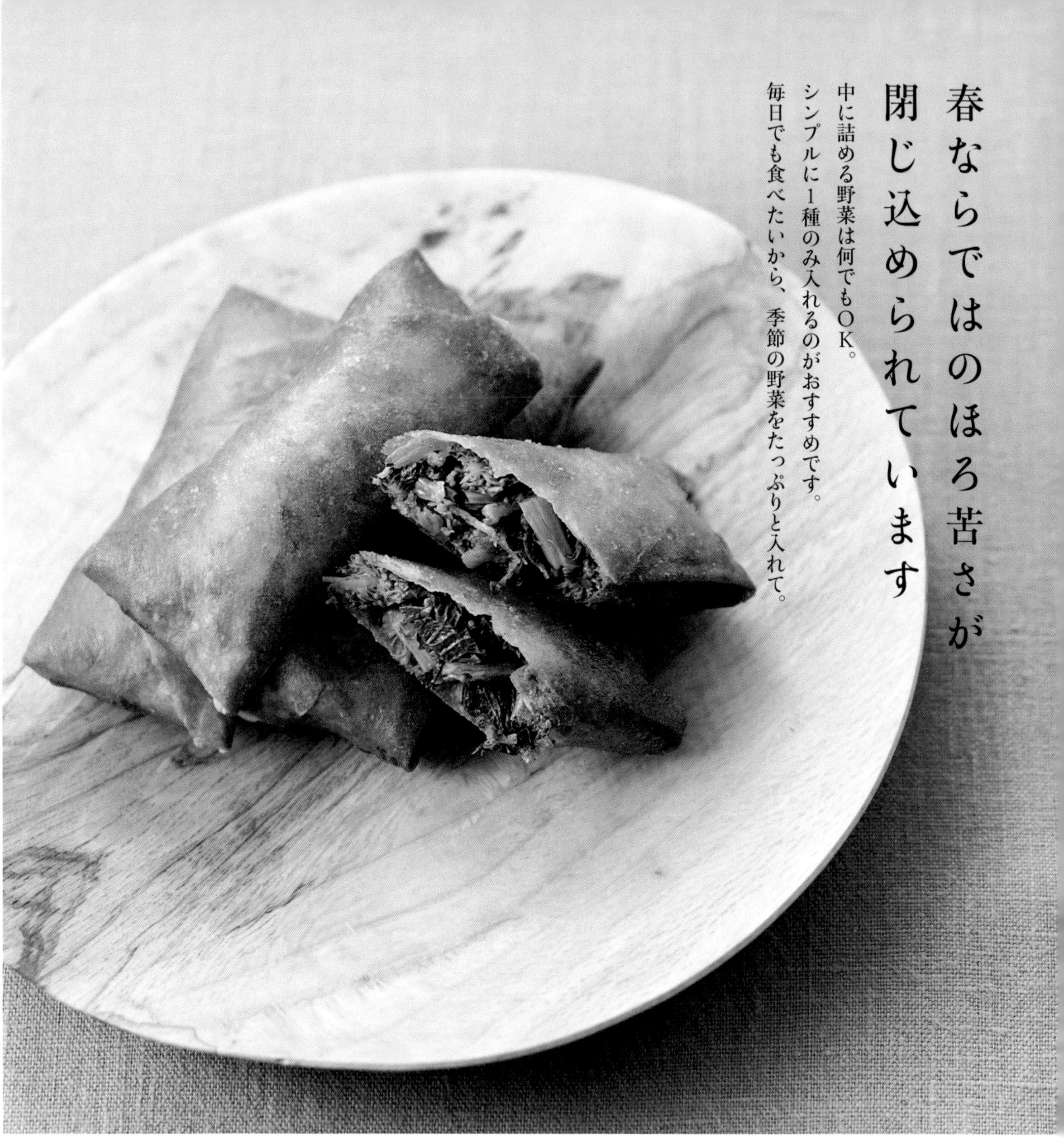

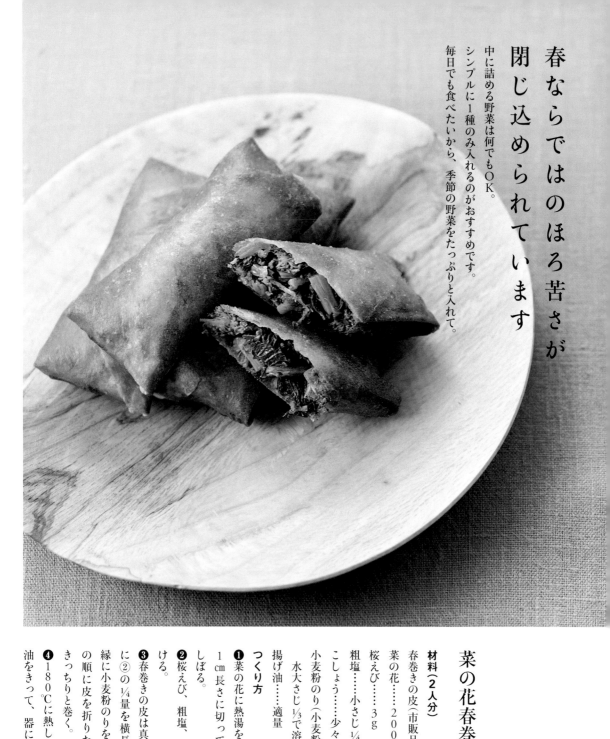

春ならではのほろ苦さが閉じ込められています

中に詰める野菜は何でもOK。シンプルに1種のみ入れるのがおすすめです。毎日でも食べたいから、季節の野菜をたっぷりと入れて。

菜の花春巻き

材料(2人分)

春巻きの皮(市販品)……4枚
菜の花……200g
桜えび……3g
粗塩……小さじ¼
こしょう……少々
小麦粉のり(小麦粉大さじ½を水大さじ⅓で溶く)……適量
揚げ油……適量

つくり方

❶菜の花に熱湯をかけ、水けをきり、1㎝長さに切って水けをしっかりしぼる。
❷桜えび、粗塩、こしょうで味をつける。
❸春巻きの皮は真ん中より少し手前に②の¼量を横長にのせる。皮の縁に小麦粉のりをつけ、手前、左右の順に皮を折りたたみ、手前からきっちりと巻く。
❹180℃に熱した油で色よく揚げ、油をきって、器に盛る。

ごはんとの相性抜群。お弁当にもおすすめです

同量のグリンピースと牛ひき肉を使うので、植物性と動物性のバランスのよい食事になります。牛ひき肉は、赤身の強いものを選んでヘルシーに。

グリンピースと牛ひき肉の甘辛炒め

材料（2人分）

グリンピース（さやから出して正味）
……100g
牛ひき肉……100g
しょうがのみじん切り……1片分
太白ごま油……大さじ1
しょうゆ……大さじ1
酒……大さじ1
はちみつ……小さじ½

つくり方

❶フライパンに太白ごま油、牛ひき肉を入れて火にかけ、よく炒める。
❷水けがなくなったら、しょうがとしょうゆを加える。
❸グリンピースを加えて炒め合わせ、グリンピースの色が鮮やかな緑色に変わったら酒を入れ、蓋をして弱火で2～3分蒸し煮する。
❹はちみつを加えて味をととのえる。

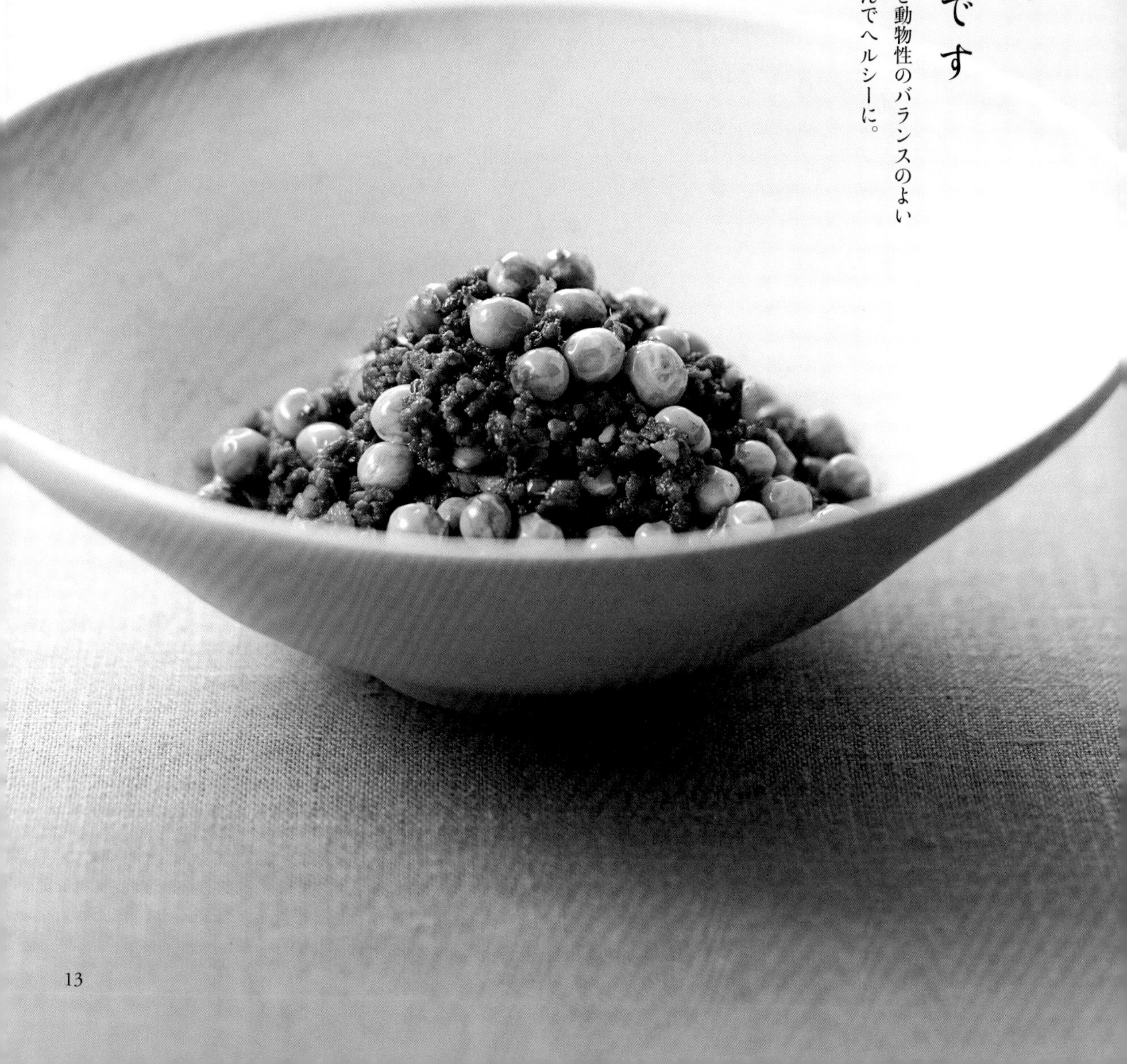

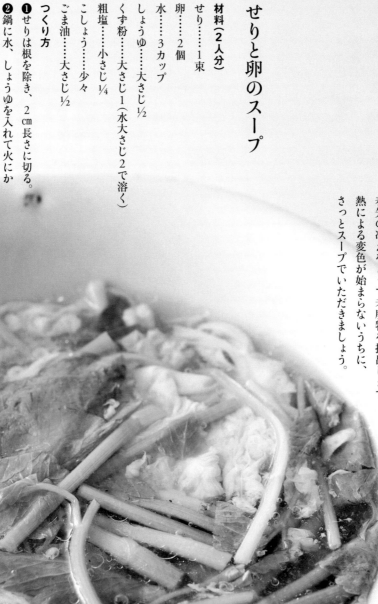

火をとおしすぎず、春の香りごといただきます

日本特有の野菜のせりは、
春先の冷えをとって老廃物を排出します。
熱による変色が始まらないうちに、
さっとスープでいただきましょう。

せりと卵のスープ

材料(2人分)
せり……1束
卵……2個
水……3カップ
しょうゆ……大さじ½
くず粉……大さじ1(水大さじ2で溶く)
粗塩……小さじ¼
こしょう……少々
ごま油……大さじ½

つくり方
❶せりは根を除き、2㎝長さに切る。
❷鍋に水、しょうゆを入れて火にかけ、沸騰したら①を入れ、水溶きくず粉でとろみをつける。溶いた卵を流し入れ、粗塩で味をととのえ、こしょう、ごま油で香りをつける。

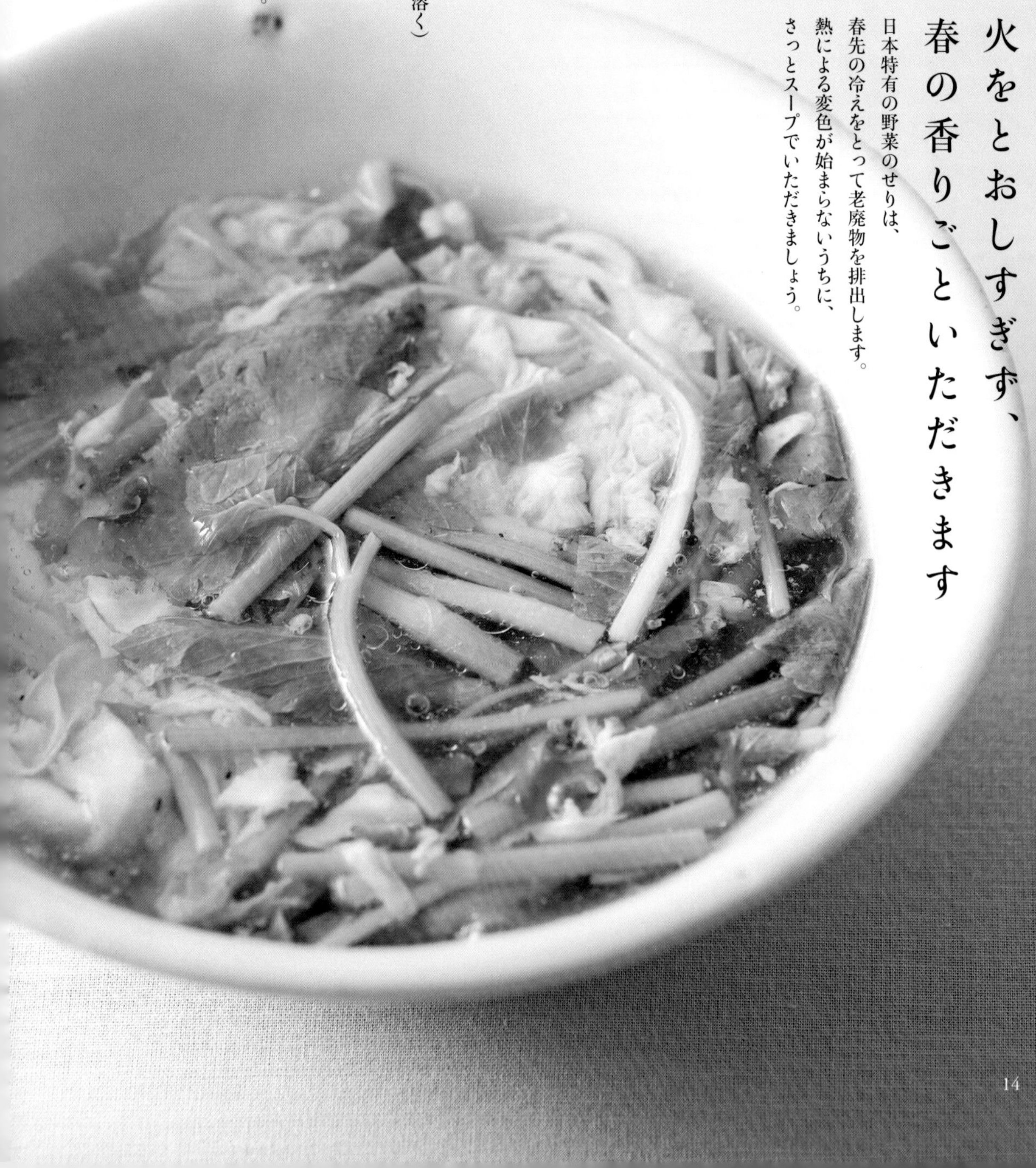

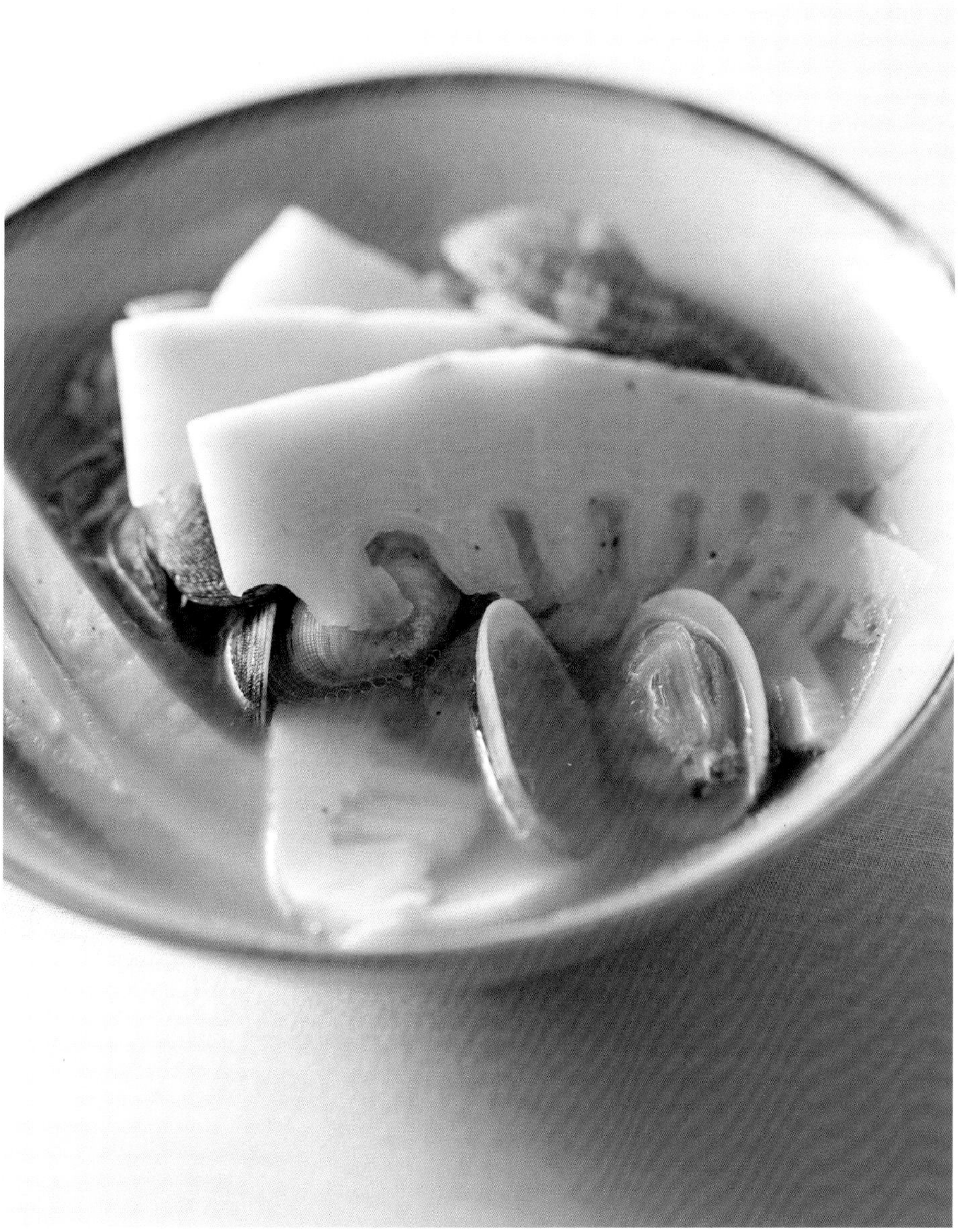

春の生命力が溶け込んだスープです

たけのこは、食物繊維たっぷりで抜群の整腸効果があります。生命力が強い分、効能も強力なので、くれぐれも食べ過ぎにはご用心を。ミネラル豊富なあさりは、うま味がだし代わりになります。

たけのことあさりのスープ煮

材料(2人分)

あさり(砂抜きしたもの)……200g
ゆでたけのこ……300g
酒……大さじ2
水……1と½カップ
粗塩……小さじ¼
こしょう……少々
太白ごま油……大さじ1

つくり方

❶たけのこは1cm厚さのくし形切りにする。

❷鍋に太白ごま油とあさりを入れて火にかけ、酒をふり、蓋をして強火で2分ほど蒸し煮にする。たけのこ、水を加えて煮立たせたら、弱火で5分煮て、粗塩、こしょうで調味する。

新ものの力を体に取り入れる

新じゃが、新玉ねぎ、新ごぼう、
野菜の旬は四季それぞれですが、
「新」とつくのは春だけです。
やわらかく、みずみずしい新ものは、
シンプルにいただくのが一番。
調味料もできるだけ少なくして、
素材そのものの味を楽しみます。
水分が多い新じゃがは皮ごと蒸して
丸ごとおいしくいただきましょう。
ビタミンと繊維が豊富なパセリを
たくさんかければ、栄養満点のおやつです
合わせる油は日によって、
オリーブオイルだったりごま油だったり。
冷めてもおいしく、飽きがきません。

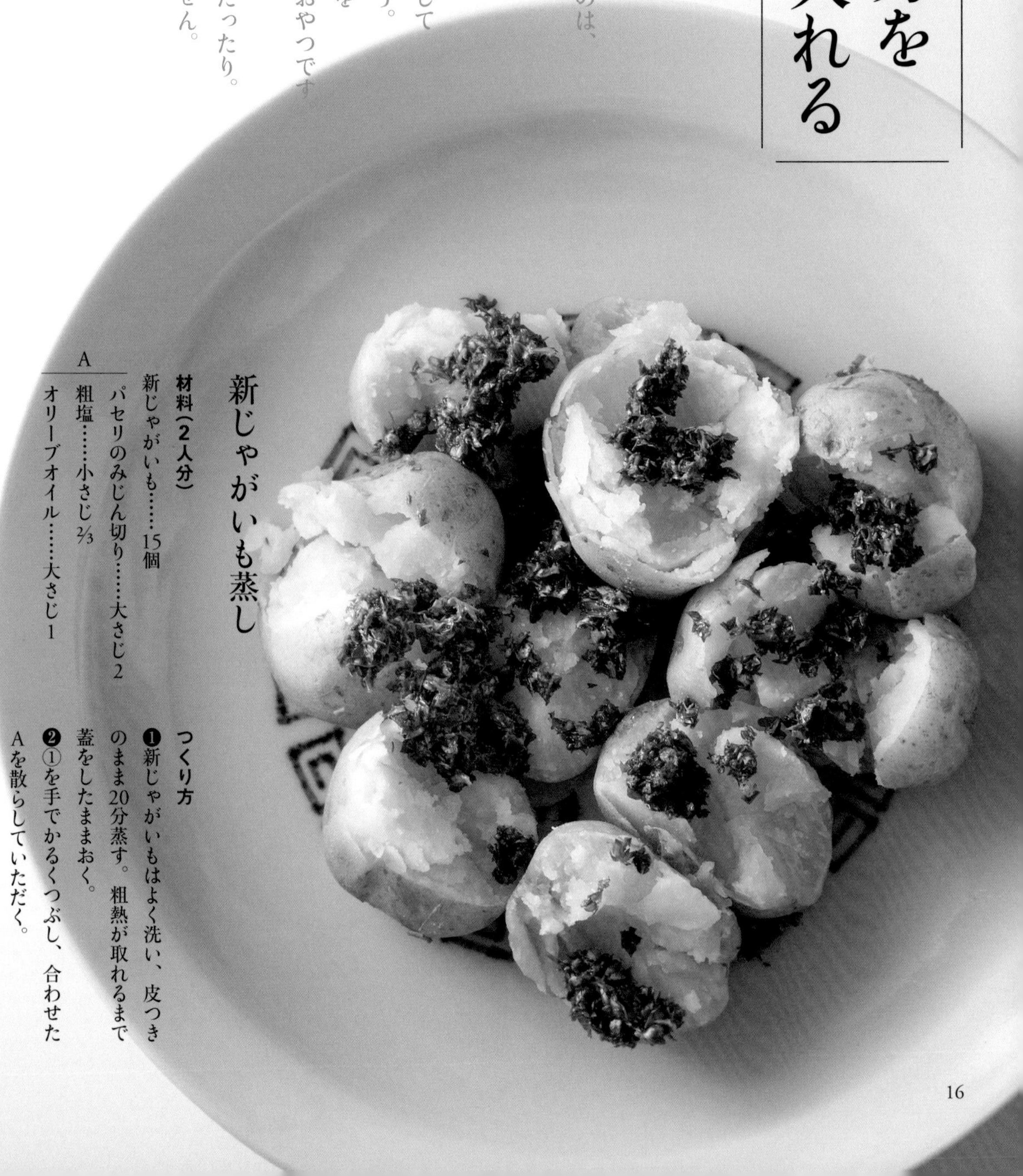

新じゃがいも蒸し

材料（2人分）

新じゃがいも……15個

A
- パセリのみじん切り……大さじ2
- 粗塩……小さじ$2/3$
- オリーブオイル……大さじ1

つくり方

❶新じゃがいもはよく洗い、皮つきのまま20分蒸す。粗熱が取れるまで蓋をしたままおく。

❷①を手でかるくつぶし、合わせたAを散らしていただく。

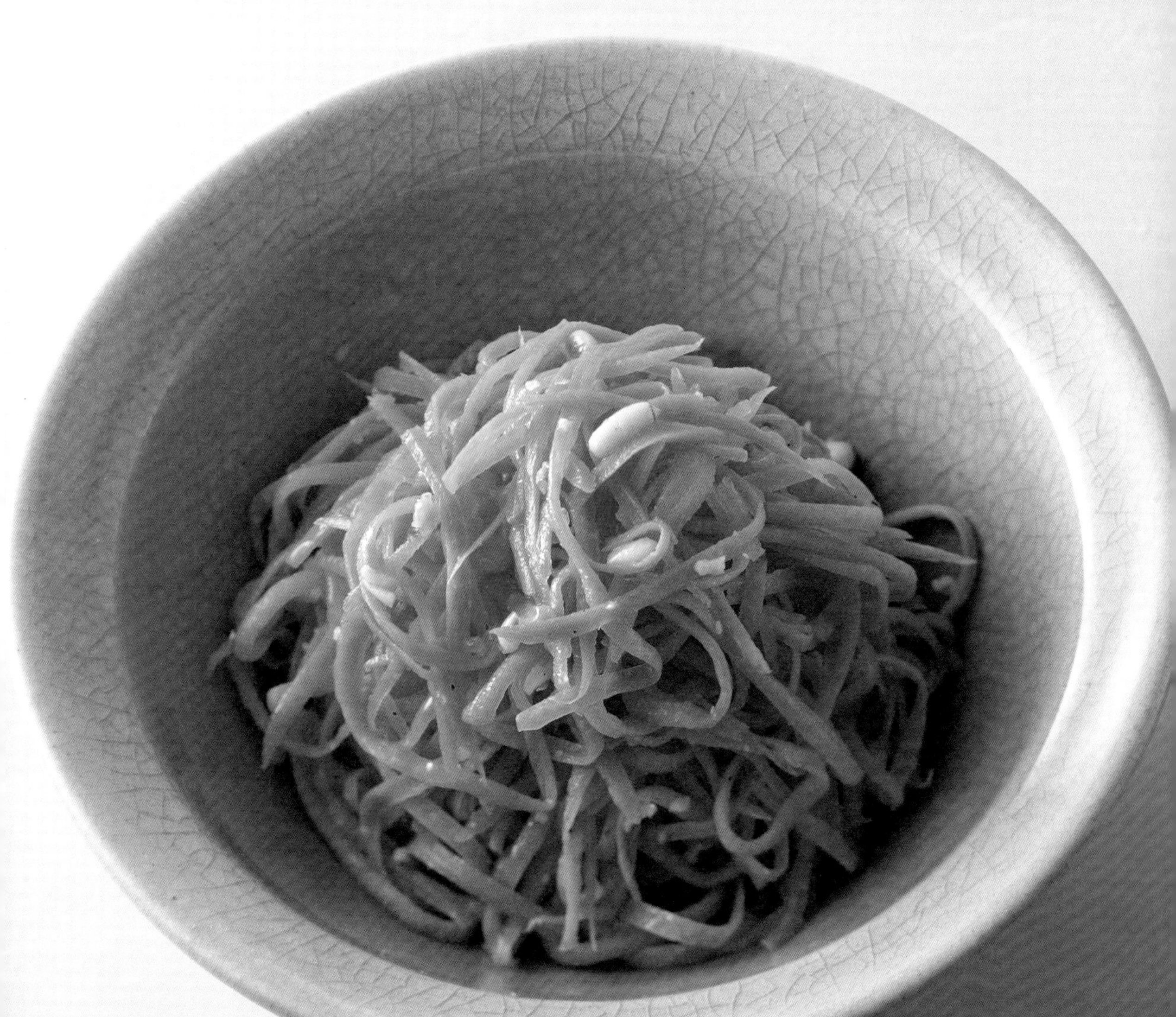

さわやかな香りと歯ごたえがたまらない

ゆでずにさっと熱湯をかければ、栄養も香りもにがさず歯ごたえもシャキシャキ。油とと るとカロテンの吸収率がアップします。良質な油分のナッツは松の実の代わりにくるみやアーモンドでも。

新にんじんの松の実あえ

材料（2人分）

新にんじん……2本

松の実（から炒りしたもの）……大さじ1

粗塩……小さじ¼

こしょう……少々

オリーブオイル……大さじ½

つくり方

新にんじんは皮を除き、スライサーでせん切りにして熱湯をかけ、水けをしっかりきる。ボウルに入れ、粗塩、こしょう、オリーブオイルで調味し、かるくつぶした松の実を散らす。

新ごぼうのやさしい風味を生かす蒸し煮炒め

春の新ごぼうは、すぐに加熱すればアク抜きの必要なし。シンプルな味つけでも飽きずにいただけます。

新ごぼうの黒酢しょうゆ炒め

材料（2人分）

新ごぼう……2本
酒……大さじ3
黒酢……大さじ1
しょうゆ……大さじ1
ごま油……大さじ1

つくり方

❶新ごぼうは皮を除き、たたきつぶしてから、3㎝長さに切る。
❷フライパンにごま油と①を入れて熱し、油がなじむように炒めたら酒をふり、蓋をして弱火で5～6分蒸し煮にする。黒酢、しょうゆを入れて、水分がなくなるまでさらに蒸し煮にする。

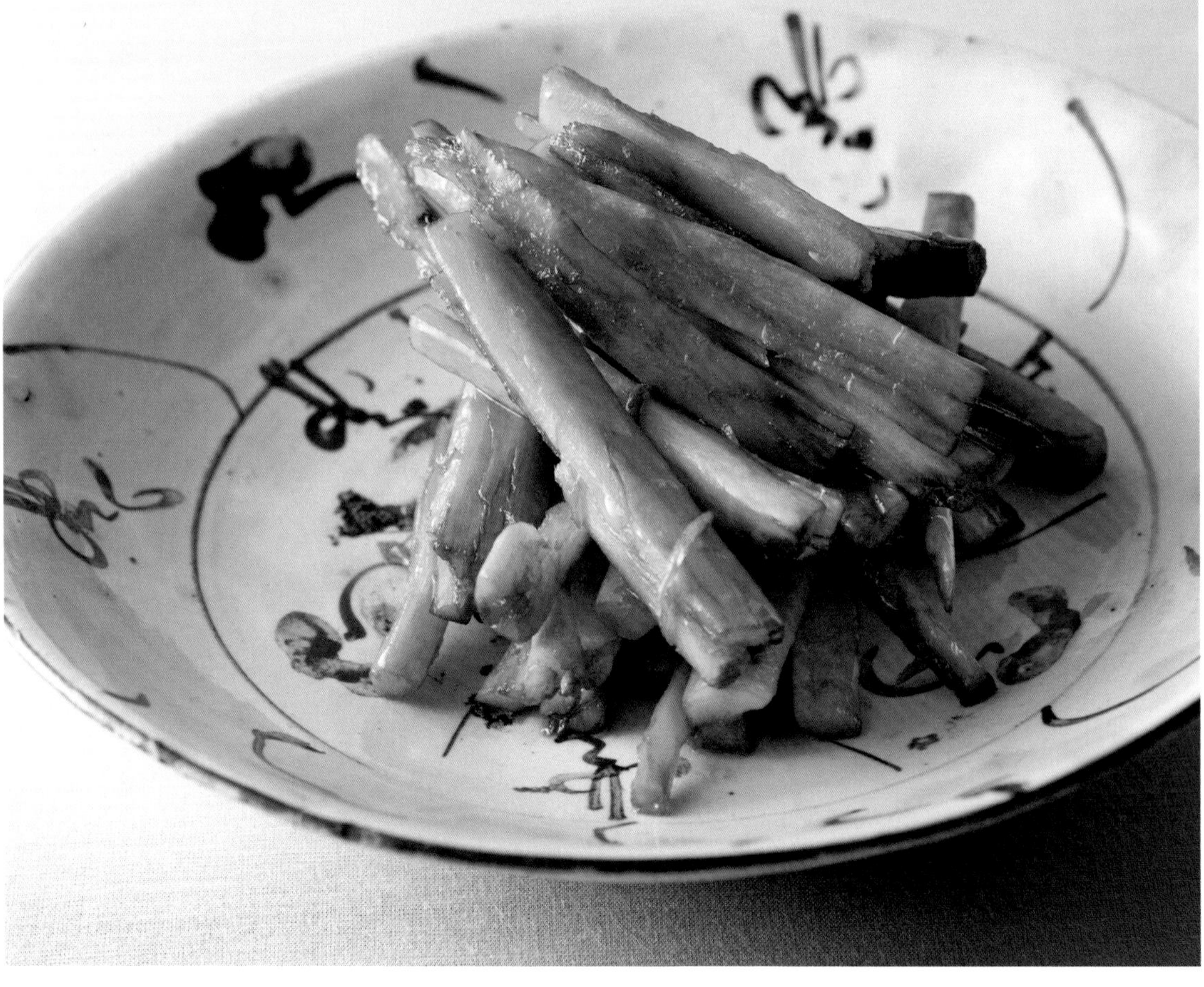

甘味と栄養たっぷりの水分を閉じ込めます

春の新玉ねぎは甘くてジューシー。
切り方を工夫してすばやく
火をとおし、水分ごといただきます。
玉ねぎは血行をよくし、
疲労回復によい
成分があるといわれています。

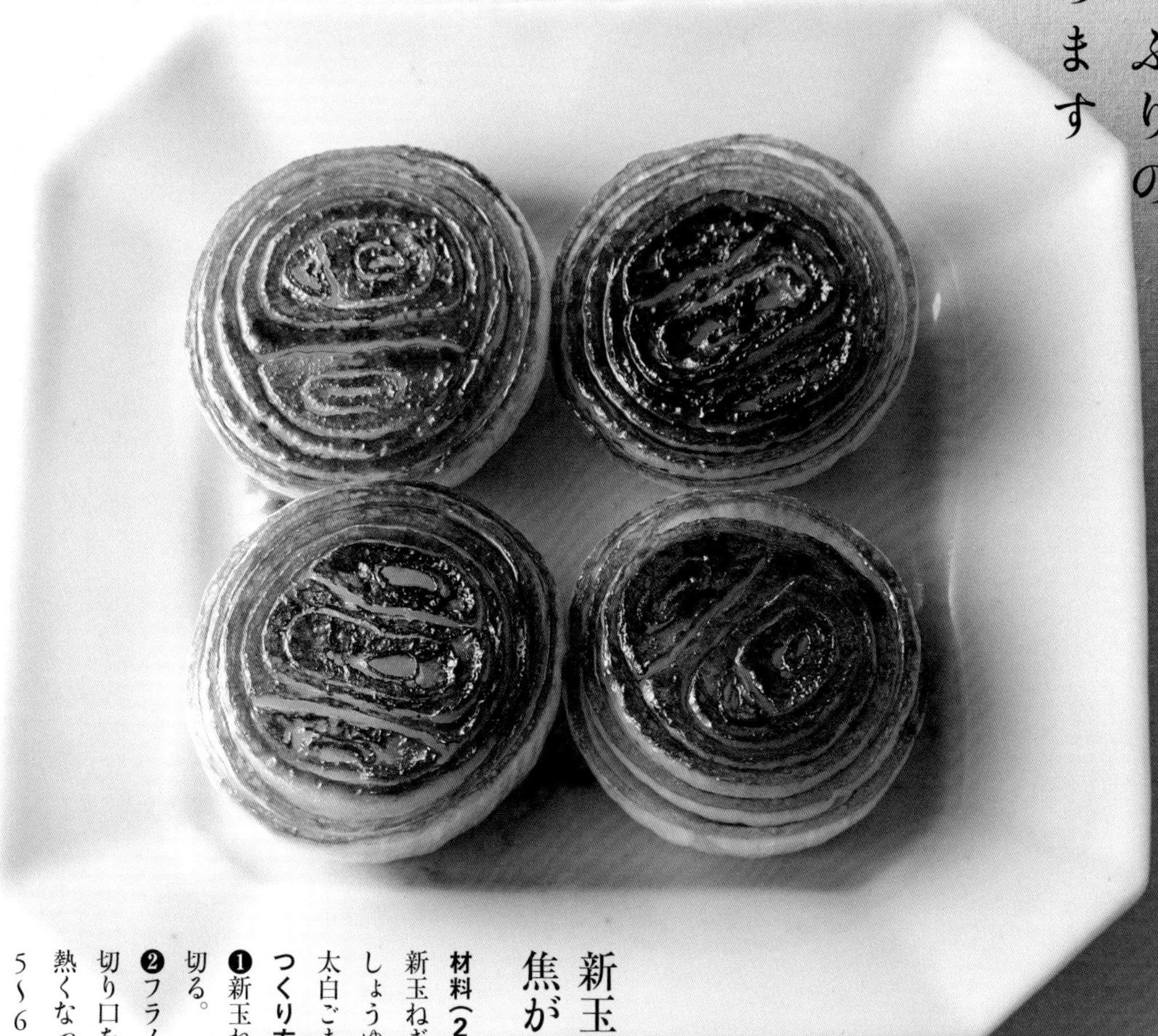

新玉ねぎの焦がしじょうゆ

材料（2人分）
新玉ねぎ……2個
しょうゆ……大さじ1と½
太白ごま油……大さじ1

つくり方
❶新玉ねぎは、皮を除いて横半分に切る。
❷フライパンに太白ごま油と①を、切り口を下にして入れ、火にかける。熱くなったら弱火にして蓋をして、5〜6分蒸し焼きにする。香りが出たらしょうゆをかけて、水分がなくなるまで焼く。

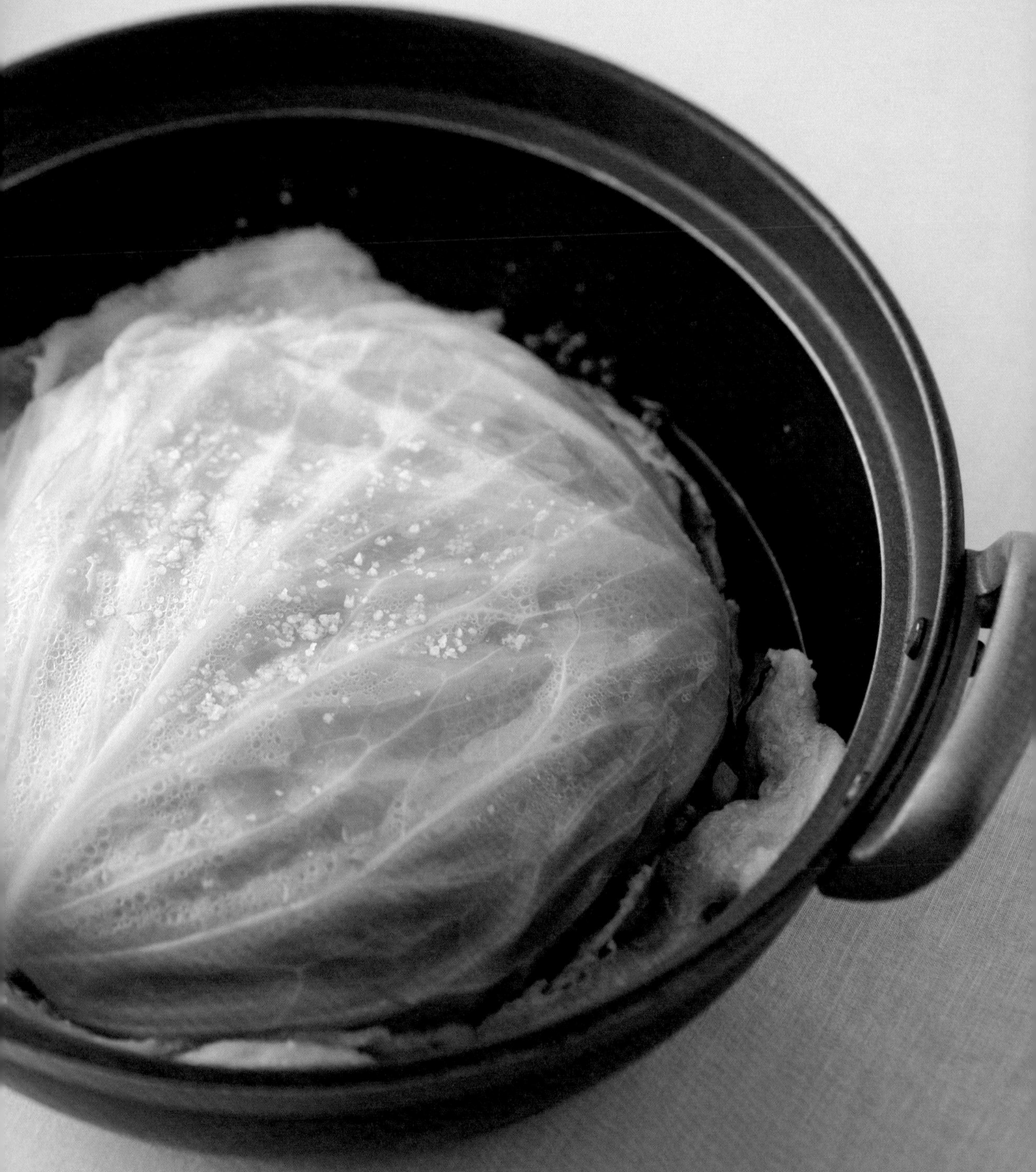

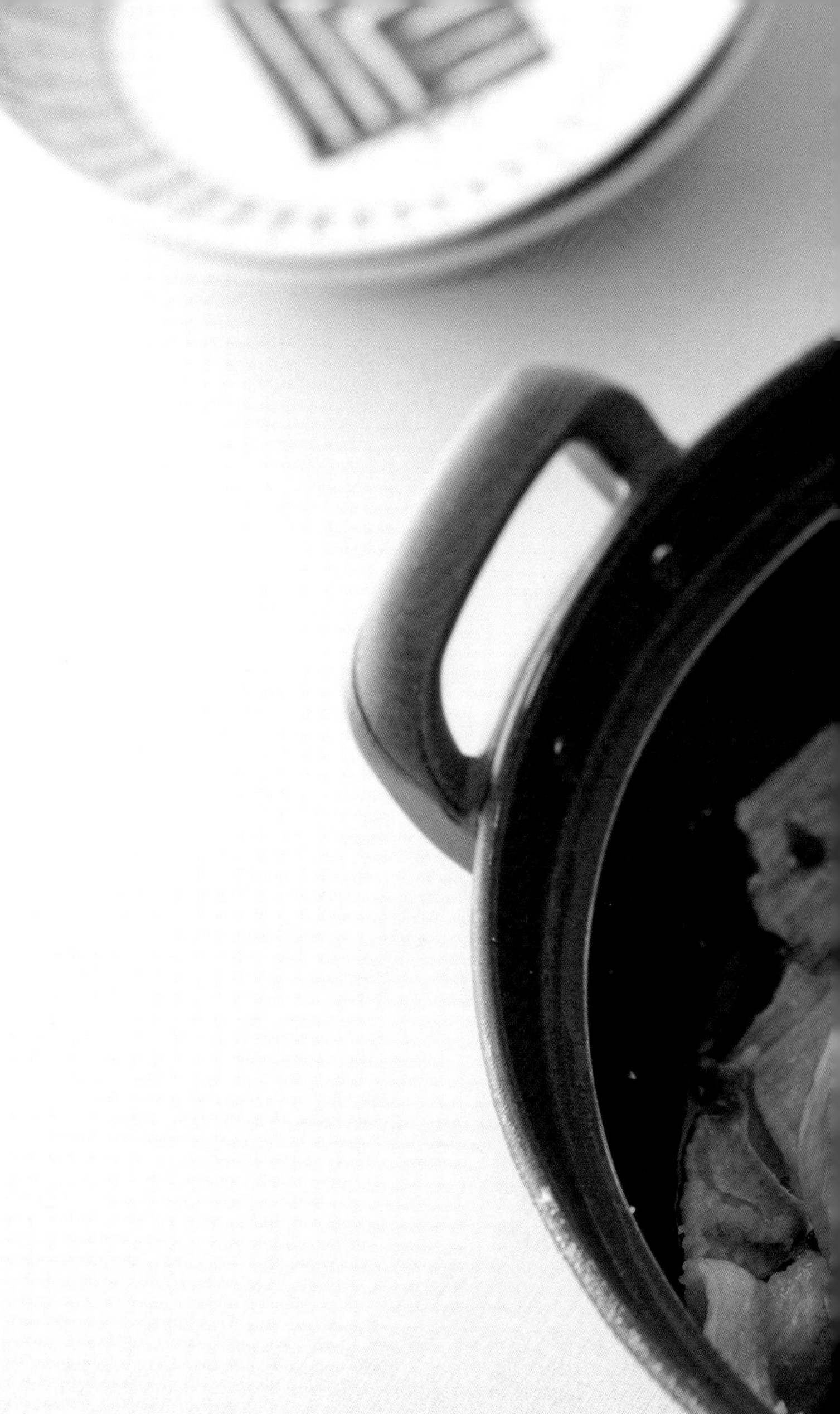

いつだって食べたいけれど、春は格別！

胃によい成分のキャベジンが豊富なキャベツ。
巻きがゆるく、やわらかい春キャベツは火のとおりが早いため、
こんなふうに少ない水分で丸ごと煮てみて。
ぺろりといけちゃいますよ。

春キャベツの丸ごと煮

材料（2人分）

春キャベツ……1個
豚バラ肉……150g
花椒《ホワジャオ》……20粒
酒……½カップ
水……1カップ
粗塩……小さじ⅔

つくり方

❶春キャベツは、包丁で芯の部分を円錐状にくり抜く。さらに下からキャベツの高さの半分くらいまで、包丁で十字に切り込みを入れ、切り口を少し広げておく。

❷鍋にキャベツを入れ、豚バラ肉を周りに置く。花椒を散らし、酒、水を入れて火にかけて煮立たせたら、弱火にして蓋をして12分ほど煮る。仕上げに粗塩で調味する。

消化機能をアップし、春の疲れを癒す

寒い冬から、暖かい春への移り変わりの時季は、職場や学校など、環境も変わり目のことが多く知らないうちに、体はストレスを受けています。胃腸やお肌に疲れを感じたら、まずは、体に負担のない食事を心がけて。

中国では体にやさしく胃腸の働きを助けてくれる豆や大豆製品がよく食べられています。生の豆類もここぞとばかりよく食べます。

この豆乳スープは、中国の家庭の定番です。消化がよいうえ、シンプルな見た目から、想像をはるかに超えるおいしさですよ。

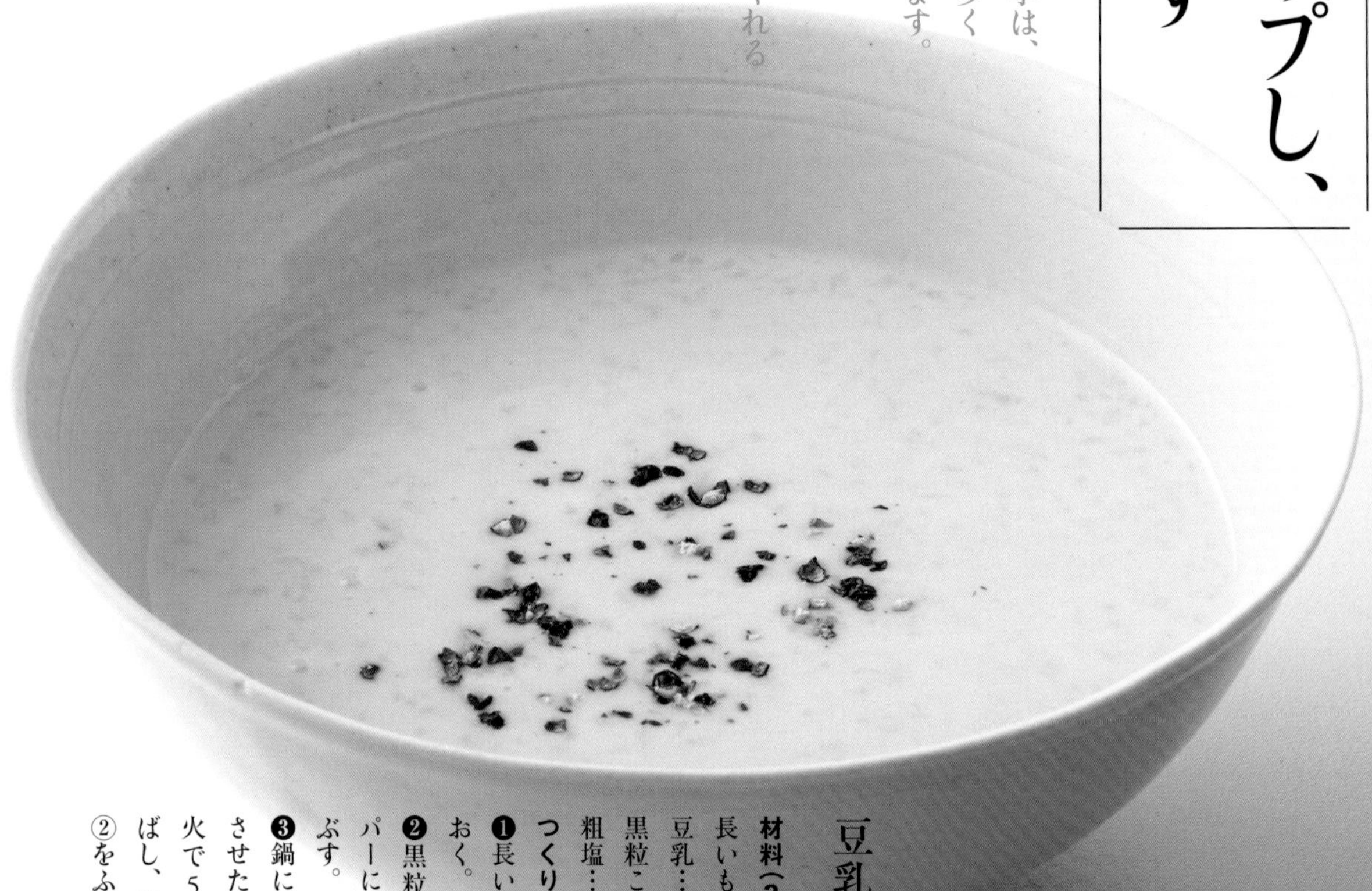

豆乳と長いものスープ

材料（2人分）

長いも……200g

豆乳……400㎖

黒粒こしょう……20粒

粗塩……小さじ⅓

つくり方

❶長いもは皮をむき、すりおろしておく。

❷黒粒こしょうはクッキングペーパーに包み、麺棒などでたたいてつぶす。

❸鍋に豆乳を入れて火にかけ、沸騰させたら、ふきこぼれないように弱火で5分煮る。①を流し入れてのばし、粗塩を入れて味をととのえ、②をふる。

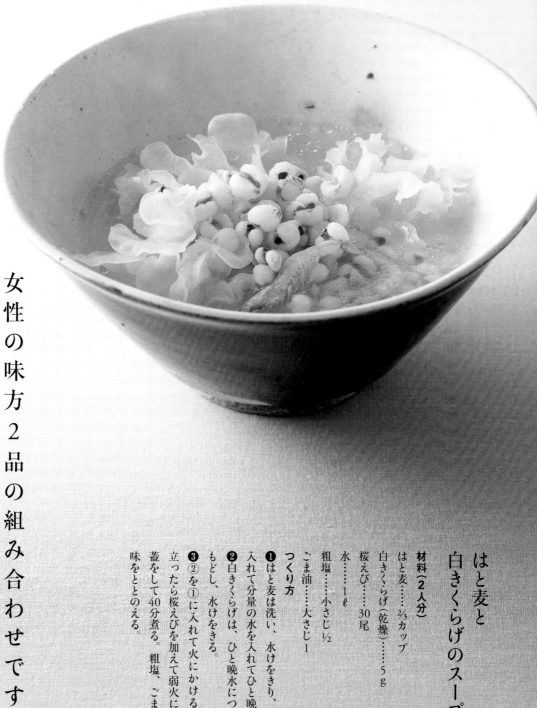

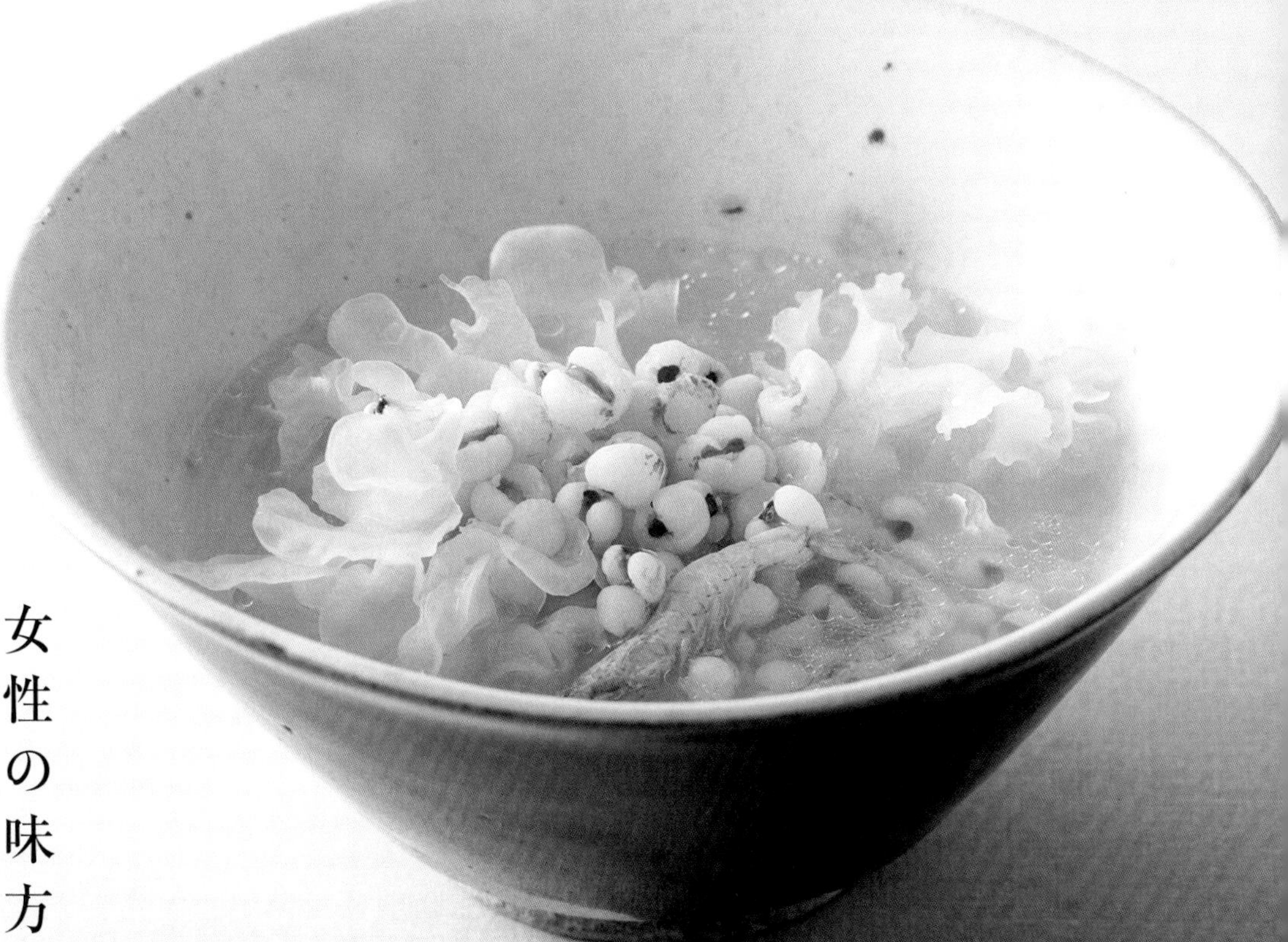

女性の味方２品の組み合わせです

胃腸が疲れると肌も荒れがち。新陳代謝を促すはと麦と食物繊維豊富な白きくらげのスープで消化力＆女子力アップ。プチプチ＆ぷるぷるの食感もごちそうです。

はと麦と白きくらげのスープ

材料（２人分）

はと麦……⅔カップ
白きくらげ（乾燥）……５g
桜えび……30尾
水……１ℓ
粗塩……小さじ½
ごま油……大さじ１

つくり方

❶はと麦は洗い、水けをきり、鍋に入れて分量の水を入れてひと晩おく。
❷白きくらげは、ひと晩水につけてもどし、水けをきる。
❸②を①に入れて火にかける。煮立ったら桜えびを加えて弱火にし、蓋をして40分煮る。粗塩、ごま油で味をととのえる。

免疫力回復によい きのこの乾物＋大豆製品で、 やさしい炒めもの

きくらげはカロリーが低く食物繊維や鉄分、カルシウムも豊富で、あれば重宝する食材です。厚揚げと組み合わせれば、胃腸にやさしく栄養満点なおかずになります。

厚揚げときくらげの煮もの

材料（2人分）

厚揚げ……1枚（約180g）
黒きくらげ（乾燥）……10g
片栗粉……小さじ½
細ねぎ……½束

合わせ調味料

味噌……大さじ1
酒……大さじ1
はちみつ……小さじ1
水……½カップ

太白ごま油……大さじ½

つくり方

❶黒きくらげは水につけてもどし、石づきを除いて洗い、水けをきる。
❷厚揚げは5㎜幅に切る。切り口に片栗粉を薄くまぶす。
❸フライパンに太白ごま油と②を入れて香ばしく焼き、①、合わせ調味料を加える。煮立ったら弱火にして蓋をして10分煮る。火を止めてから3㎝長さに切った細ねぎを加えて、さっと合わせる。

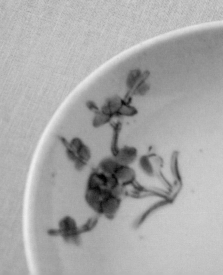

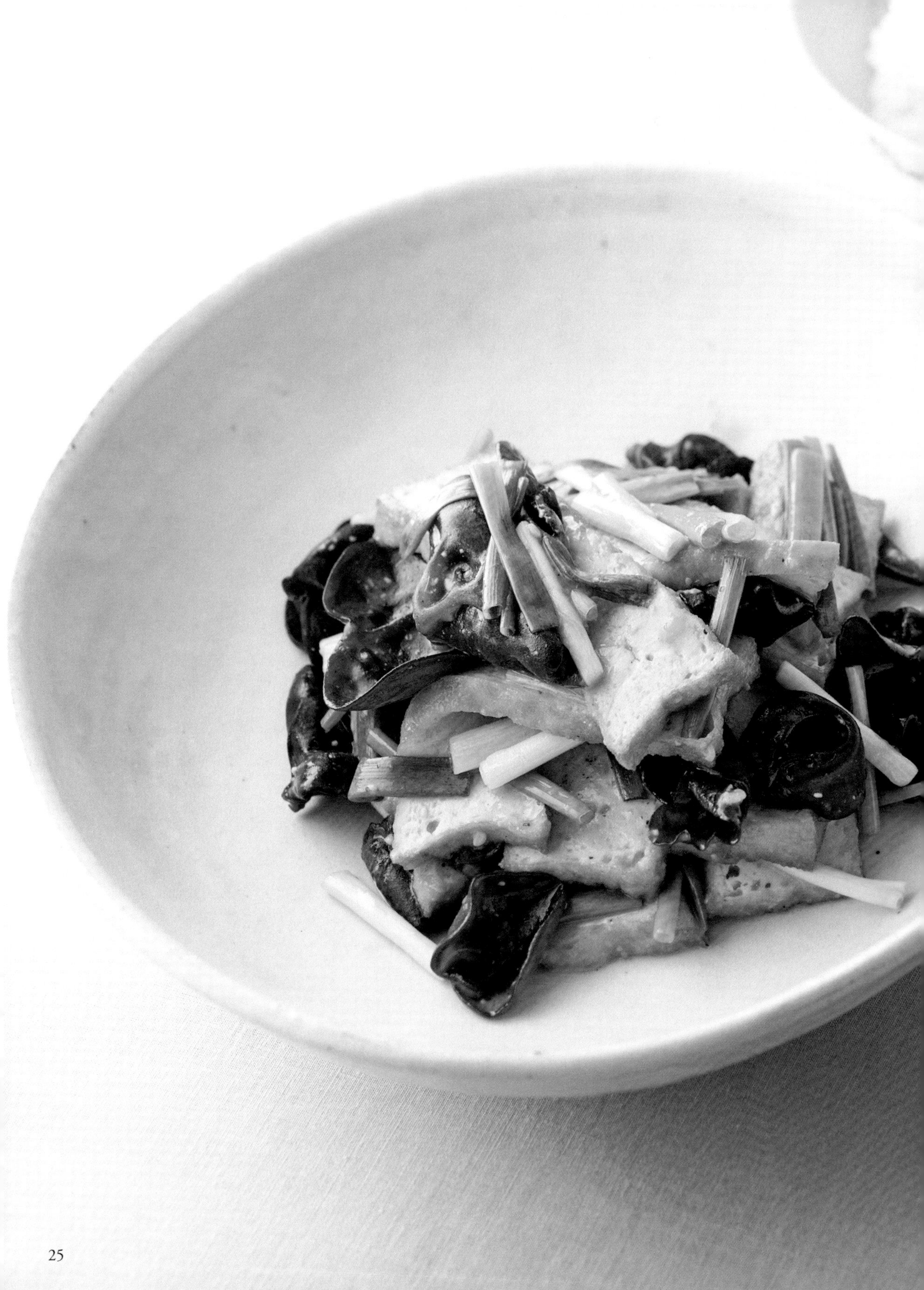

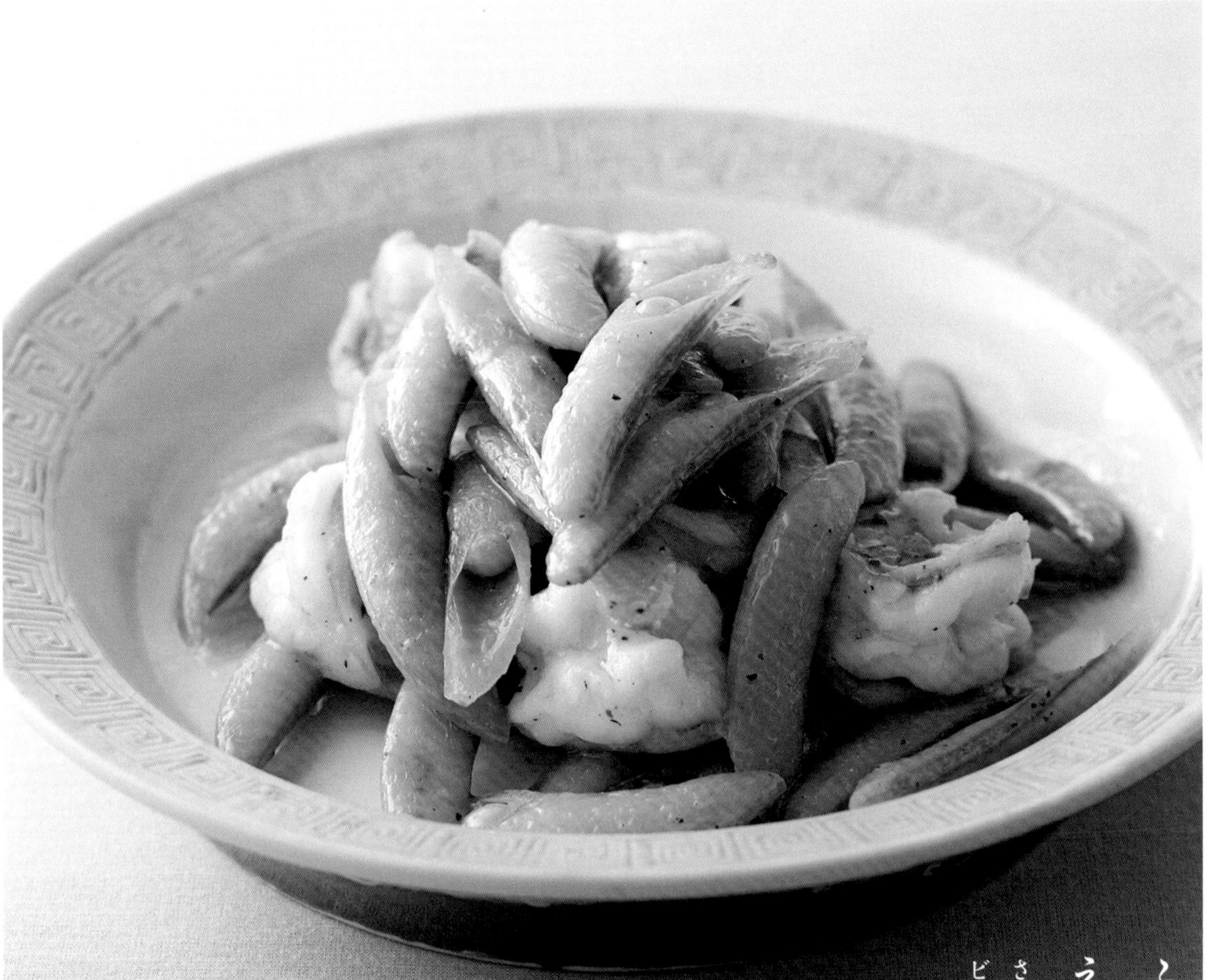

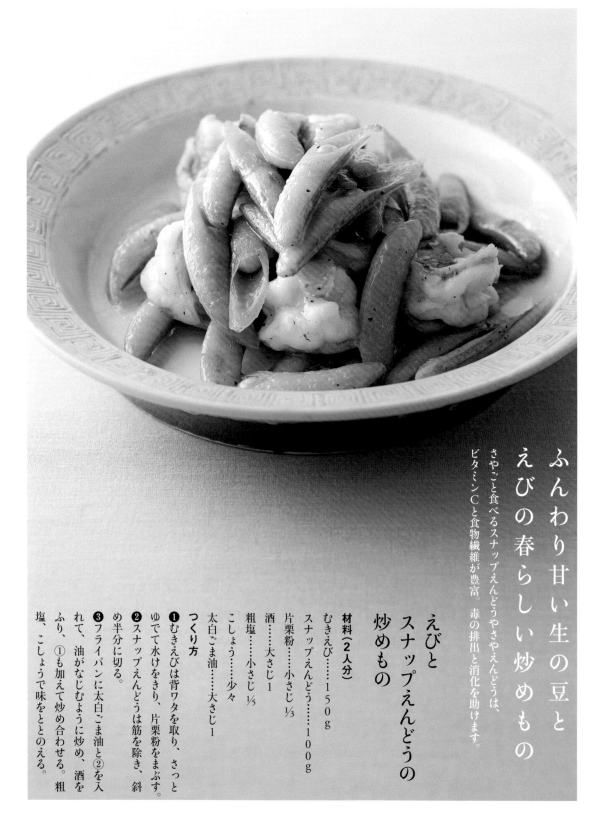

ふんわり甘い生の豆と えびの春らしい炒めもの

さやごと食べるスナップえんどうやさやえんどうは、ビタミンCと食物繊維が豊富。毒の排出と消化を助けます。

えびとスナップえんどうの炒めもの

材料（2人分）

むきえび……150g
スナップえんどう……100g
片栗粉……小さじ1/3
酒……大さじ1
粗塩……小さじ1/5
こしょう……少々
太白ごま油……大さじ1

つくり方

❶むきえびは背ワタを取り、さっとゆでて水けをきり、片栗粉をまぶす。
❷スナップえんどうは筋を除き、斜め半分に切る。
❸フライパンに太白ごま油と②を入れて、油がなじむように炒め、酒をふり、①も加えて炒め合わせる。粗塩、こしょうで味をととのえる。

肝臓を強くするには最強のこれ

中医学では「同物同治」といって、調子の悪い部分と同じ部位のものを食べるといい、という考え方があります。疲労回復にいいにらとの組み合わせは、まさに最強。

にらレバー炒め

材料(2人分)

豚レバー……200g
にら……1束
下味
こしょう……少々
片栗粉……小さじ½
合わせ調味料
しょうゆ……大さじ1と½
酒……大さじ1
はちみつ……小さじ1
太白ごま油……大さじ1

つくり方

❶豚レバーは5%の塩水(分量外)に1時間ほどつけ、水けをきる。火がとおるまでゆでて水けをきり、こしょう、片栗粉で下味をつける。
❷にらは3cm長さに切る。
❸フライパンに太白ごま油を入れて火にかけ、①を入れて油がなじむように炒めて、合わせ調味料で調味し、②を加えてさっと炒め合わせる。

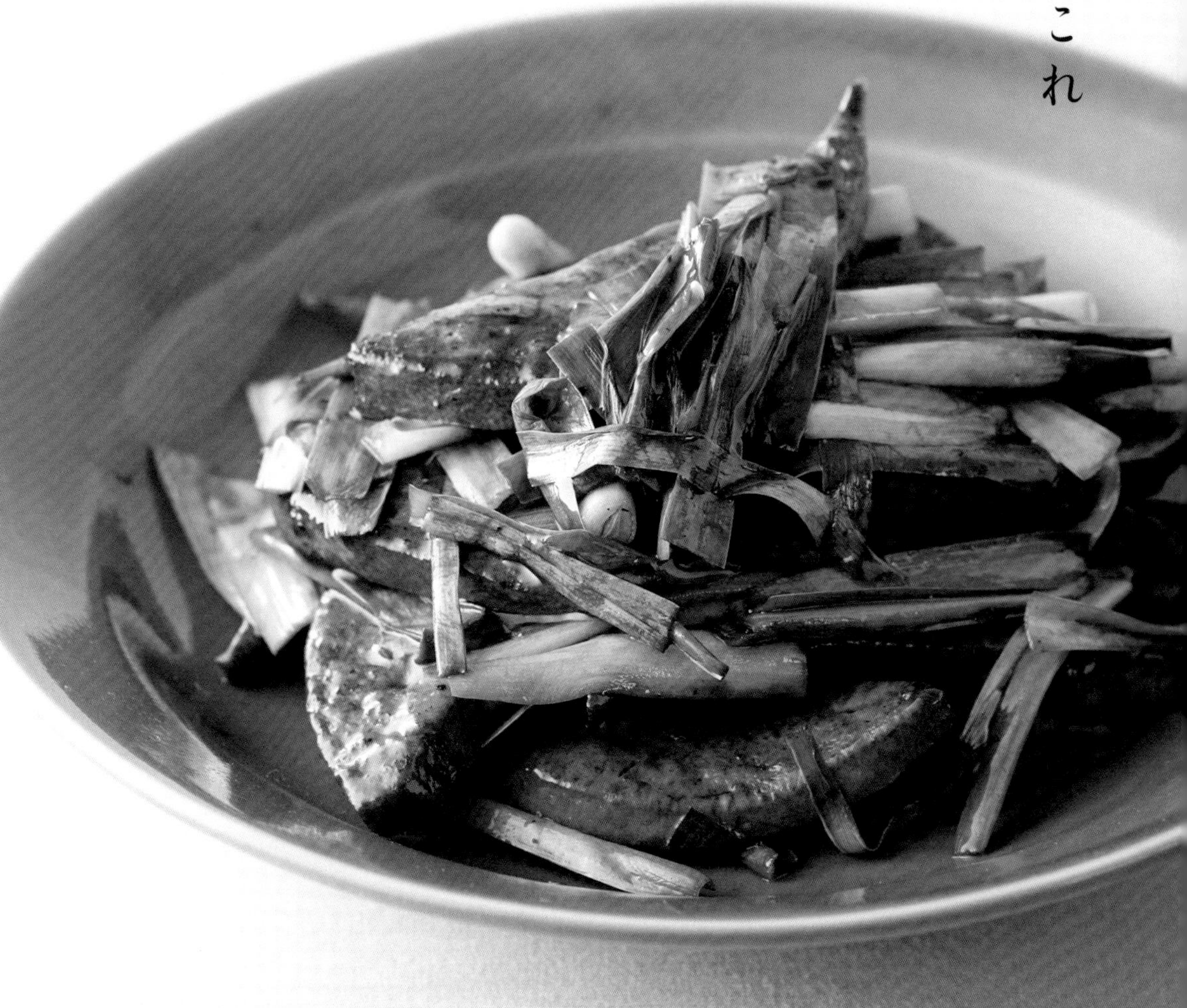

肉団子のうま味をまとった豆腐に、デトックス効果のあるパセリを

野菜の中でも栄養価がトップクラスのパセリは、血を補い、巡りをよくする働きがあるので、貧血や生理時にもとりたい野菜です。

豆腐の鶏団子蒸し パセリたっぷりで

材料(2人分)

絹ごし豆腐……1丁(300g)
鶏ひき肉(もも)……100g
A
粗挽き黒こしょう……少々
酒……大さじ1
しょうがのみじん切り……1片分
長ねぎのみじん切り……10cm分
しょうゆ……大さじ½
塩……小さじ⅕
ごま油……大さじ½
パン粉……10g
パセリのみじん切り……適量

つくり方

❶クッキングシートを敷いた蒸し器に豆腐をのせ、4等分に切る。豆腐の間隔を少しずつ空ける。
❷豆腐の上をスプーンでくり抜いて小さなくぼみをつくり、くり抜いた豆腐はとっておく。
❸ボウルに鶏ひき肉を入れ、Aを右から順に加え、都度混ぜ合わせる。くり抜いた豆腐も加え、よく混ぜ合わせる。
❹③を4等分して丸め、①の豆腐のくぼみにのせて12分蒸す。
❺器に盛り、パセリを散らす。

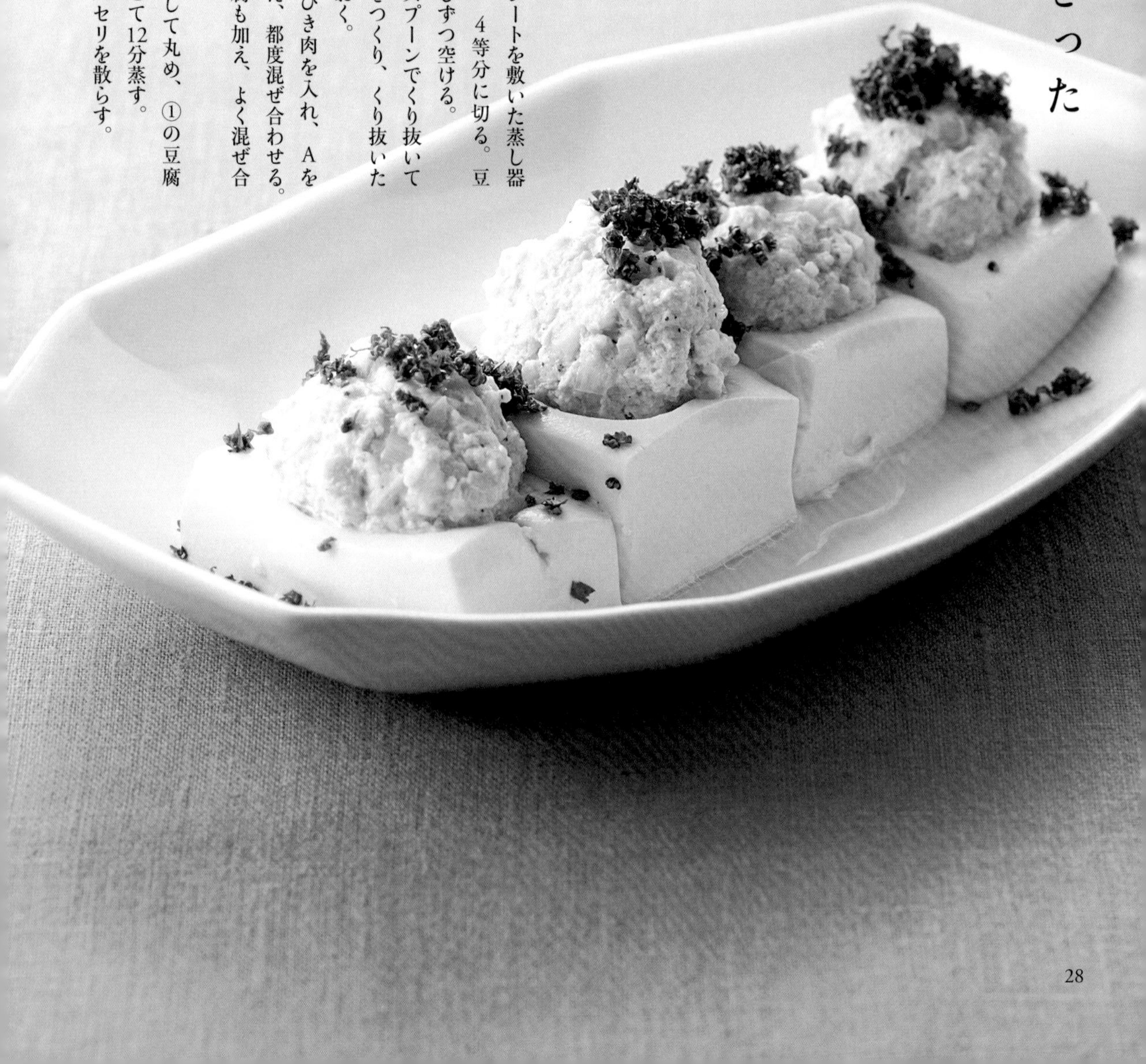

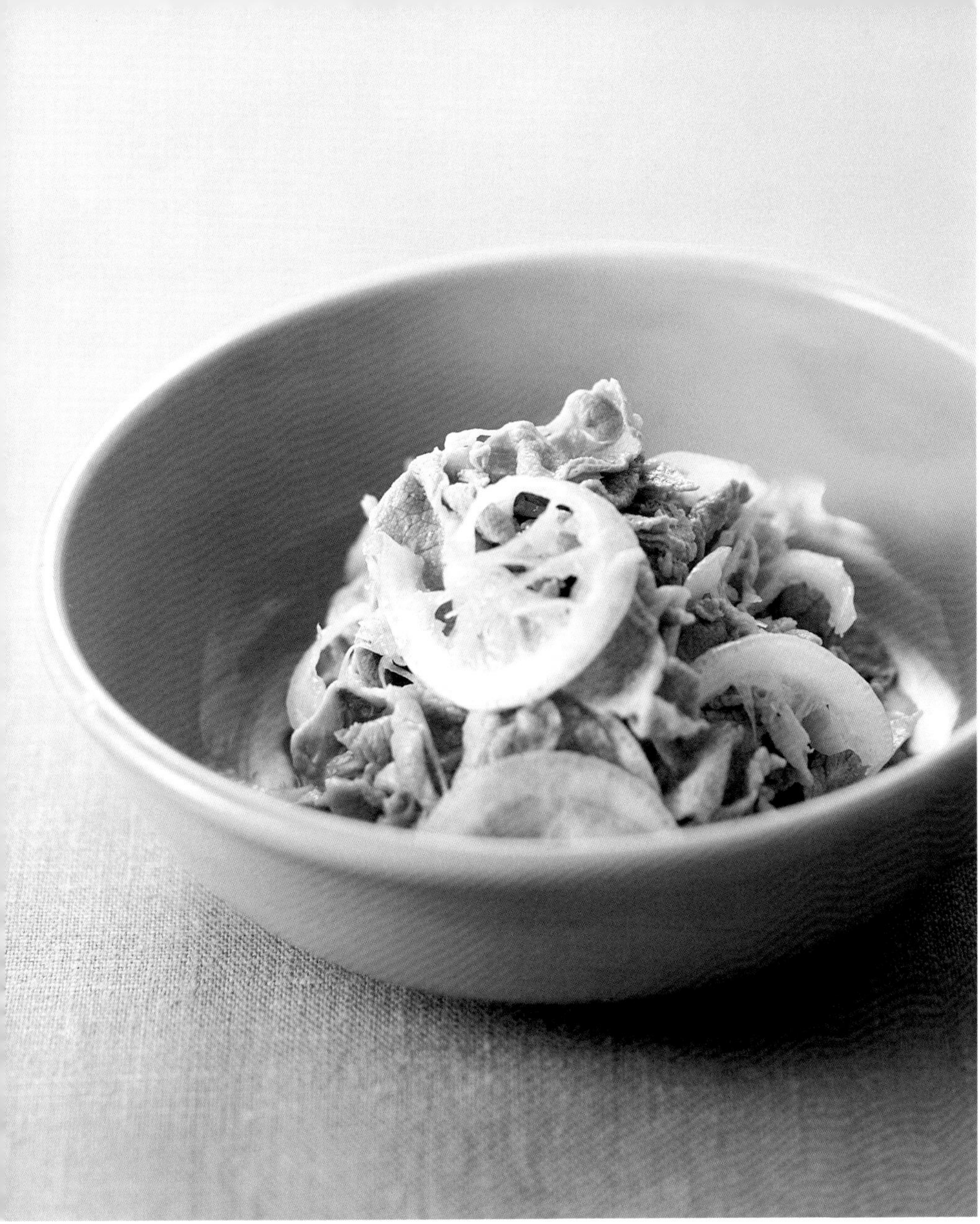

免疫力を高めるレモンを皮ごといただきます

潤いを生み出すレモンは、はちみつを合わせるとその効果がアップします。やさしい甘味とレモンの酸味、苦味が豚肉と合い、さっぱりといただけます。

豚しゃぶのレモンあえ

材料（2人分）

豚肉（しゃぶしゃぶ用）……200g
レモンのスライス
（ワックス不使用のもの）……½個分

A
塩……小さじ⅓
はちみつ……大さじ½
ごま油……小さじ1

つくり方

❶豚肉をさっとゆでて、しっかり水けをきる。
❷①をAで調味し、スライスしたレモンを加えてあえる。

夏

夏は万物がエネルギーに満ちる季節。
暦のうえの夏は、
立夏から、立秋まで。
木々の緑がぐんぐん色濃くなり、
蒸し暑い梅雨を経ると、
太陽の日差しは一気に強くなります。
元気いっぱいに夏を過ごしたい
との思いとは裏腹に、
猛暑、湿気、紫外線、クーラーの冷気……と
体はぐったりストレスだらけ。
食欲も衰えがちになるため、
夏バテ防止に、上手に食事をとりましょう。

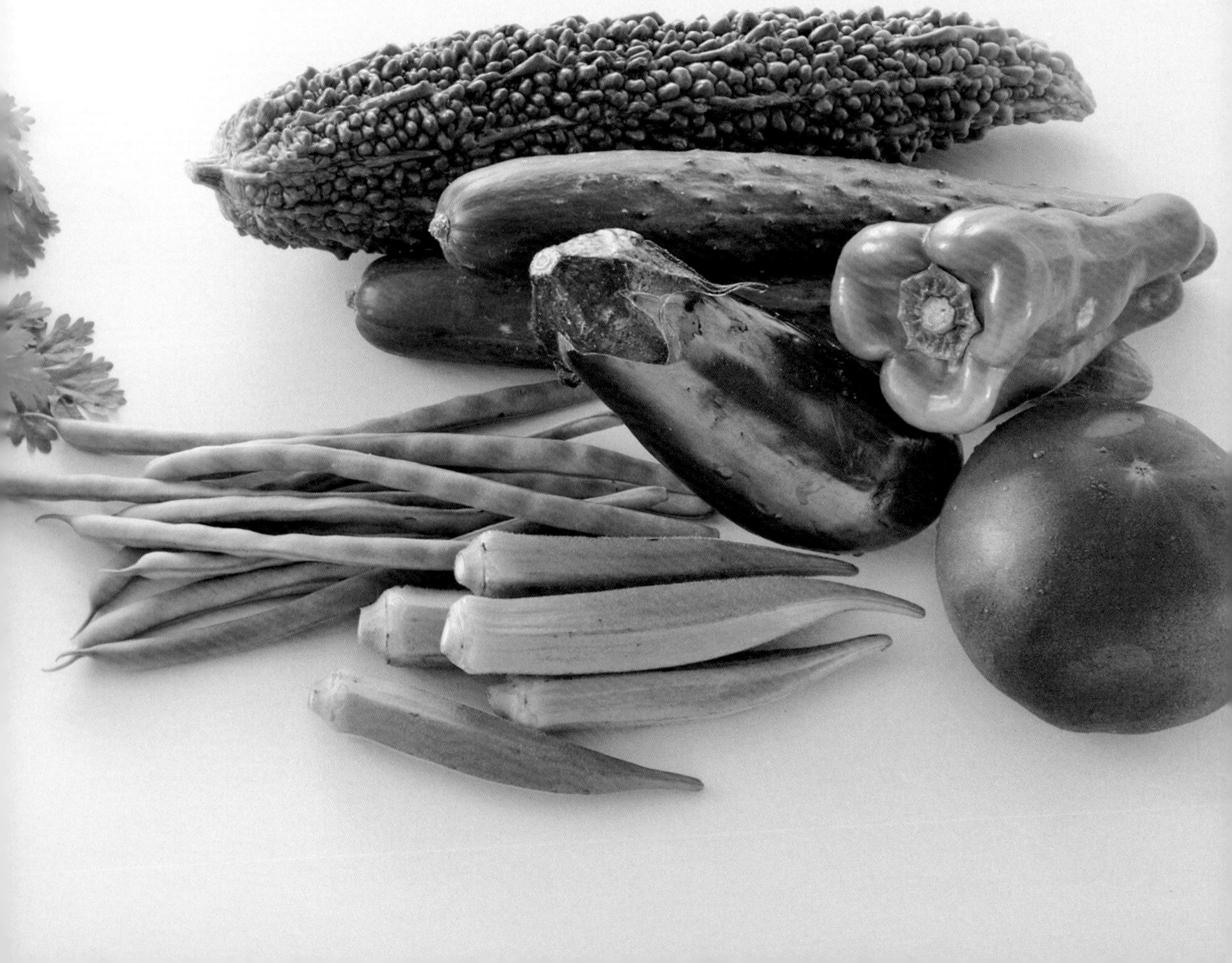

夏の冷えに気をつけて上手に水分補給を

「冷えが病気を呼ぶ」という中医学の基本の考えが家庭に根づく中国では、健康に気を使う人ほど夏に冷たいものをとりません。夏でも体が冷えると血流が弱まり胃腸の機能が低下して夏バテにつながります。喉が渇いたと思ったら、冷たい水やお茶よりミネラルたっぷりの夏野菜で水分補給がおすすめです。

食べ物で、体の熱をコントロール

日本の夏は高温で湿気が多いため、汗が出にくくなって、熱が体内にこもりがちです。じめじめした暑さが続くと体力も衰え、食欲不振に。気を通す香味野菜や、代謝を促すスパイスなどを料理に取り入れて、体調をうまくコントロールしましょう。

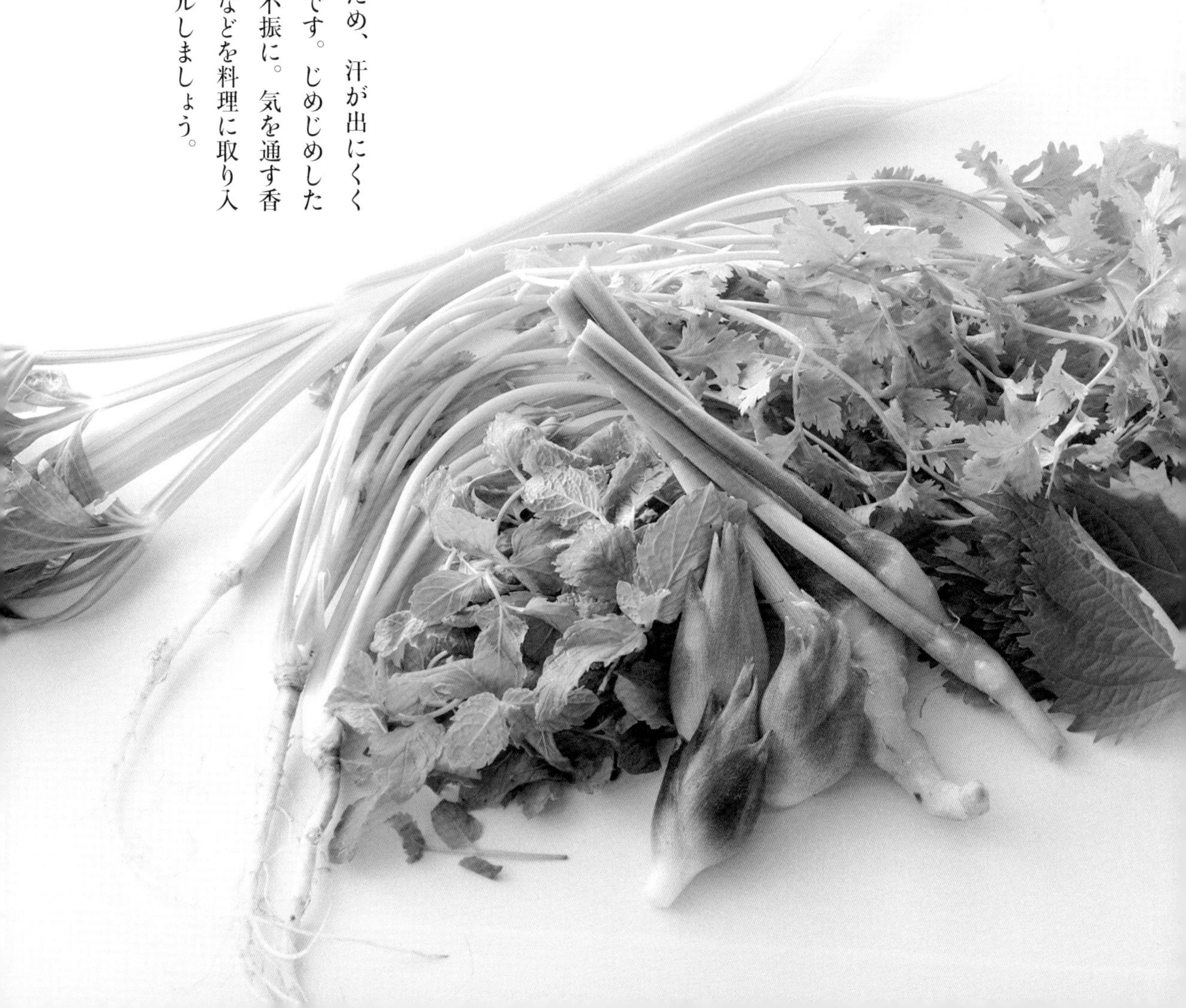

香味野菜で気を整える

みょうがや香菜、青じそなどの香味野菜は、体の整理整頓係。気のめぐりをよくしてくれます。夏においしく感じるのは、きっと体が欲しているから。暑さのストレスにさらされて、気の循環が滞っているのです。香菜が苦手な人もこの白あえは試してみる価値あり。白あえ衣は、野菜がおいしくなるドレッシングのようなもの。夏野菜のレタスやきゅうりでもおいしくいただけます。

香菜としその白あえ

材料（2人分）

絹ごし豆腐……150g
香菜のみじん切り……2本分
青じそのせん切り……10枚分
A
粗塩……小さじ1/5
白練りごま……大さじ2
わさび……小さじ1

つくり方

❶絹ごし豆腐は、ざるの上にのせ、かるくつぶし、水切りをしておく。
❷ボウルにAを入れて混ぜ合わせて①を入れてよく混ぜる。香菜、青じそを加えて、混ぜ合わせる。

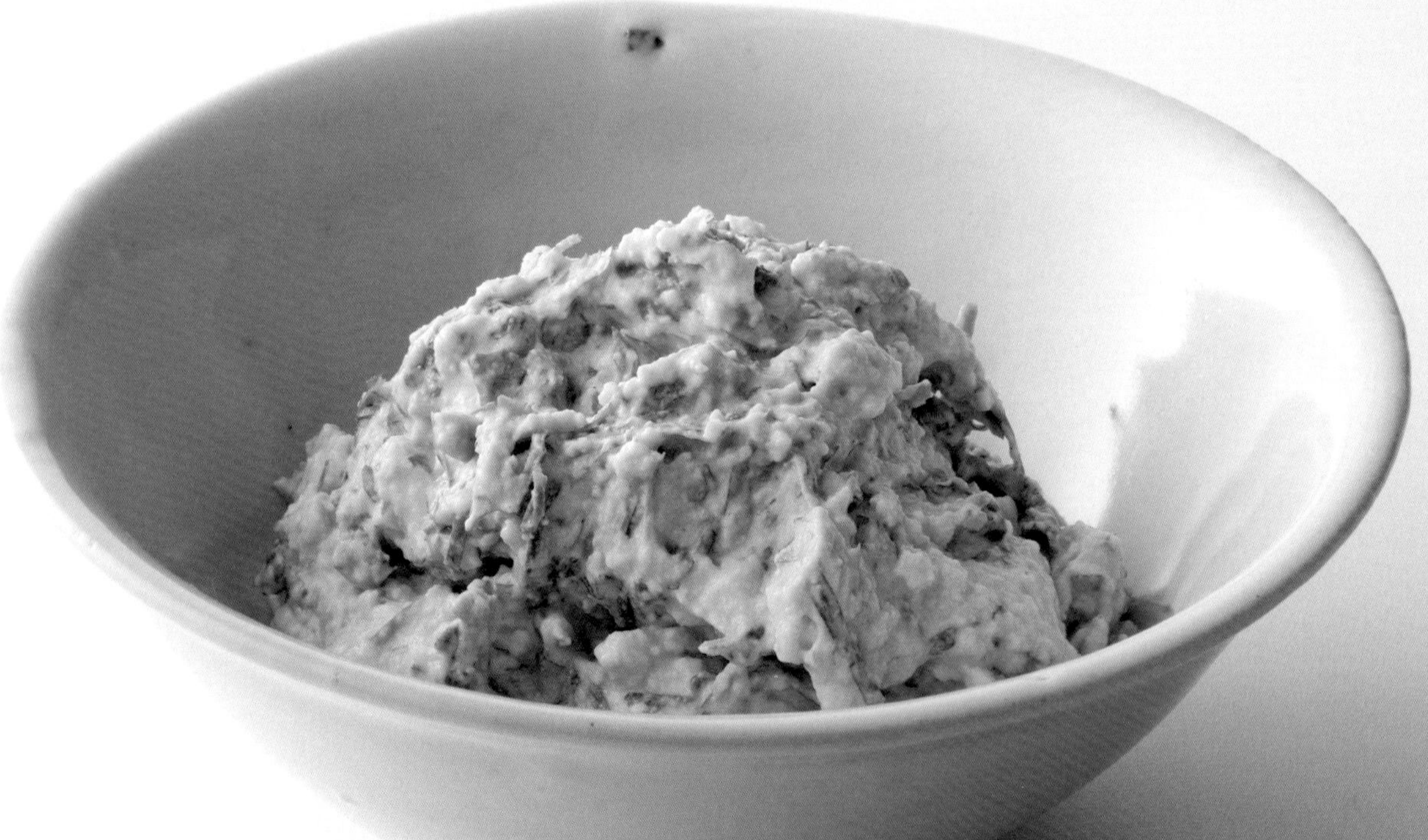

夏バテで食欲がない日に

野菜が主役の「卵焼き」。良質のたんぱく質を含む卵を衣代わりに、季節の野菜をたくさんいただけます。春はせり、秋はねぎなどでもおすすめ。

みょうがの卵焼き

材料(2人分)

卵……3個
みょうが……3個
粗塩……小さじ1/4
こしょう……少々
太白ごま油……大さじ1

つくり方

❶みょうがは縦に薄切りにする。
❷ボウルに卵を割り入れて溶きほぐし、粗塩、こしょうで味をつけて、①を加えて混ぜ合わせる。
❸フライパンに太白ごま油を入れて熱し、②を入れて中火でじっくり固めるように炒め、食べやすい大きさに分ける。

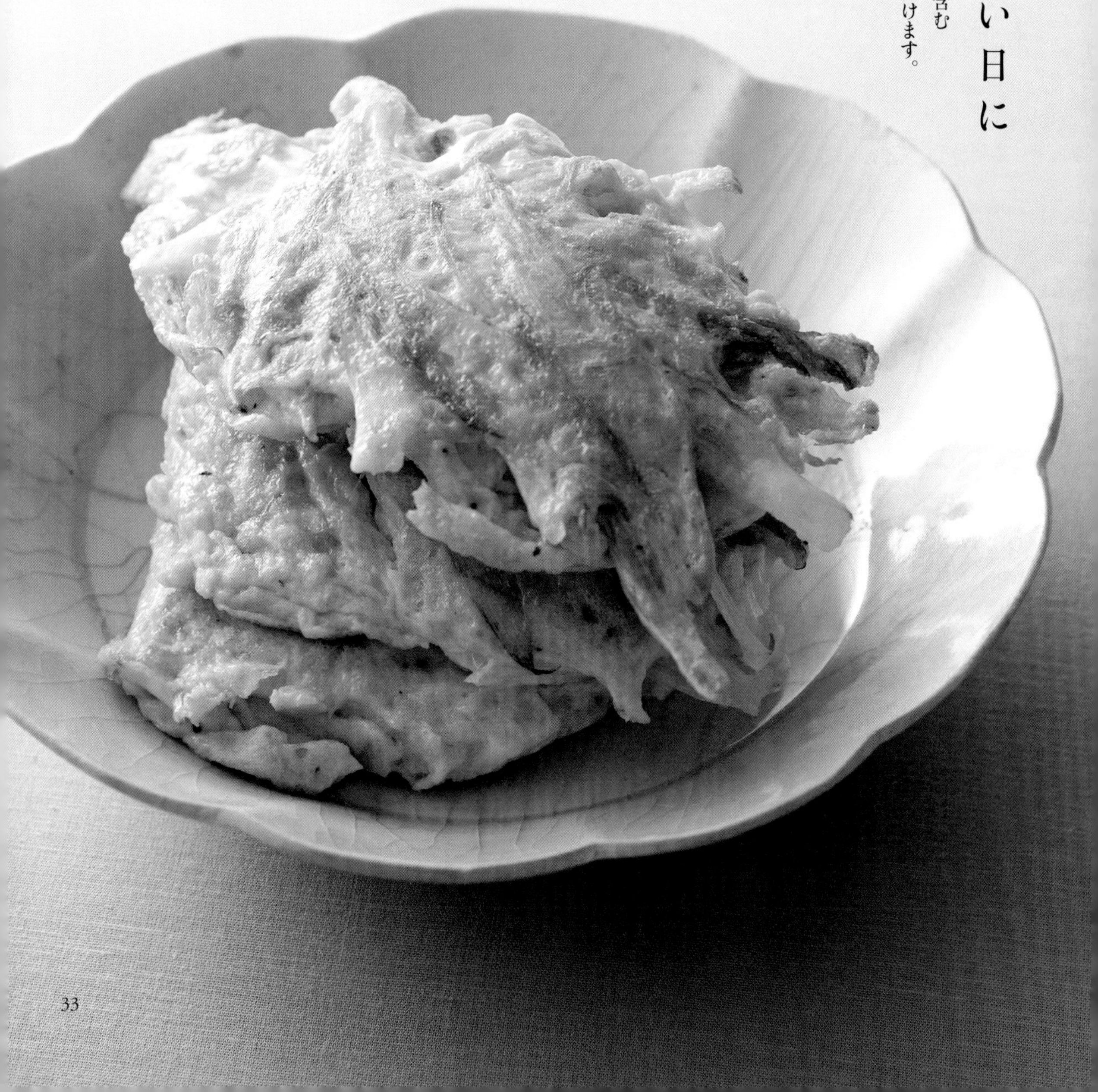

気の通りをよくする わけぎたっぷり

ねぎと玉ねぎの雑種のわけぎ。
葉先までやわらかく火のとおりが早いので、
炒めものがおすすめ。栄養価が高く、
エネルギーチャージできる豚肉と合わせて。

わけぎと豚ヒレ肉の甘辛炒め

材料（2人分）

豚ヒレ肉……200g
わけぎ……2～3本

下味
- こしょう……少々
- 酒……大さじ1
- 粗塩……ひとつまみ
- ごま油……小さじ1
- 片栗粉……小さじ1/3

合わせ調味料
- しょうゆ……大さじ1
- はちみつ……小さじ1

太白ごま油……大さじ1

つくり方

❶豚ヒレ肉は繊維に沿ってせん切りにし、下味をつけて5分ほどおく。
❷わけぎは、斜め薄切りにする。
❸フライパンに太白ごま油を入れて熱し、①を入れて火がとおるまで炒める。合わせ調味料を入れて調味し、②を入れてさっと炒め合わせる。

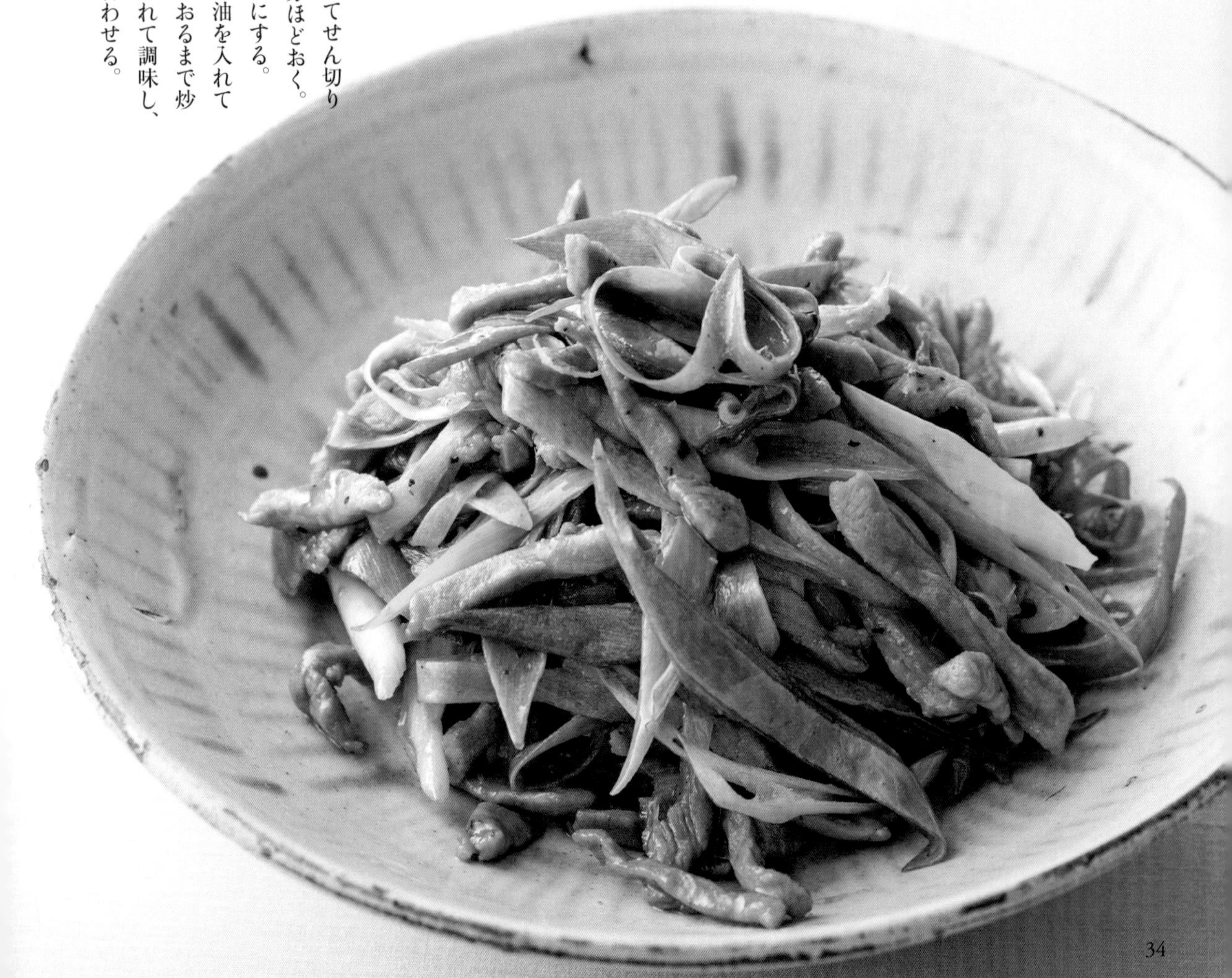

夏のしょうがは、火をとおしすぎずに

しょうがを生で食べると体を熱して、こもった熱を排出してくれます。夏はさっと合わせる程度にとどめて。

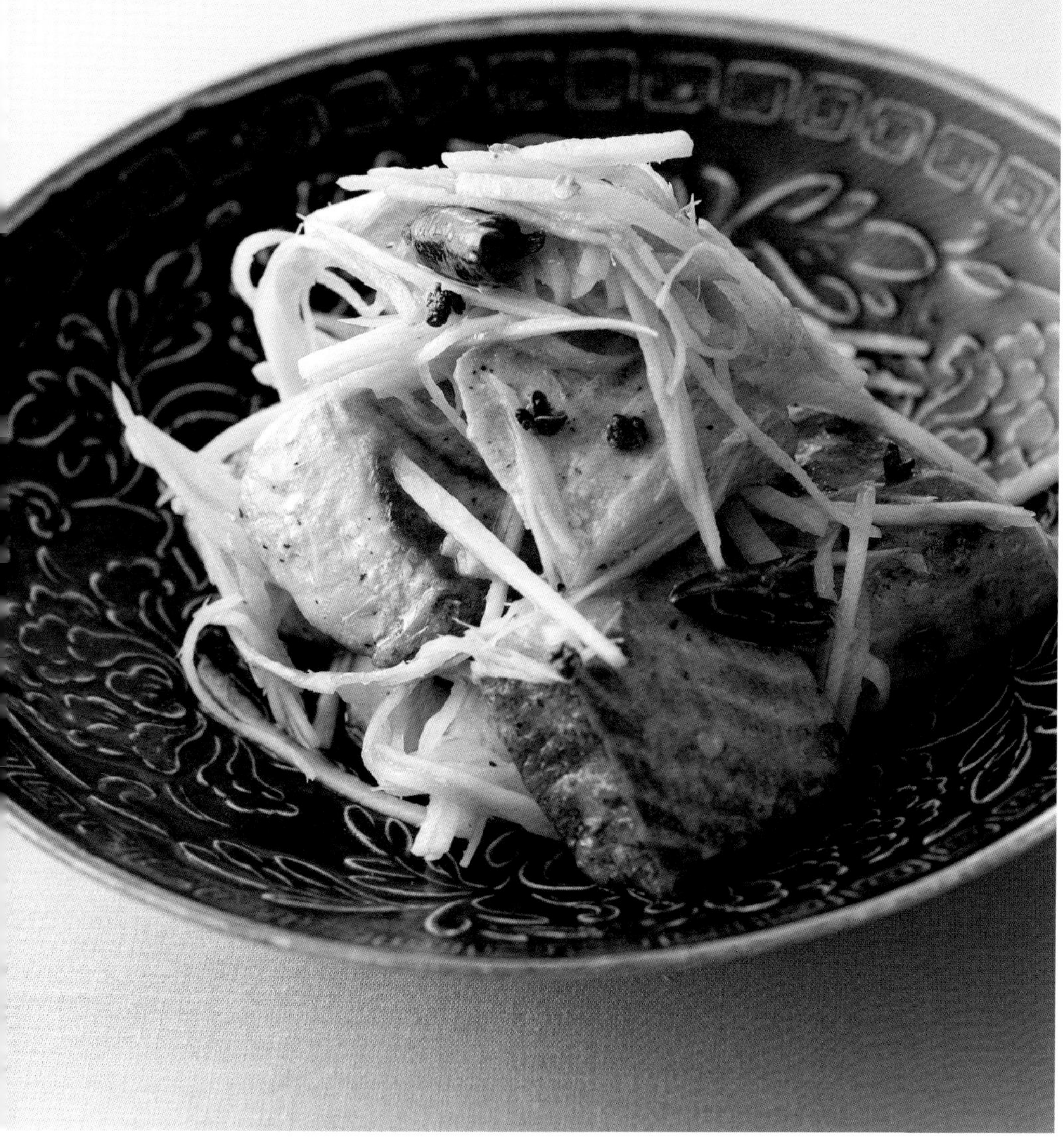

しょうがと生鮭のピリ辛炒め

材料（2人分）

生鮭（白身魚）の切り身……2切れ（約200g）
しょうがのせん切り……30g
下味
こしょう……少々
酒……大さじ1
片栗粉……小さじ½
花椒《ホワジャオ》……10粒
赤唐辛子……1本
オイスターソース……大さじ½
粗塩……小さじ⅕
太白ごま油……大さじ1

つくり方

❶鮭はひと口大に切り、下味をつけておく。

❷フライパンに太白ごま油、花椒、粗くちぎった唐辛子を入れ、火にかける。香りが出たら、①を入れて火がとおるまで炒め、オイスターソース、粗塩で調味し、しょうがを入れて、さっと炒め合わせる。

夏野菜で水分を補給する

砂漠に囲まれた北京は、
夏はとても暑く、乾燥しています。
ふだん、あまり野菜を生で食べない
北京の人もこの時季だけは別。
水分たっぷりのきゅうりや
熟したトマトを持ち歩いて、
街角のベンチに座って
かぶりつきます。
野菜からとる良質の水分は、
効率よく吸収されると
体が感じているのでしょう。
90％以上が水分のきゅうりは、
ミントと合わせ、爽やかに。

たたききゅうり ミント入り

材料（2人分）

きゅうり……2本
ミント……適量
粗塩……小さじ½
オリーブオイル……小さじ1

つくり方

❶きゅうりは皮をピーラーで除いてかるくたたきつぶし、4等分に切る。
❷①に粗塩をふり、30分おいて水けをきる。
❸オリーブオイルで調味し、ミントを散らし、盛りつける。

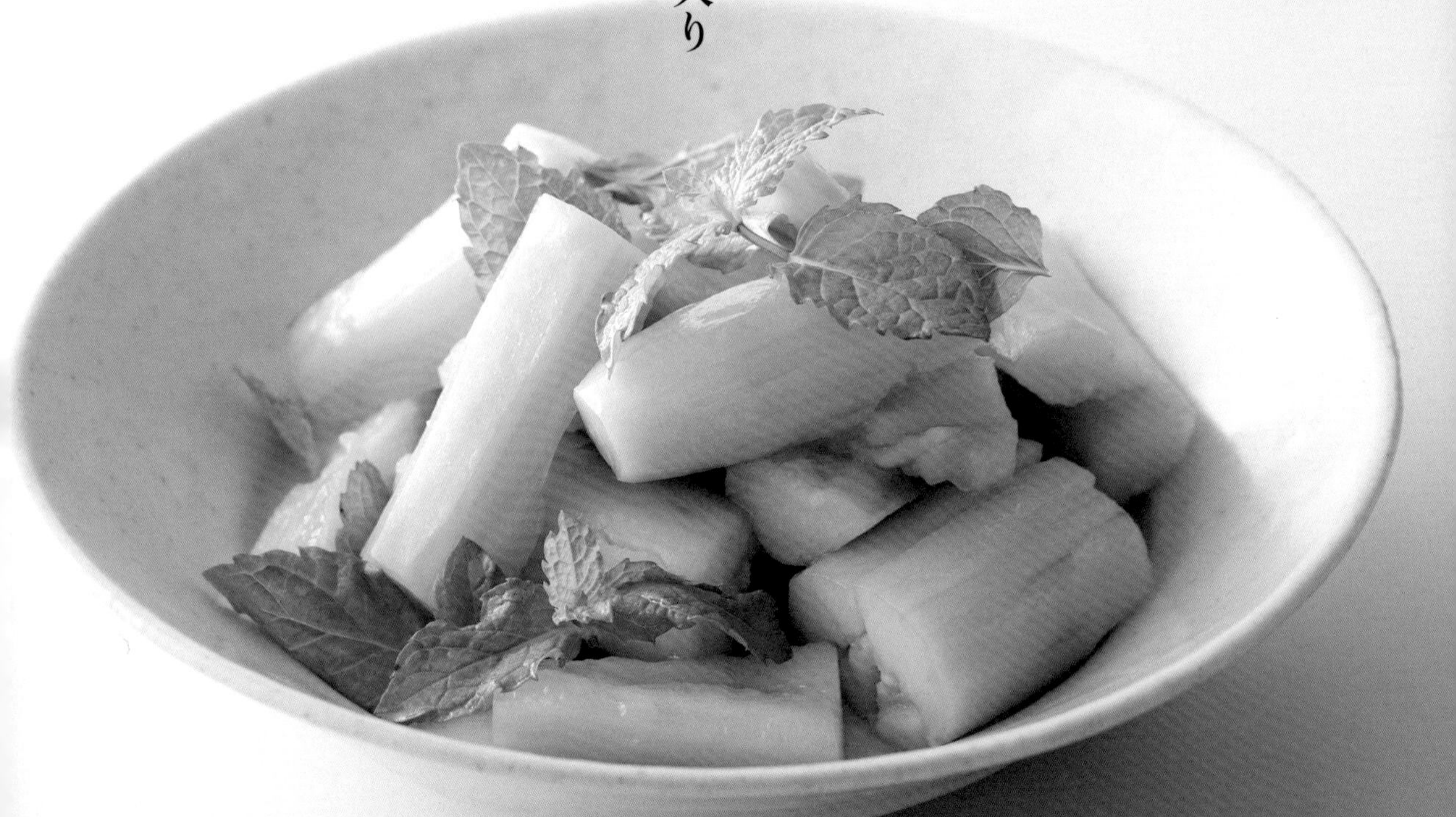

さわやかな苦みとねばねばが効く

夏になると食べたくなるのがゴーヤー。水分が多く、体の余分な熱をとって、体をすっきりさせてくれます。元気をくれるねばねば野菜のおくらと合わせて、夏バテ予防に。

おくらとゴーヤーのあえもの

材料（2人分）

おくら……8本
ゴーヤー……½本
粗塩……小さじ¼
こしょう……少々
ごま油……大さじ1

つくり方

❶おくらはがくの周りをぐるりとむく。ゴーヤーは縦半分に切って種とワタを取り、ごく薄切りにする。
❷鍋に湯を沸かし、おくら、ゴーヤーの順にさっとゆでて、水にさらし、水けをきる。ゴーヤーは水けをしぼる。おくらは縦半分に切る。
❸ボウルにゴーヤーとおくらを入れてあえる。ねばりが出たら、粗塩、こしょう、ごま油で調味する。

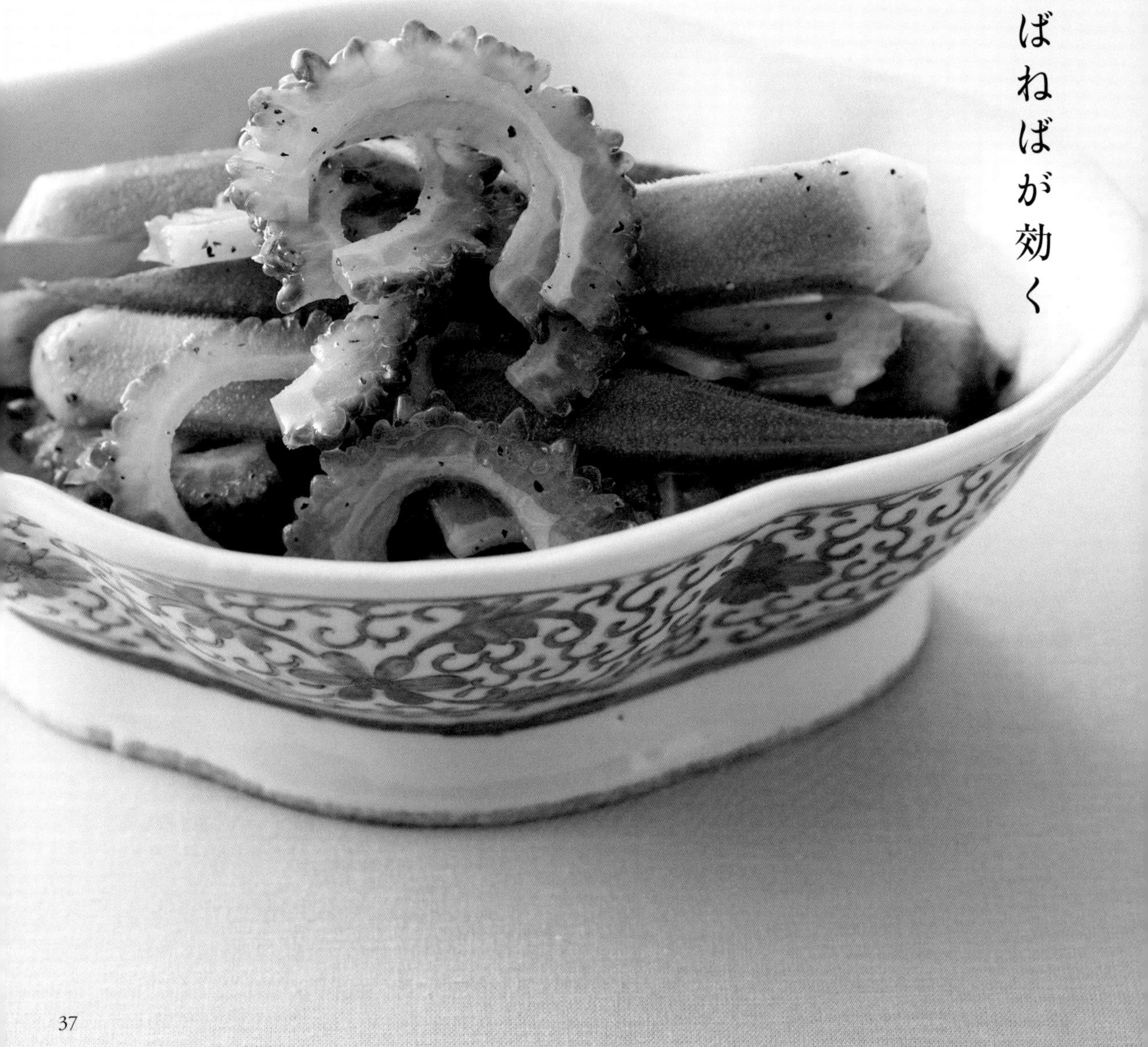

葉と茎で使い分けると無駄なくペロリ

葉でビタミンを、茎で食物繊維をとれるセロリ。鎮静作用もあるので、夏にとりたい野菜です。高血圧にもよいといわれています。

セロリの葉の卵焼き

材料（2人分）

セロリの葉……2本分
卵……3個
粗塩……小さじ1/5
こしょう……少々
太白ごま油……大さじ1

つくり方

❶ボウルに卵を割り入れてほぐし、粗みじん切りにしたセロリの葉を入れて混ぜ合わせ、粗塩、こしょうで調味する。
❷フライパンに太白ごま油を入れて熱し、①を入れて中火でじっくり固めるように炒め、食べやすい大きさに分ける。

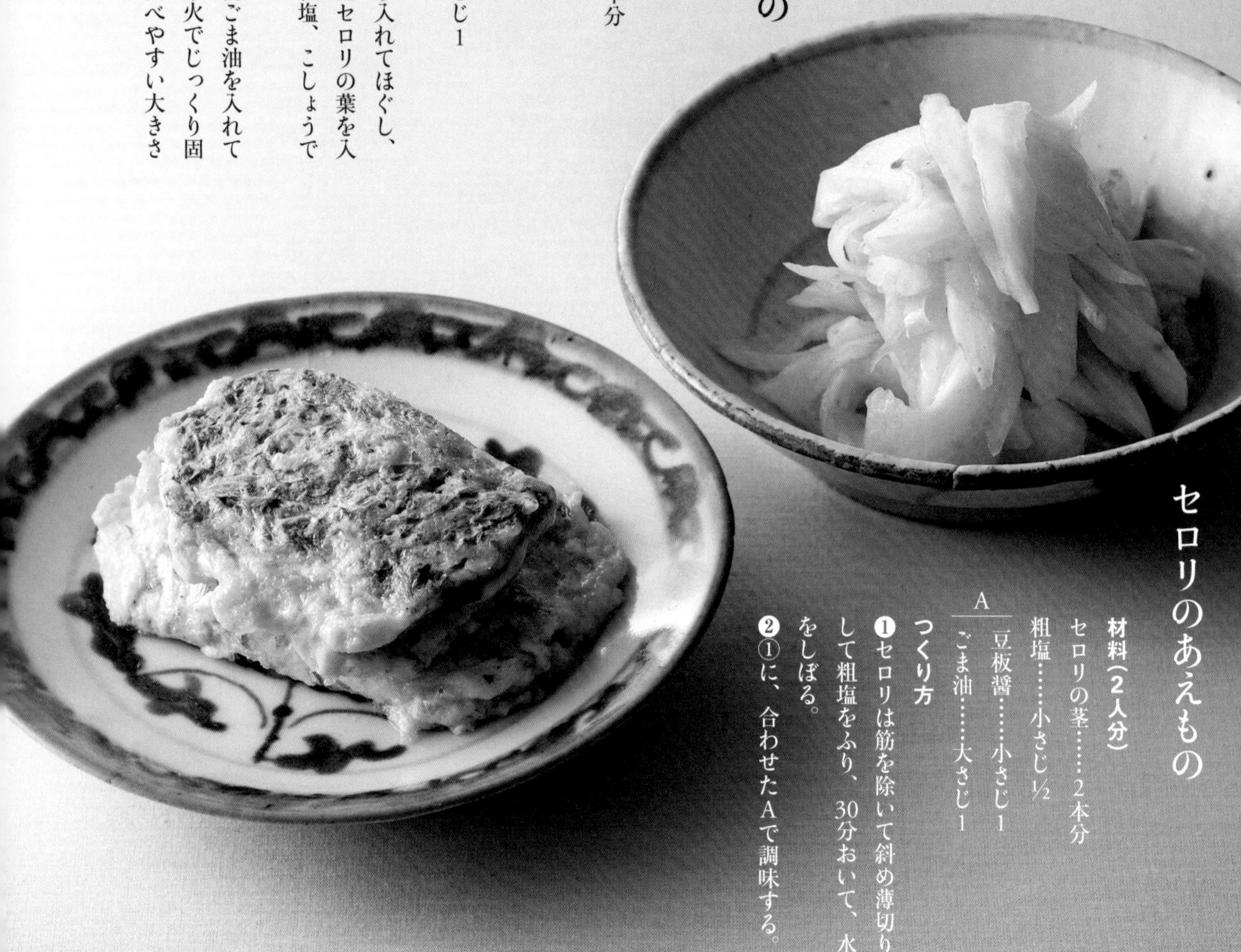

セロリのあえもの

材料（2人分）

セロリの茎……2本分
粗塩……小さじ1/2
A 豆板醤……小さじ1
　ごま油……大さじ1

つくり方

❶セロリは筋を除いて斜め薄切りにして粗塩をふり、30分おいて、水けをしぼる。
❷①に、合わせたAで調味する。

体内の熱を下げてくれるなす。皮ごと食べると効能大

水分の多いなすは、夏バテ予防に効果的。皮は老化防止や消炎など薬効も高いといわれています。皮ごとせん切りにすれば、アクも気になりません。

なすのシンプル炒め

材料（2人分）
なす……3本
にんにく……1片
粗塩……小さじ1/5
こしょう……少々
太白ごま油……大さじ1

つくり方
❶なすは薄切りにしてから、せん切りにする。
❷フライパンに太白ごま油を入れて熱し、①を入れ、しんなりとしはじめるまで炒め、粗塩、こしょう、たたいたにんにくを加えて調味する。

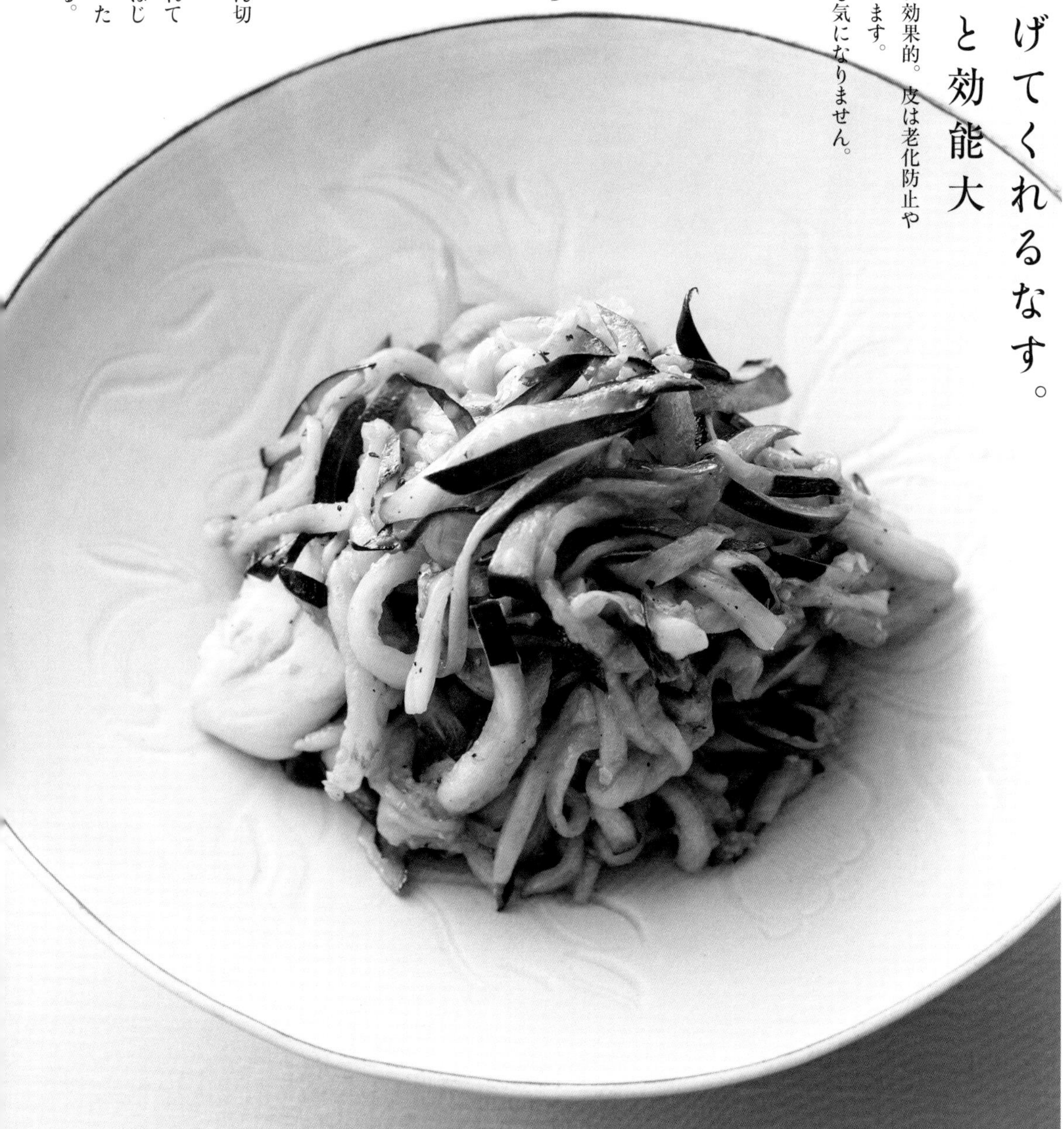

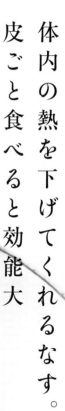

ごはんやそうめんにのせてもおいしい

中国の家庭料理の定番中の定番です。加熱したトマトはうま味も栄養も凝縮。水分が多く、くずれやすいため、炒めるときはいじりすぎないで。

トマトと卵炒め

材料（2人分）
トマト……2個
卵……3個
にんにく……1片
粗塩……小さじ1/5
こしょう……少々
片栗粉……小さじ1（水大さじ1で溶く）
太白ごま油……大さじ1

つくり方
❶トマトはヘタを除き、ひと口大の乱切りにする。
❷フライパンに太白ごま油を入れて熱し、溶いた卵を流し入れてゆっくりと固めるように炒める。トマトを加えて炒め、角がとれてきたら、粗塩、こしょうで味をつけて、たたいたにんにくを入れ、水溶き片栗粉でとろみをつける。

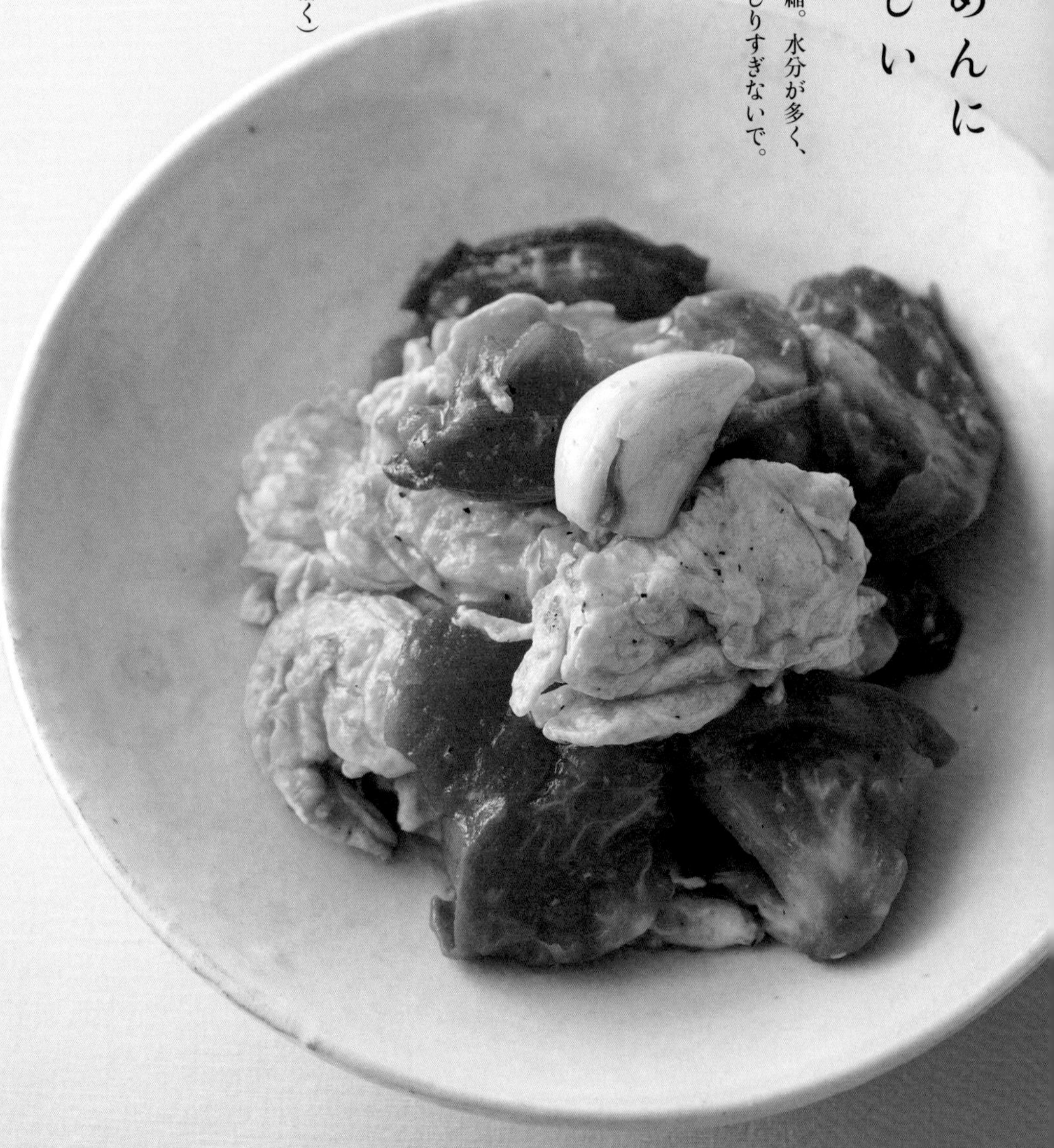

ピーマンの香りがより引き立つ炒めもの

ピーマンの代表料理、青椒肉絲もおいしいけれど、この卵炒めはピーマンのさわやかな香りがより感じられます。卵に香りがからむように輪切りにするのがおすすめです。

ピーマンと卵炒め

材料（2人分）

ピーマン……3個
卵……3個
しょうゆ……大さじ1
こしょう……少々
太白ごま油……大さじ1

つくり方

❶ピーマンは種を除き、7〜8㎜幅の輪切りにする。
❷ボウルに卵を割りほぐす。
❸フライパンに太白ごま油を入れて熱し、②を流し入れ、ゆっくりと固めるように炒める。①を入れ、香りが出るまでじっくりと炒めて、しょうゆ、こしょうで調味する。

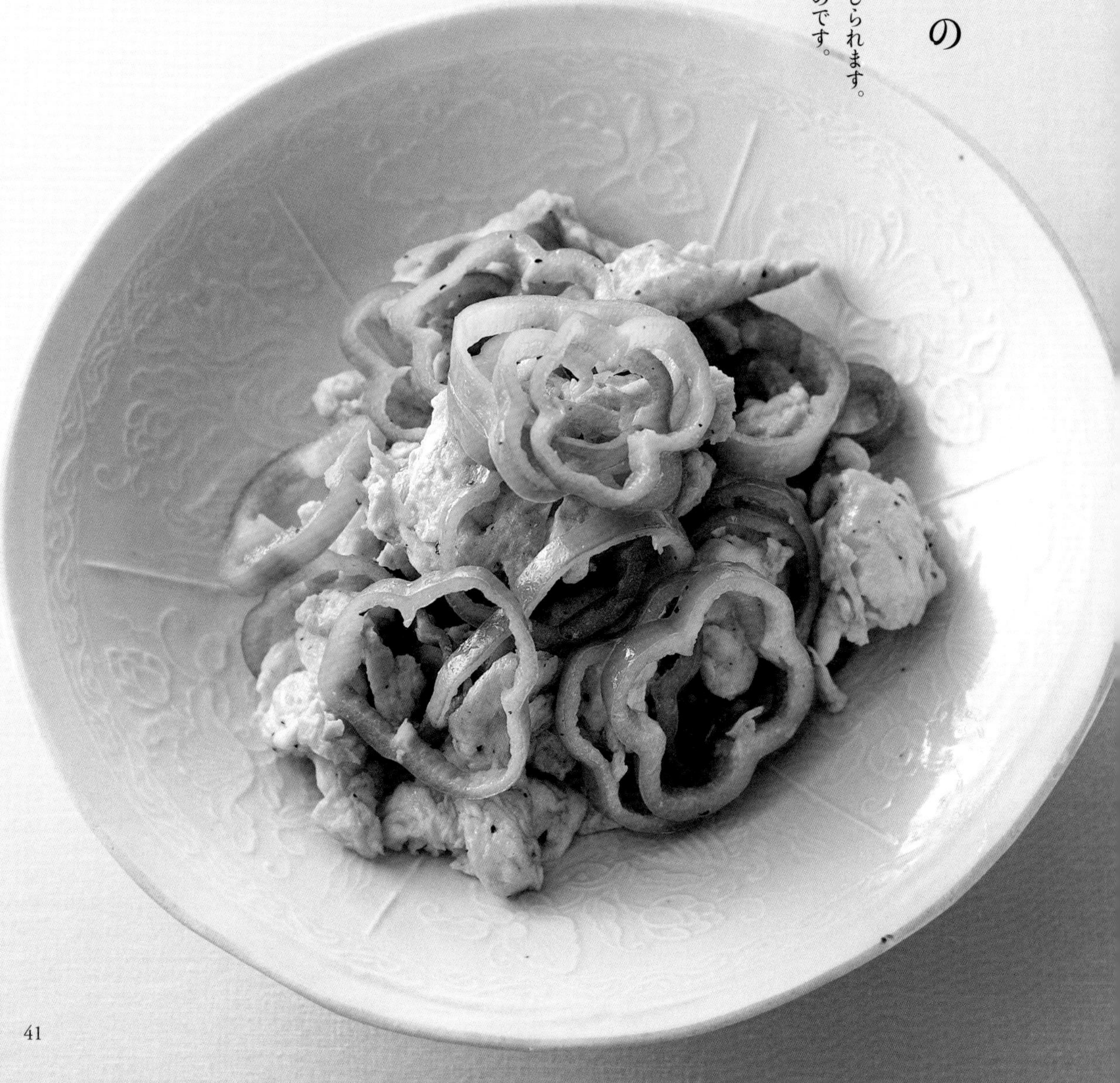

レタスを丸ごと難なくいただけるシンプルな1品

日本では生食が多いレタスですが、中国では火をとおして食べるのが主流です。火をとおすことでかさが減り、たっぷりといただけるので、野菜から水分補給を。

レタス炒め オイスターソースで

材料（2人分）

レタス……1個
オイスターソース……大さじ1
こしょう……少々
酒……大さじ1
太白ごま油……大さじ1

つくり方

❶レタスは6等分のくし形に切る。
❷フライパンに太白ごま油を入れて熱し、①を入れて酒をふり、蓋をして1分程蒸し煮する。
❸レタスのかさが減ったら、全体に油がなじむようにさっと炒めて、オイスターソースを鍋肌に沿って入れ、煮立たせて全体にからめ、最後にこしょうで香りをつける。

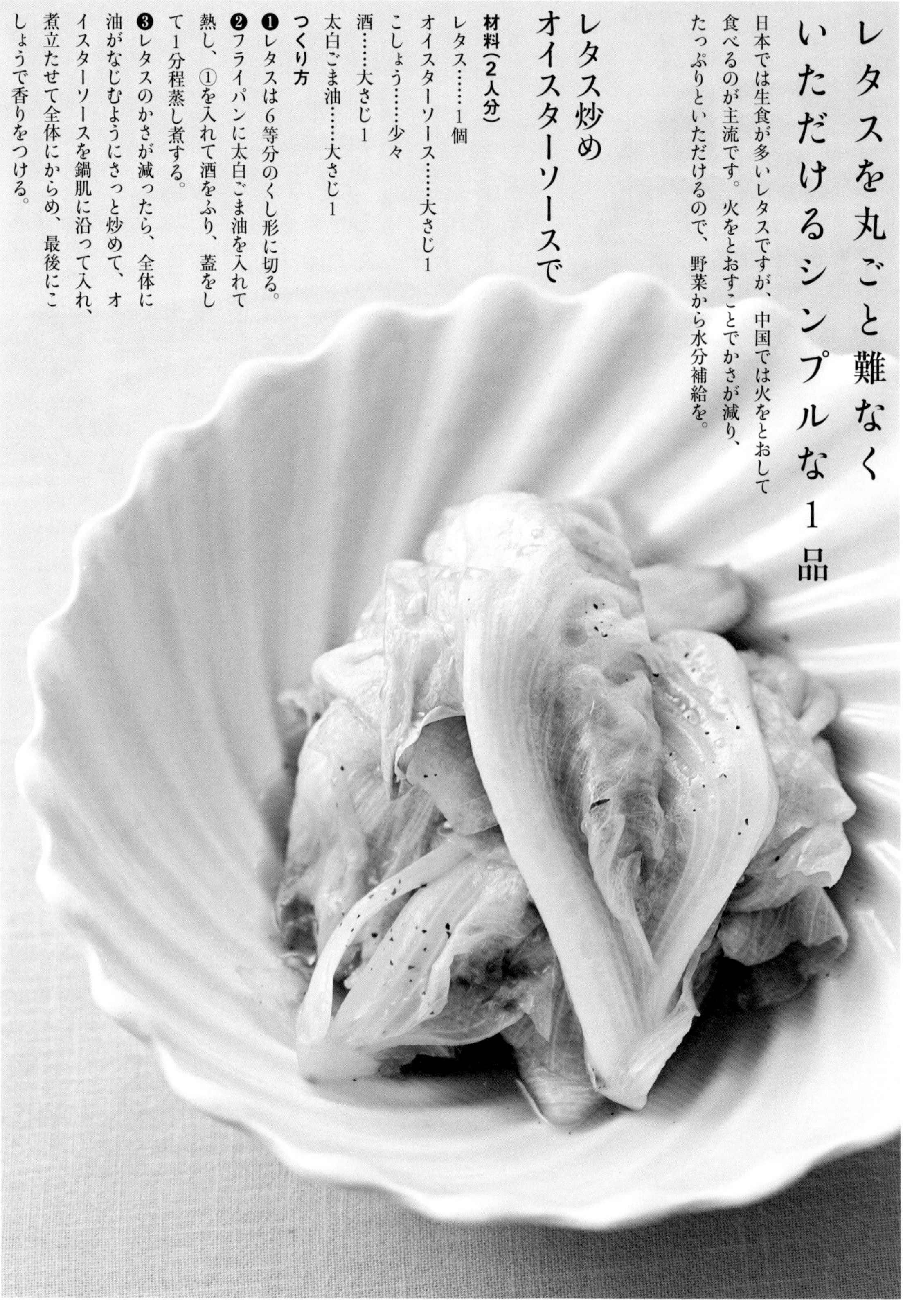

素材のおいしさを味わうには余分な調味料はいりません

ビタミンやミネラルなどの栄養バランスがよいパプリカは、発色のよい赤や黄色など、見た目からも元気をいただけそうです。味つけは甘味が引き立つ塩のみで。くるみの香ばしさがアクセントです。

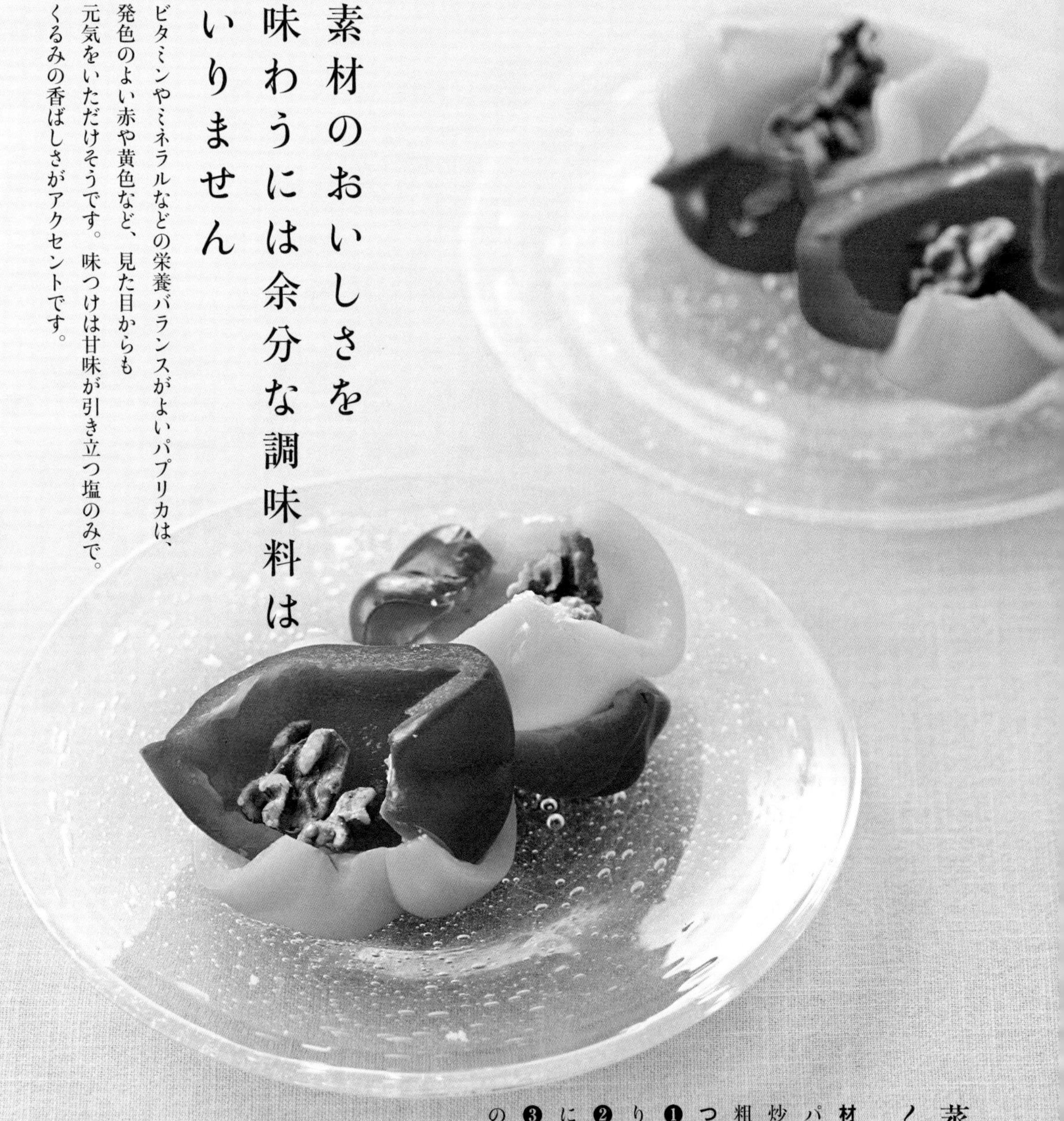

蒸しパプリカくるみのせ

材料（2人分）

パプリカ（赤・黄）……各1個
炒りくるみ……20g
粗塩……小さじ1/3

つくり方

❶パプリカは4等分のくし形に切り、わたと種を除く。
❷クッキングシートを敷いた蒸し器に①を並べ入れ、5分蒸す。
❸器に盛り、粗くくだいたくるみをのせ、仕上げに粗塩をふる。

夏の胃腸の疲れに、酢で食欲増進

中国で基本の調味料として多用される黒酢は、私の料理には一年中、欠かせません。唾液や胃液の分泌を促すため、消化吸収を助け、食欲促進効果があって夏バテ防止にぴったり。油っぽさを抑え、口もさっぱりします。骨のカルシウムを溶かす効果もあるため、あじの南蛮漬けも驚くほど驚やわらかに。

あじの南蛮漬け

材料（つくりやすい分量）

小あじ（内臓を取ってきれいにしたもの）……20尾
玉ねぎ……1個
上新粉……大さじ1
にんにくの薄切り……1片分
A
- 黒酢……100㎖
- しょうゆ……100㎖
- 酒……100㎖
- こしょう……少々

揚げ油……適量

つくり方

❶玉ねぎは皮を除いて繊維を断つように薄切りにする。
❷鍋に①とにんにく、Aを入れて火にかける。煮立ったら火を止めて、バットに移す。
❸小あじに上新粉をまぶし、180℃の油でカラリと揚げて、油を切り、②に入れて漬けおく。
＊翌日からが骨までやわらかくなって食べ頃に。保存期間は、冷蔵庫で3～4日。

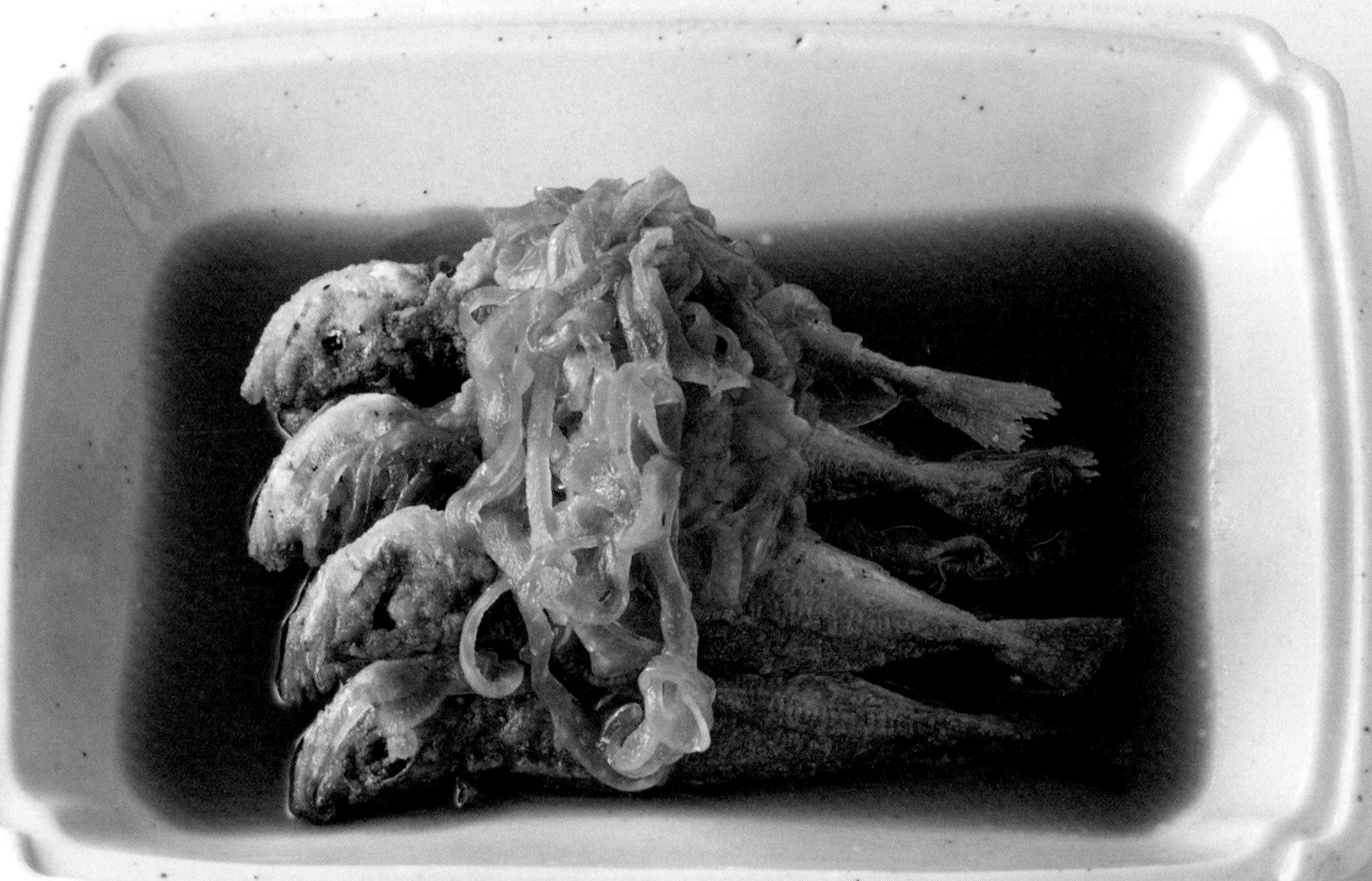

疲労回復によい豚肉と酢で夏バテ知らず

豚肉だけのシンプル酢豚は、肉そのものの甘味を楽しんで。黒酢効果で驚くほどさっぱりして、食欲が進みますよ。

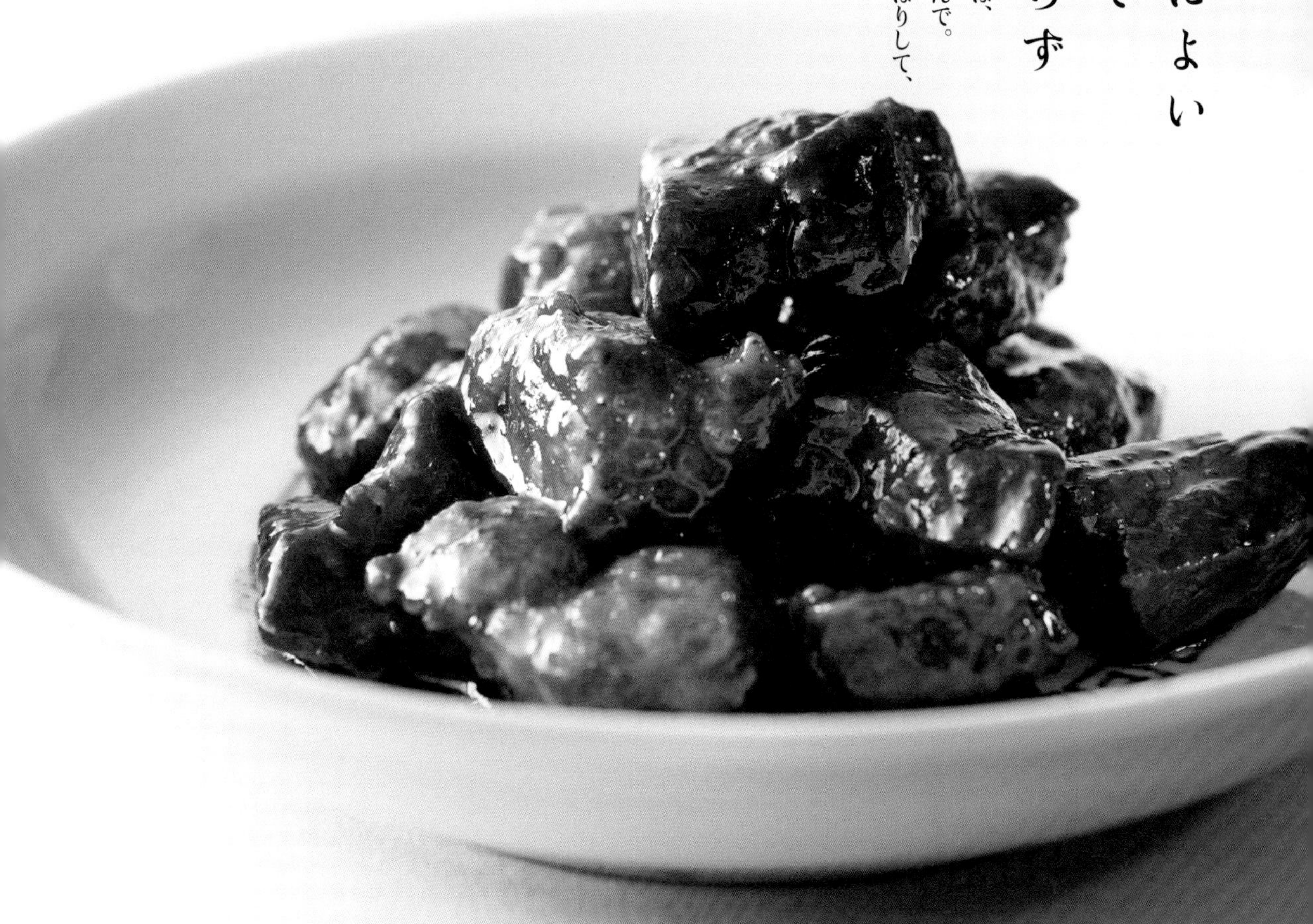

酢豚

材料（2人分）

豚肩ロース肉（とんかつ用でも）……300g

下味

こしょう……少々
酒……大さじ1
粗塩……小さじ¼
片栗粉……大さじ½

合わせ調味料

黒酢……大さじ2
はちみつ……大さじ1
しょうゆ……大さじ1

揚げ油……適量

つくり方

❶豚肉はひと口大に切り、下味をつけておく。
❷①を180℃の油で3分程度揚げて、油をきる。
❸フライパンに合わせ調味料を入れて火にかけ、煮立たせたら②を入れてからめる。

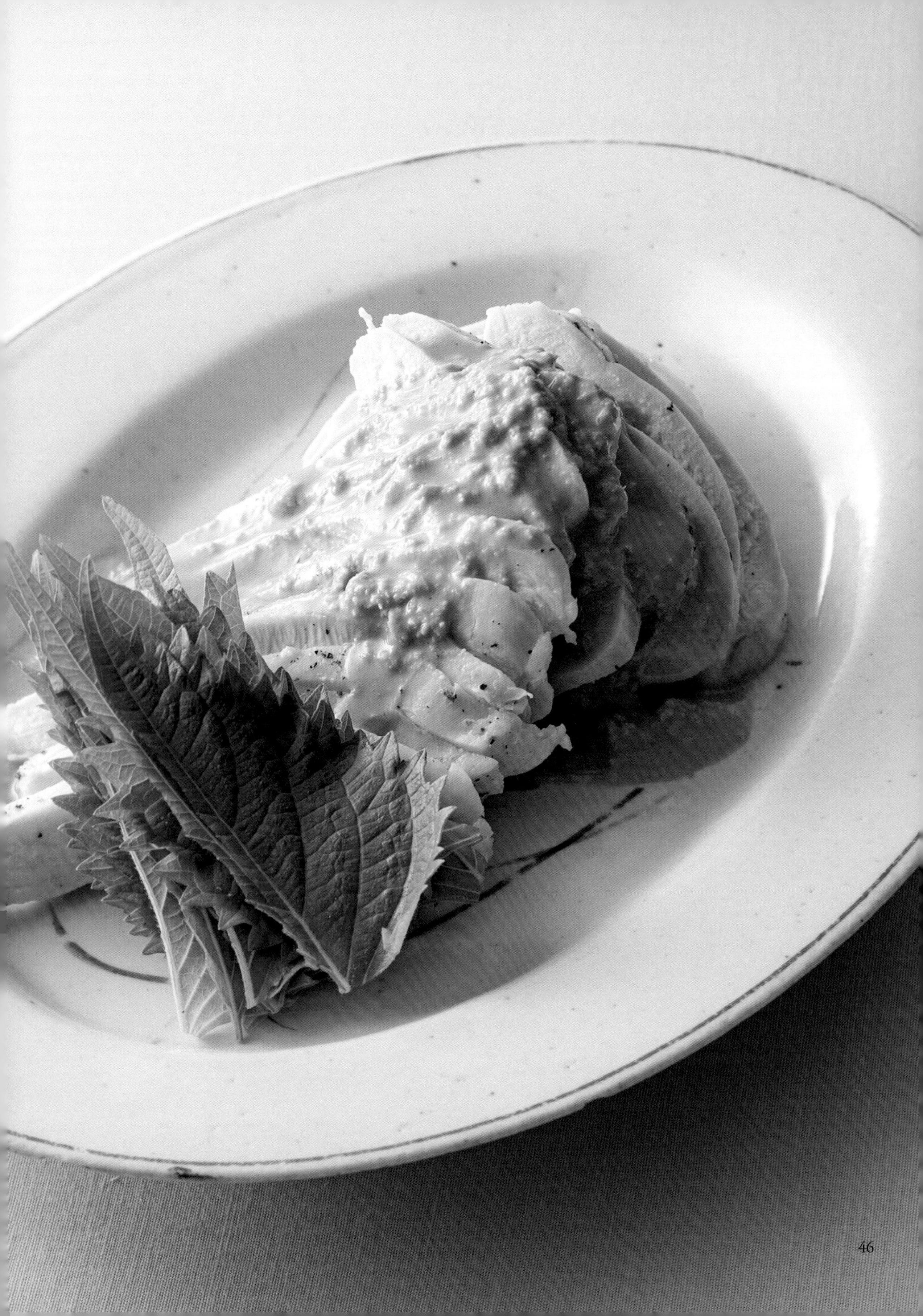

さっぱりしてコクのある黒酢だれ。蒸した肉によく合います

蒸した鶏肉は余分な水分が抜けて
うま味が閉じ込められ、ジューシーなのにさっぱり。
好みの香味野菜をたっぷりと。

蒸し鶏

材料（2人分）

鶏むね肉（皮なし）……2枚

下味

こしょう……少々
粗塩……小さじ2
酒……大さじ2

たれ

黒酢……大さじ3
しょうゆ……大さじ3
練りごま……大さじ3
しょうがのすりおろし……大さじ1
こしょう……少々

青じそ……適量

つくり方

❶鶏むね肉に下味をつけて、ひと晩おく。
❷①を12分蒸して、蓋をしたまま粗熱が取れるまでおく。
❸食べやすくスライスし、合わせたたれをかけ、半分に切った青じそを添える。

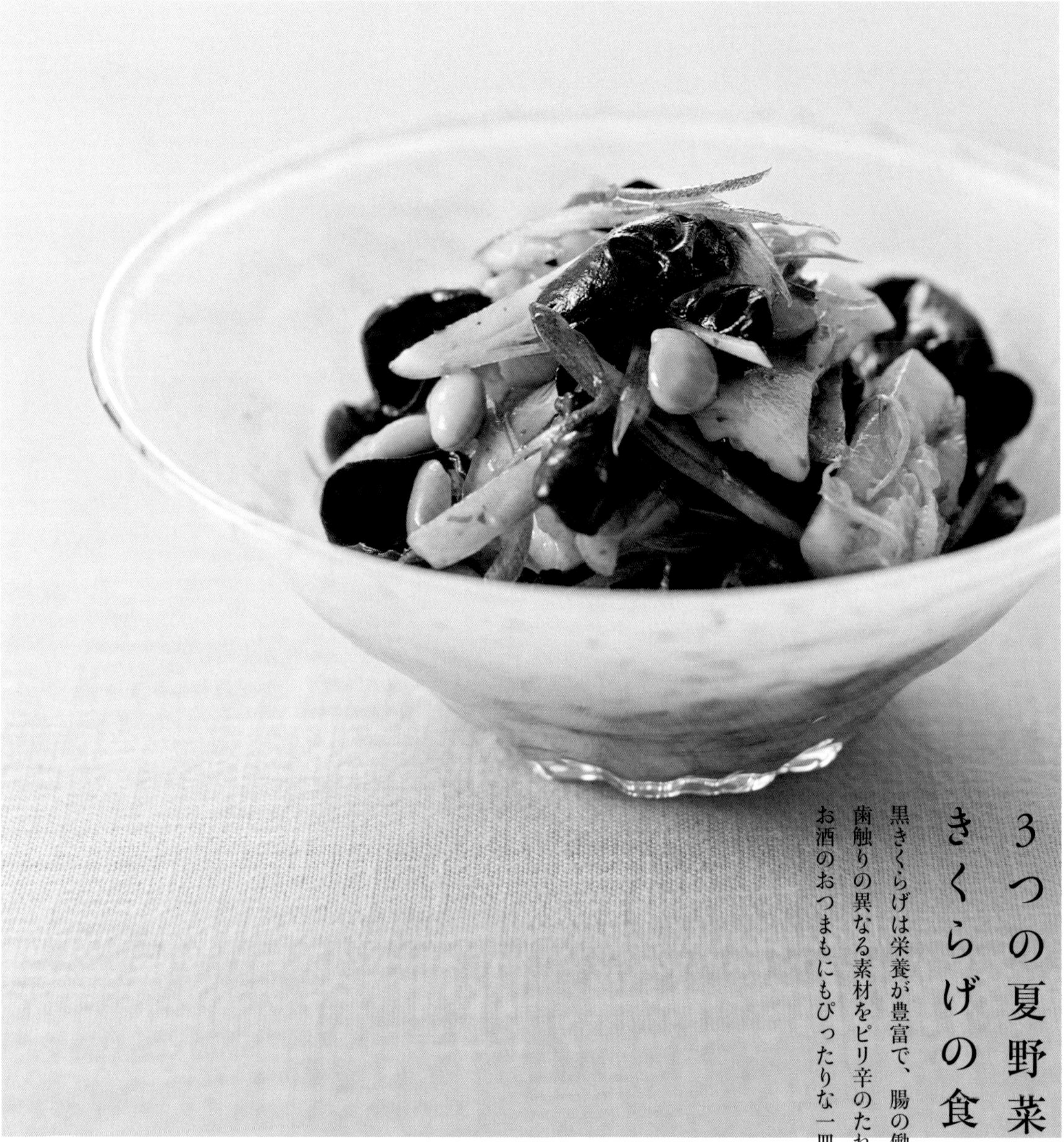

3つの夏野菜ときくらげの食感が楽しめます

黒きくらげは栄養が豊富で、腸の働きも整えてくれます。
歯触りの異なる素材をピリ辛のたれであえれば、
お酒のおつまもにもぴったりな一皿に。

枝豆、きゅうり、きくらげのピリ辛あえ

材料（2人分）

枝豆（さやから出して正味）……50g
黒きくらげ（乾燥）……5g
みょうがの薄切り……2個分
きゅうり……1本
たれ
豆板醤……小さじ1
黒酢……大さじ½
はちみつ……小さじ1
ごま油……大さじ½

つくり方

❶黒きくらげは一晩水につけて戻し、さっとゆでて水にさらし水けをきる。
❷枝豆はゆでてさやから取り出す。
❸きゅうりは皮を除いて叩きつぶし、4等分の長さに切る。
❹①③、みょうがを合わせてたれで味つけし、②を入れてあえる。

火をとおしたトマトのうま味を味わって

体の中の熱を冷まし潤いを与えるトマトは、夏にぴったり。水分が豊富なトマトで豚肉を煮るイメージです。

トマトと豚肉の煮もの

材料（2人分）

トマト……2個
豚薄切り肉……150g
酒……大さじ3
しょうゆ……大さじ1
こしょう……少々

つくり方

❶トマトはヘタを除き横半分に切る。
❷鍋に豚薄切り肉を入れて火にかけ、肉から少し脂が出たらトマトをのせ、酒をふり、しょうゆを加える。
❸蓋をして弱火で10分ほど蒸し煮する。最後にこしょうで調味する。

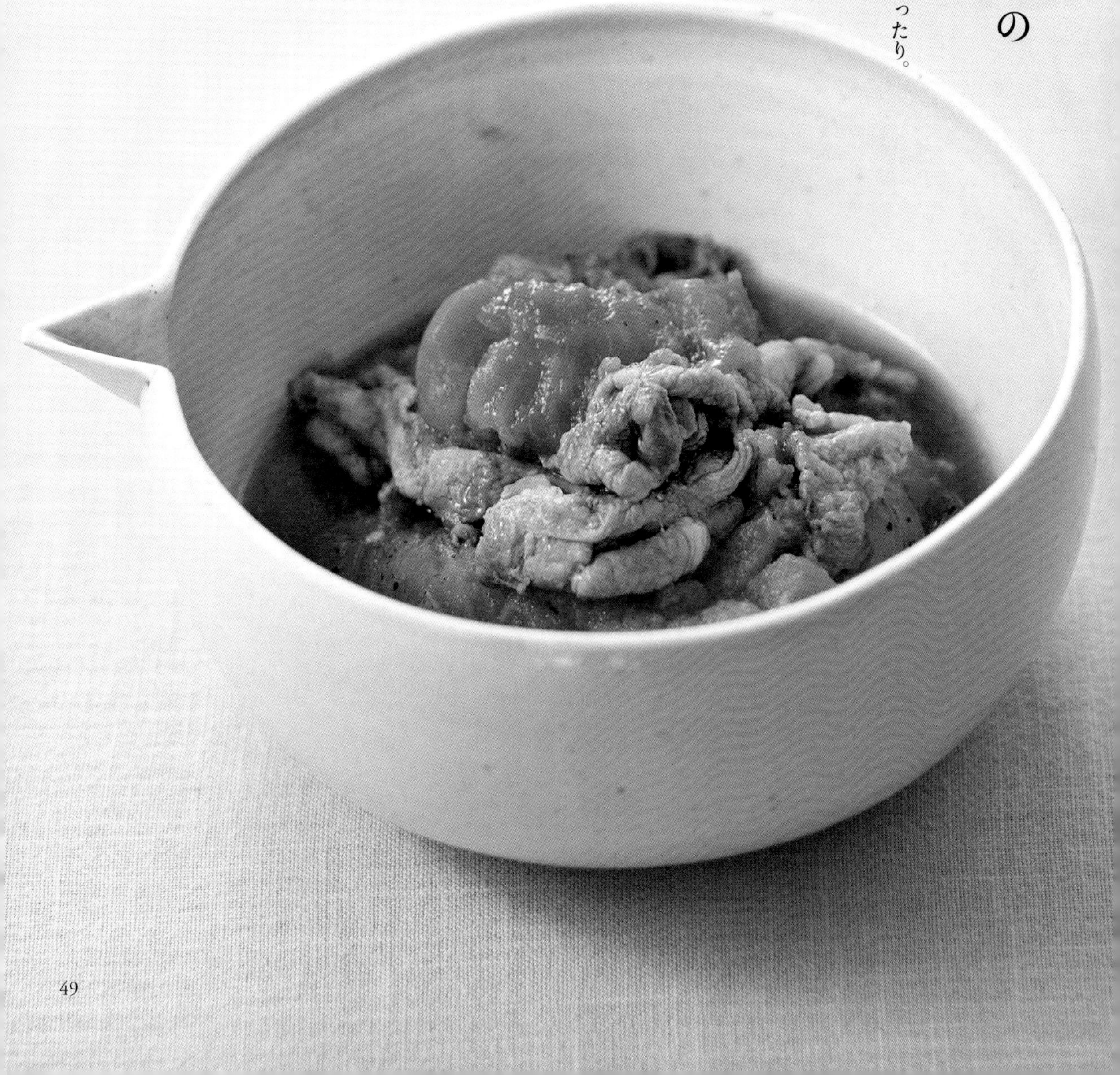

スパイスづかいで発汗効果&夏冷え対策

湿気が多く蒸し暑い夏は、積極的にスパイスを取り入れて体にこもった熱を排出し、体温を調節しましょう。四川料理でおなじみ麻婆味の特徴は、花椒《ホワジャオ》のぴりっとした辛さの「麻」と唐辛子の辛さの「辣」。辛味が気と血をめぐらせ、水分不足による乾燥を潤すので夏風邪予防にも効果的です。

麻婆なす

材料（2人分）

なす……3本
牛薄切り肉……80g
わけぎの小口切り……1本分
合わせ調味料
- 豆板醤……大さじ½
- 味噌……大さじ1
- 酒……大さじ1
- 水……80㎖

片栗粉……小さじ1（水大さじ1で溶く）
太白ごま油……大さじ1
花椒粉……小さじ⅓

つくり方

❶なすはひと口大に切る。牛肉はざく切りにする。
❷フライパンに太白ごま油を入れて熱し、①の牛肉を入れて炒め、火がとおったらなすを入れて炒め合わせ、合わせ調味料を注ぐ。煮立ったら弱火にして蓋をして7～8分煮て、水溶き片栗粉でとろみをつけ、わけぎと花椒粉をふる。

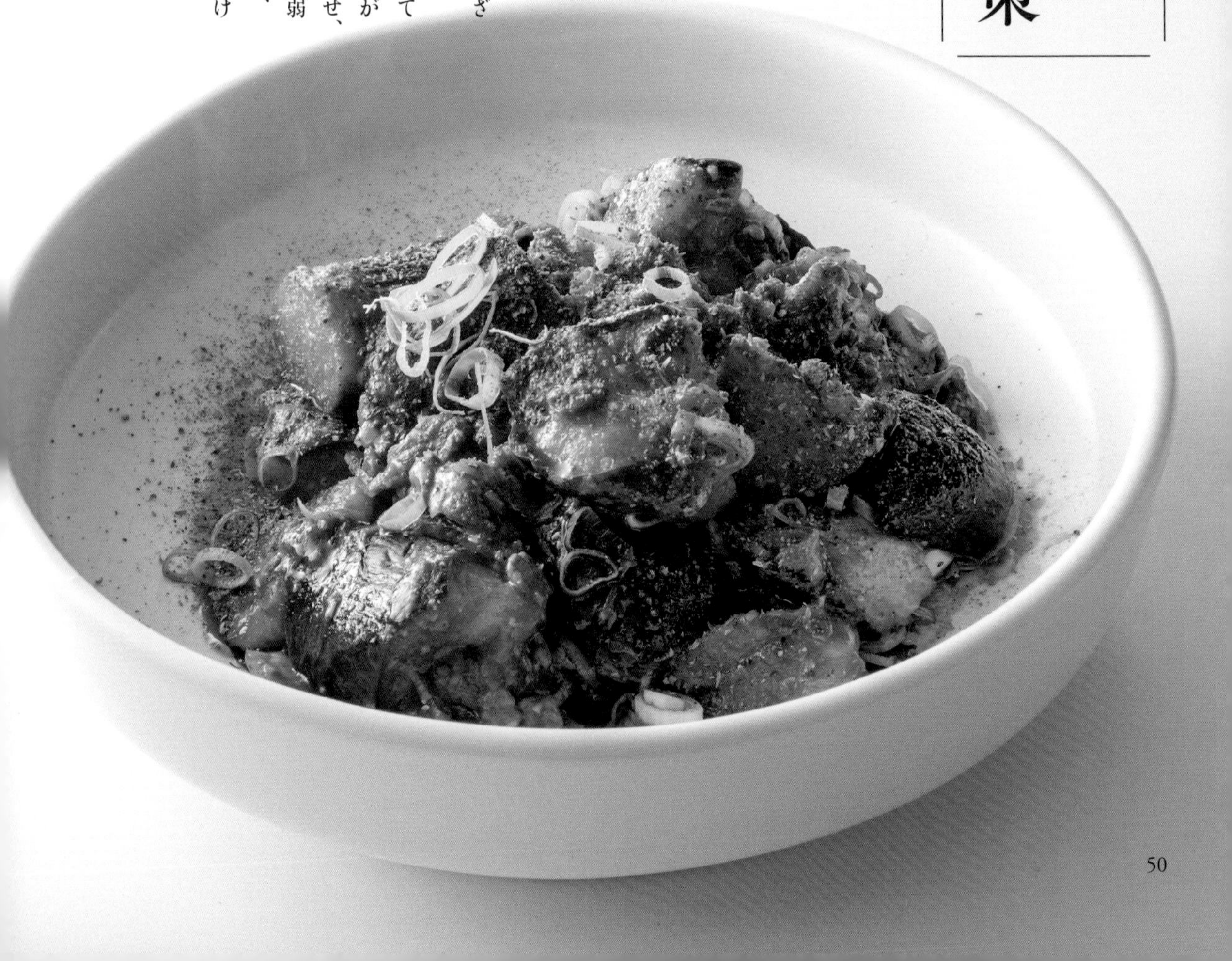

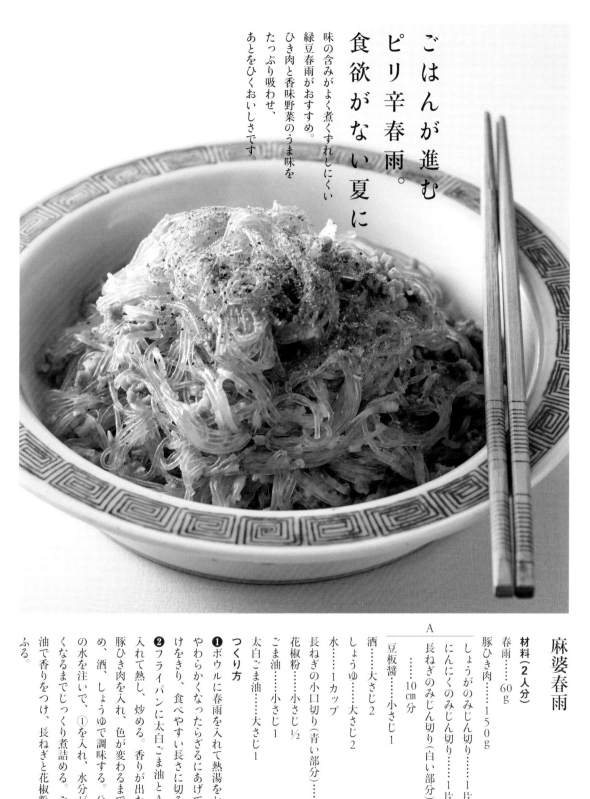

ごはんが進むピリ辛春雨。食欲がない夏に

味の含みがよく煮くずれしにくい緑豆春雨がおすすめ。ひき肉と香味野菜のうま味をたっぷり吸わせ、あとをひくおいしさです。

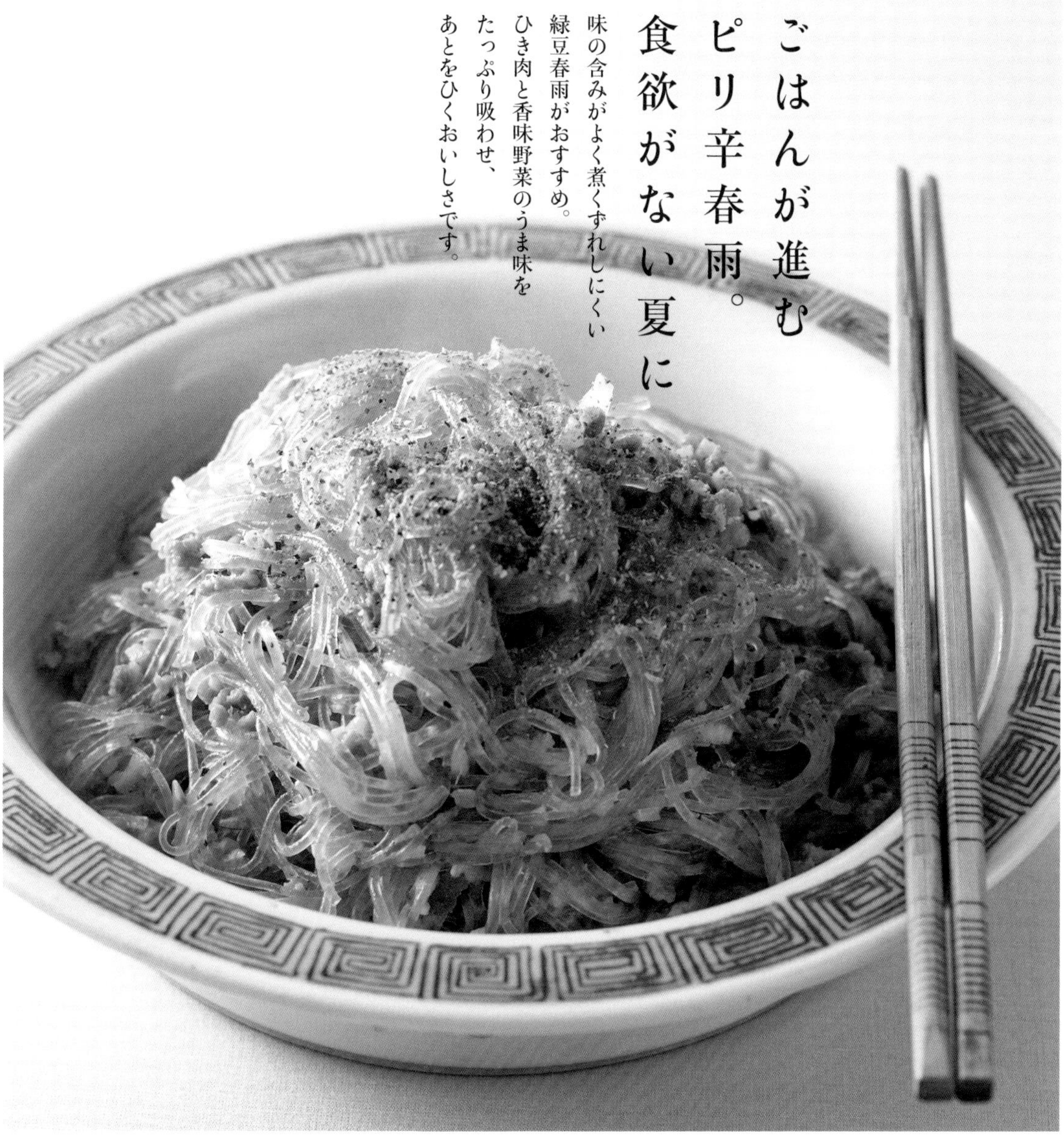

麻婆春雨

材料(2人分)

春雨……60g
豚ひき肉……150g

A
しょうがのみじん切り……1片分
にんにくのみじん切り……1片分
長ねぎのみじん切り(白い部分)……10cm分
豆板醤……小さじ1

酒……大さじ2
しょうゆ……大さじ2
水……1カップ
長ねぎの小口切り(青い部分)……適量
花椒粉……小さじ½
ごま油……小さじ1
太白ごま油……大さじ1

つくり方

❶ボウルに春雨を入れて熱湯をかけ、やわらかくなったらざるにあげて水けをきり、食べやすい長さに切る。
❷フライパンに太白ごま油とAを入れて熱し、炒める。香りが出たら、豚ひき肉を入れ、色が変わるまで炒め、酒、しょうゆで調味する。分量の水を注いで、①を入れ、水分がなくなるまでじっくり煮詰める。ごま油で香りをつけ、長ねぎと花椒粉をふる。

食後にスッキリ。やみつきになります

あつあつに煮込んだ麻婆豆腐は、
フゥフゥ汗をかきながら食べてみて。食べたあと、
驚くほど体がかろやかになりますよ。

麻婆豆腐

材料（2人分）

木綿豆腐……1丁（300g）
牛薄切り肉……80g
わけぎの小口切り……1本分
豆鼓《ドウチ》……15g
一味唐辛子……小さじ1
酒……大さじ1
豆板醤……小さじ1
しょうゆ……大さじ1
水……100㎖
片栗粉
……小さじ1（水大さじ1で溶く）
花椒粉……小さじ1/3
太白ごま油……大さじ1

つくり方

❶豆腐は2㎝角に切り、ざるにのせ、10分程度水切りする。
❷牛肉はざく切りにする。豆鼓は粗みじん切りにする。
❸フライパンに太白ごま油と牛肉を入れて火にかけ、しっかりと肉を炒める。酒、一味唐辛子、豆鼓、豆板醤を入れて、香りが出るまで炒めて、しょうゆを加えてからめ、①を入れて炒め合わせる。水を注ぎ、煮立ったら弱火にして蓋をして10分煮て、水溶き片栗粉でとろみをつけ、わけぎと花椒粉をふる。

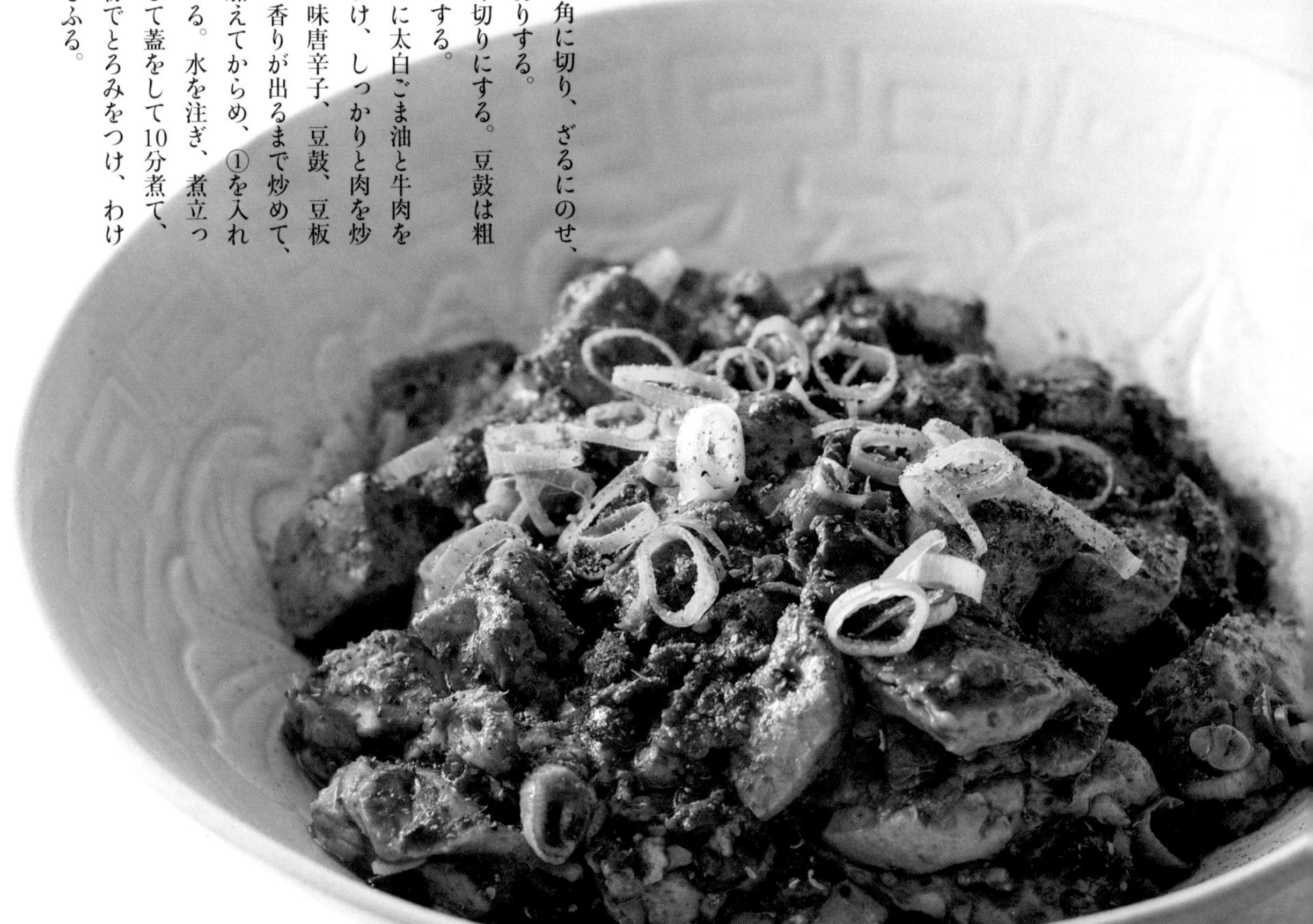

体を整えるスパイスの話

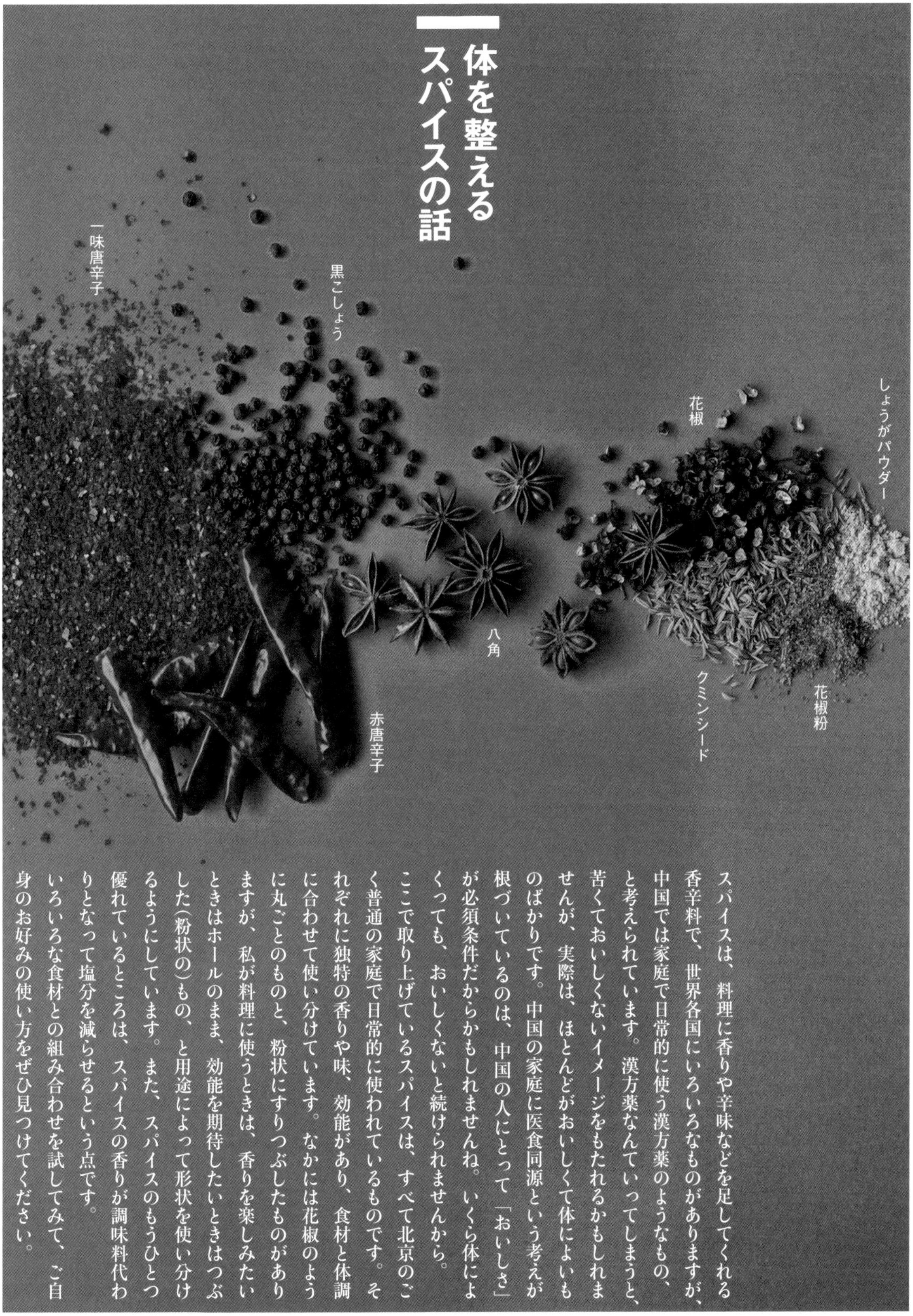
一味唐辛子
黒こしょう
花椒
しょうがパウダー
八角
クミンシード
花椒粉
赤唐辛子

スパイスは、料理に香りや辛味などを足してくれる香辛料で、世界各国にいろいろなものがありますが、中国では家庭で日常的に使う漢方薬のようなもの、と考えられています。漢方薬なんていってしまうと、苦くておいしくないイメージをもたれるかもしれませんが、実際は、ほとんどがおいしくて体によいものばかりです。中国の家庭に医食同源という考えが根づいているのは、中国の人にとって「おいしさ」が必須条件だからかもしれませんね。いくら体によくっても、おいしくないと続けられませんから。

ここで取り上げているスパイスは、すべて北京のごく普通の家庭で日常的に使われているものです。それぞれに独特の香りや味、効能があり、食材と体調に合わせて使い分けています。なかには花椒のように丸ごとのものと、粉状にすりつぶしたものがありますが、私が料理に使うときは、香りを楽しみたいときはホールのまま、効能を期待したいときはつぶした（粉状の）もの、と用途によって形状を使い分けるようにしています。また、スパイスのもうひとつ優れているところは、スパイスの香りが調味料代わりとなって塩分を減らせるという点です。

いろいろな食材との組み合わせを試してみて、ご自身のお好みの使い方をぜひ見つけてください。

コラム一◆

冬至のワンタン、夏至のジャージャー麺

「冬至餛飩、夏至面」（冬至にはワンタンを食べ、夏至にはジャージャー麺を食べる）とは、北京で昔からいわれている風習を表す諺《ことわざ》です。ワンタンは、日本では「雲呑《ユントゥン》」という漢字のほうがおなじみかもしれません。これは中国でも南のほうの呼び方で、北京をはじめ中国北方地域では「餛《フン》飩《トゥン》」と呼ばれています。その昔、天も地もなく宇宙が一体となっている時代を「混沌《こんとん》」という言葉になぞらえて「餛飩時代」と表現していたとの説がありますが、独特の形で具を包んだワンタンが、おいしいスープとからまって一体化している様は、なんとなく混沌（餛飩）っぽいかも？と思います。ちなみに北京では、あの人の頭のなかはぐちゃぐちゃだね、といいたいときに「餛飩頭子《フントゥントウズ》」なんて冗談でいったりします。私もいわれないように気をつけなくちゃ。

さて、冒頭の言葉に戻りましょう。「冬至餛飩、夏至面」は、いまでも北京で行われている習わしです。日本では冬至にかぼちゃを煮て食べますが、北京ではわざわざ諺にまでしているのはいったいなぜでしょう。

中国の行事食は、年越しに家族の繁栄を願って餃子を食べたり（餃子は昔の中国のお金の形に似ているから）、立春に春餅を食べたり（春を象徴する豆もやしを皮に巻いて食べる）と、季節折々にたくさんあり、それぞれ願いが込められていますが、夏至と冬至は特別です。どちらもその日を境に昼と夜の長さが逆転するため、一年のうち季節の大きな区切りとなります。すなわち体調にも注意が必要となりますから、決まった料理を決まった日に食べることで季節の変わり目という意識を高め、体の準備を始めるきっかけづくりという役割もあるのでしょう。食べ物で体をいたわるという考えが根づいている中国人の知恵のひとつなのかもしれません。

ジャージャー麺

材料（2人分）

中華麺……2玉（200g）

肉味噌（つくりやすい分量）

豚バラ薄切り肉（細かく刻む）……150g
味噌……100g
甜麺醤……大さじ2
水……100㎖
しょうがのみじん切り……1片分
長ねぎのみじん切り……10㎝分
酒……大さじ1

太白ごま油……大さじ3
さやいんげんの塩ゆで……適量

肉味噌をつくっておけば食べたいときにサッとできてツルリ

肉味噌は麺以外に、豆腐や野菜にもよく合います。
トッピングする野菜は好みできゅうりや香味野菜にしても。

つくり方

❶肉味噌をつくる。味噌に甜麺醤を加えて混ぜ、分量の水で溶きのばす。
❷フライパンに太白ごま油を入れて熱し、豚肉を入れてよく炒め、しょうが、長ねぎを加えてさらに炒め、香りが出たら酒を加える。
❸②に①を加えて5〜6分炒めて火を止める。
❹ゆでた麺を器に盛り、③の肉味噌をかけて、斜め薄切りにしたさやいんげんを添える。

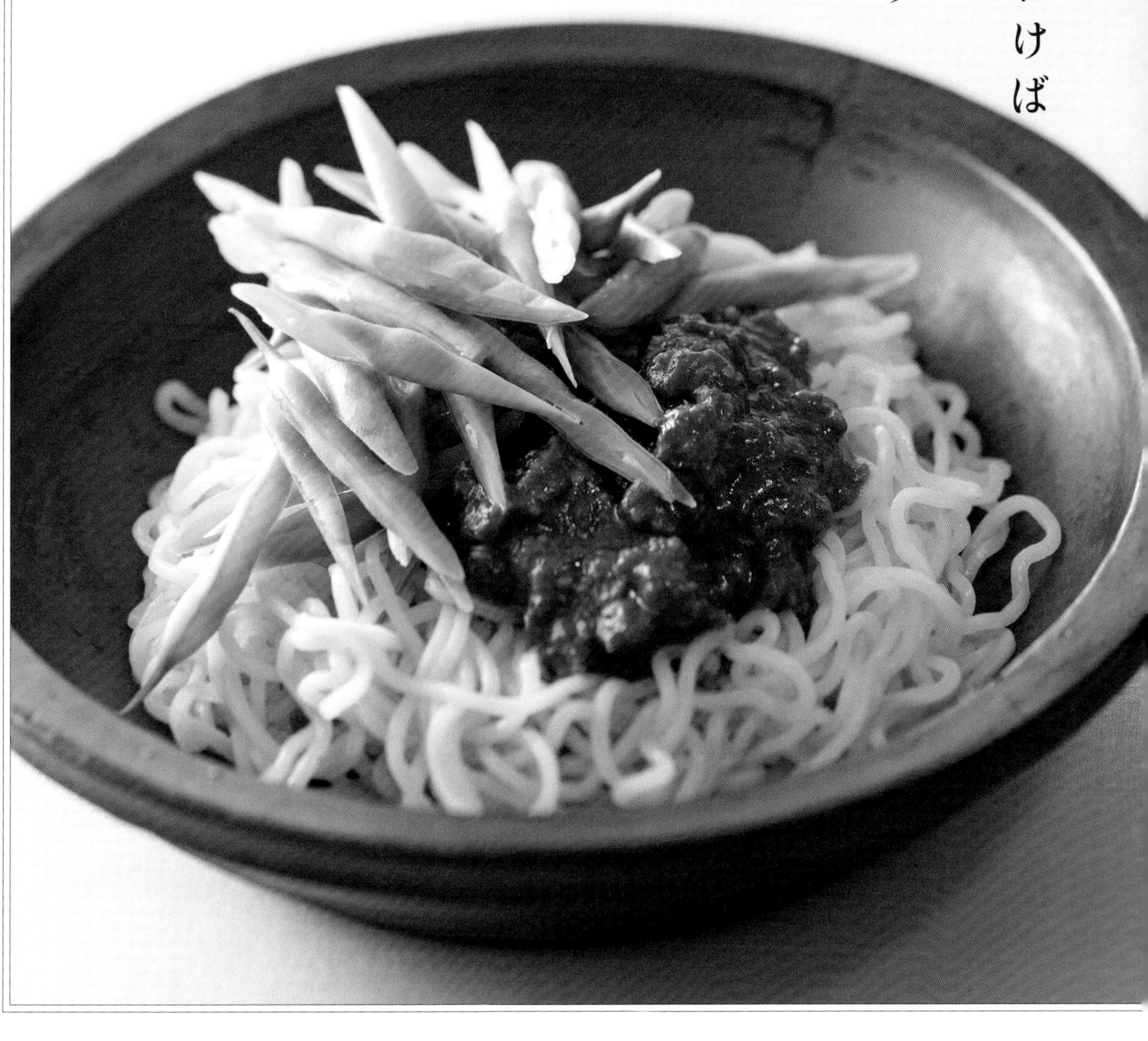

秋

空が高くなると、
秋の到来を感じます。
店先には、秋の実りがずらり。
秋の長雨を過ぎたころには、
爽やかな空気までも調味料代わり!?
何を食べてもおいしく
感じられますね。
でも、油断は禁物。
夏の暑さで、実は体はだいぶ疲れています。
さらに、朝晩の寒暖差や
乾燥が始まると、バランスも崩しがち。
冬に備えて、秋の養生を
しっかりと行いましょう。

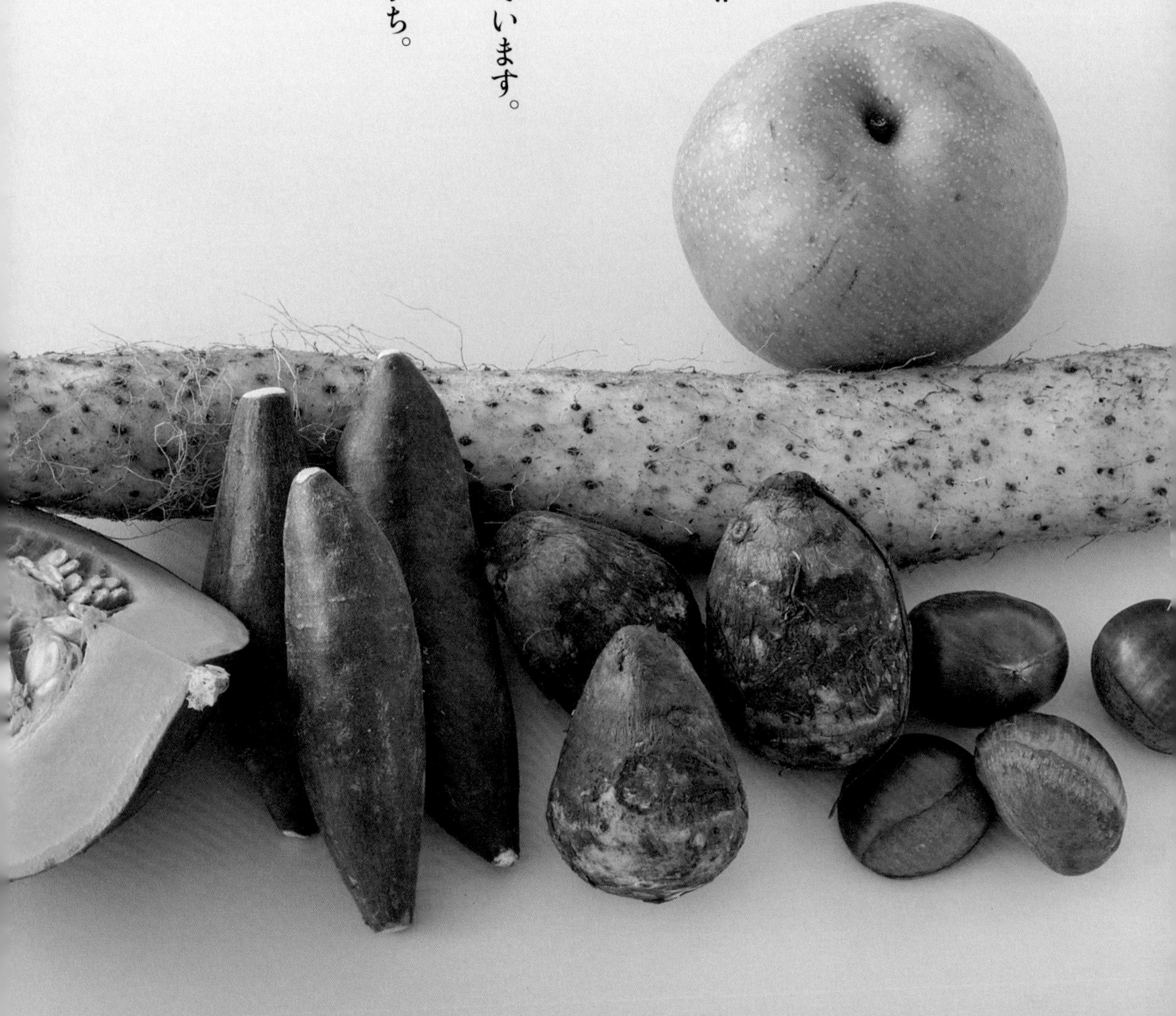

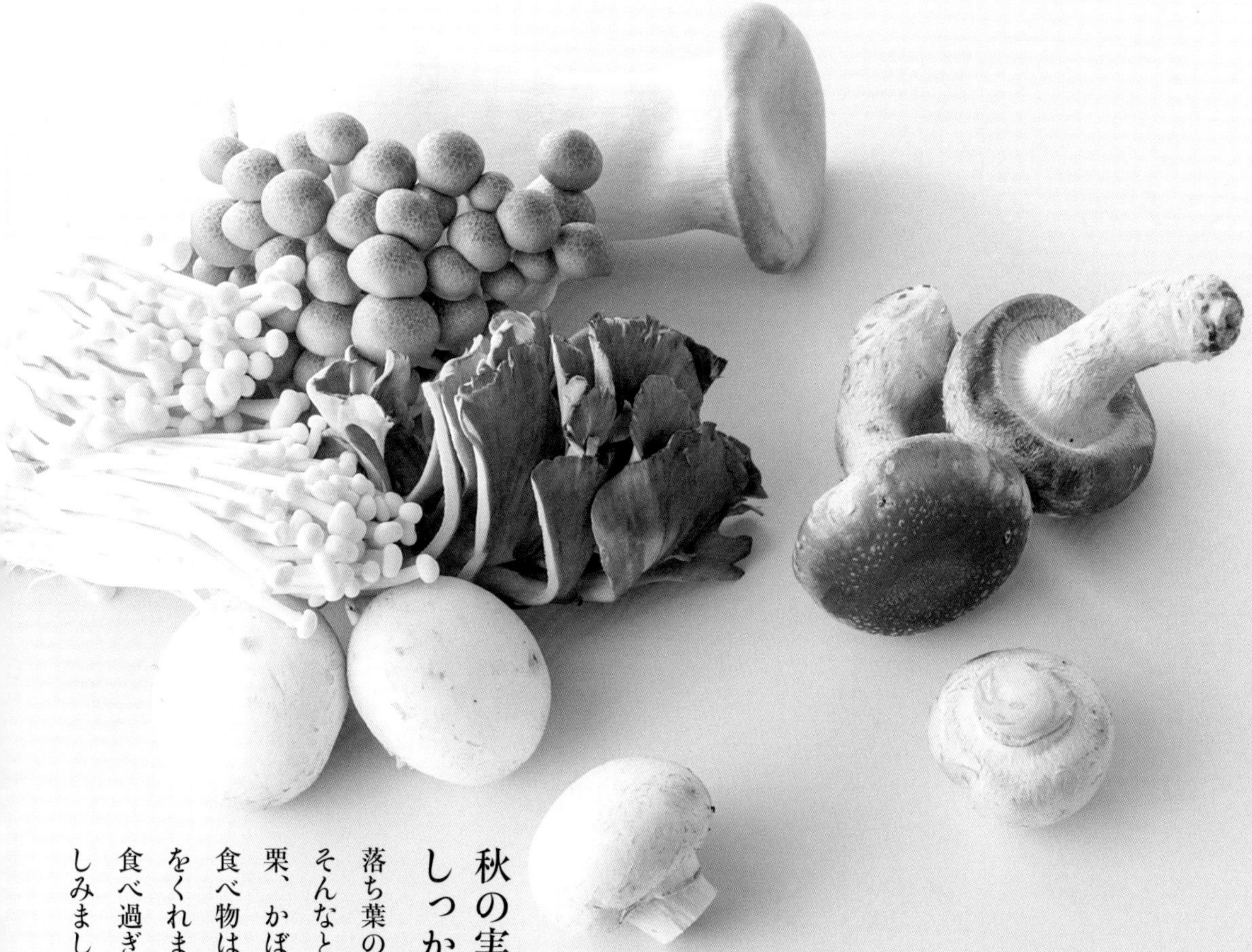

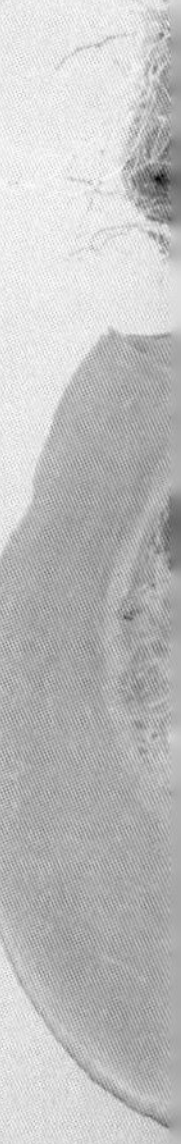

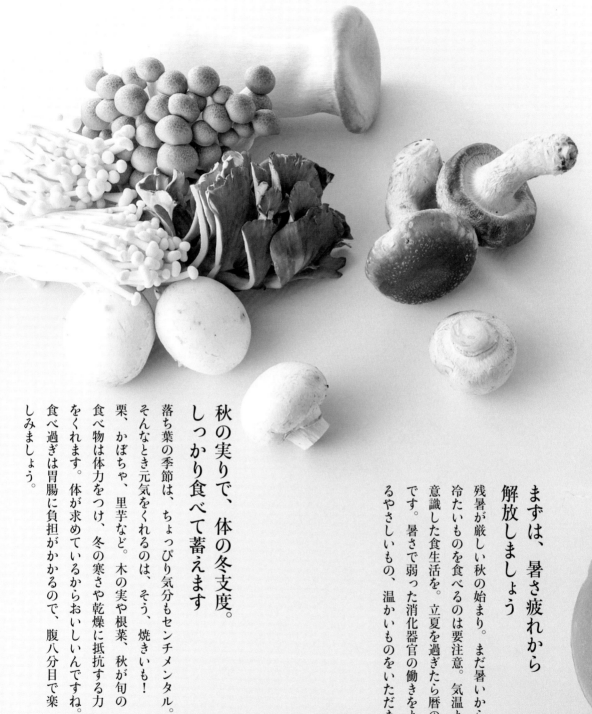

まずは、暑さ疲れから解放しましょう

残暑が厳しい秋の始まり。まだ暑いからといって、冷たいものを食べるのは要注意。気温よりも、暦を意識した食生活を。立夏を過ぎたら暦のうえでは秋です。暑さで弱った消化器官の働きをよくしてくれるやさしいもの、温かいものをいただきましょう。

秋の実りで、体の冬支度。しっかり食べて蓄えます

落ち葉の季節は、ちょっぴり気分もセンチメンタル。そんなとき元気をくれるのは、そう、焼きいも！　栗、かぼちゃ、里芋など。木の実や根菜、秋が旬の食べ物は体力をつけ、冬の寒さや乾燥に抵抗する力をくれます。体が求めているからおいしいんですね。食べ過ぎは胃腸に負担がかかるので、腹八分目で楽しみましょう。

夏の疲れをとって、体を休ませる

徐々に涼しくなってくるといよいよ食欲の秋の始まり、とうれしくなりますね。でも、私たちの体は夏の疲れで食欲の秋を堪能できる準備ができていません。

まずは疲れをリセットする準備ができていません。

きのこは、ビタミンが豊富で栄養たっぷりなのにカロリーはとても低く体に負担をかけません。食物繊維が腸を整え、疲れを排出してくれます。

きのこの炒めもの

材料（2人分）

エリンギ……2本
生しいたけ……6個
黒酢……大さじ1
しょうゆ……大さじ½
こしょう……少々
太白ごま油……大さじ1

つくり方

❶エリンギはひと口大の乱切りにし、しいたけは軸を除いて半分に切る。
❷フライパンに太白ごま油を入れて熱し、①を入れて油をなじませたら、弱火にしてじっくり火をとおす。黒酢、しょうゆ、こしょうで調味し、強火にしてからめる。

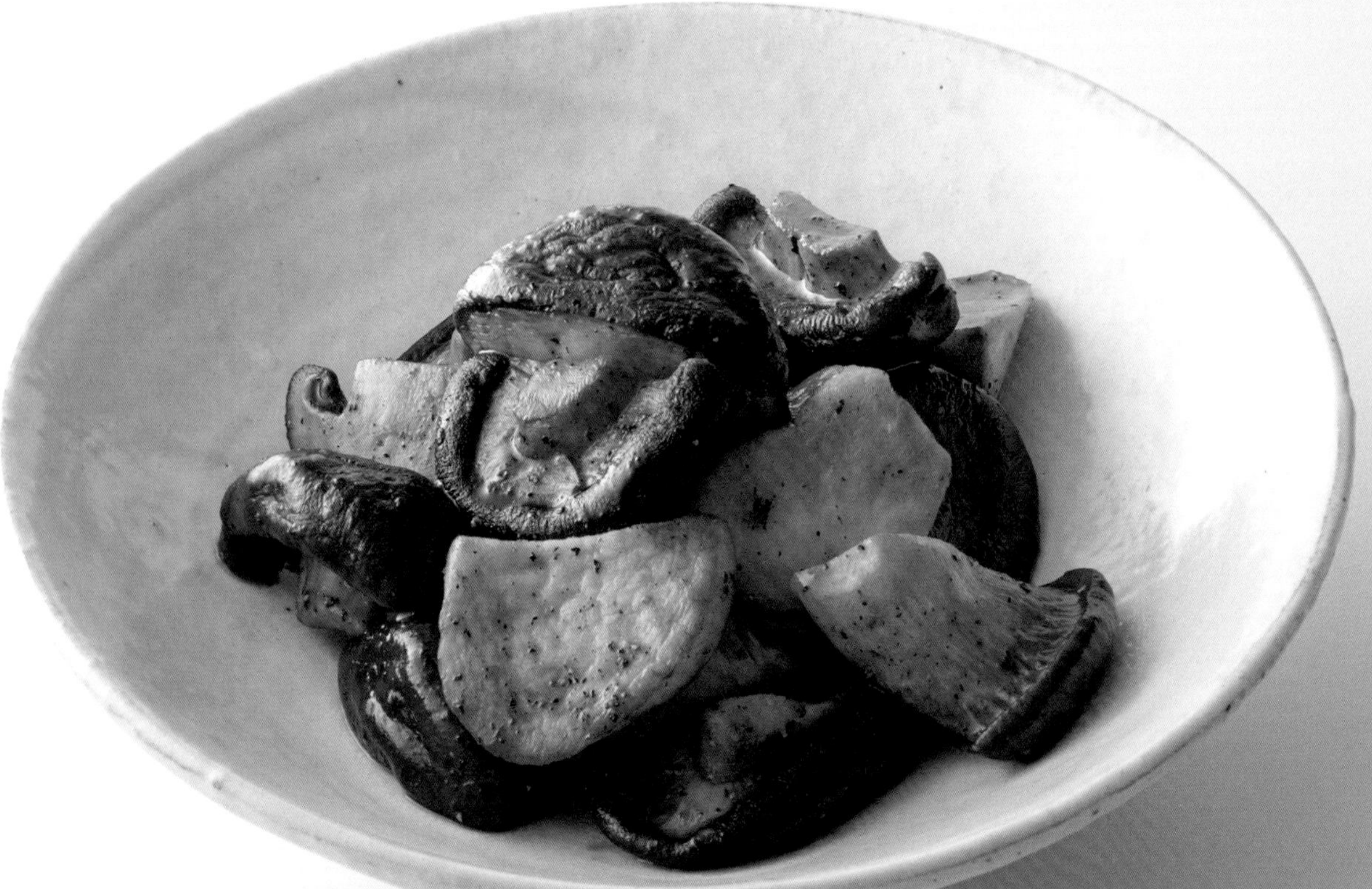

黒酢とこしょうを効かせた疲労回復スープ

腸を整えるきのこ、疲労回復によい黒酢、体を温めるこしょう。
飲めば飲むほど元気になるスープです。

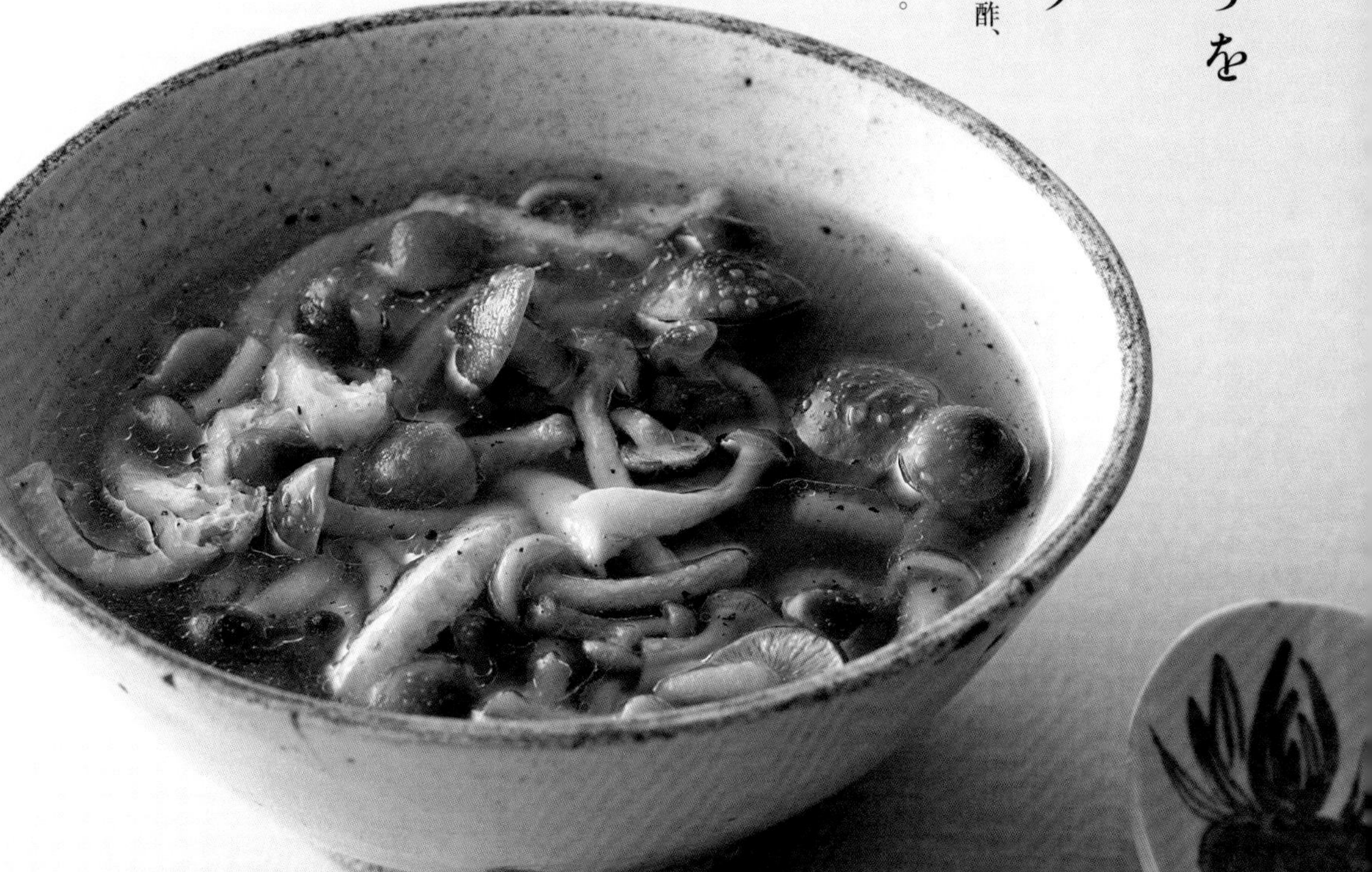

きのこの酸辣湯《サンラータン》

材料（2人分）

しめじ……1パック
なめこ……1袋
油揚げ……1枚
水……3カップ
黒酢……大さじ2
しょうゆ……大さじ1
こしょう……小さじ¼
ごま油……大さじ½

つくり方

❶しめじとなめこは石づきを除く。油揚げはせん切りにする。
❷鍋に油揚げ、水を入れて火にかけ、煮立ったら弱火にして蓋をして5分煮る。しめじ、なめこを入れてさらに5分煮て、黒酢、しょうゆ、こしょう、ごま油で調味する。

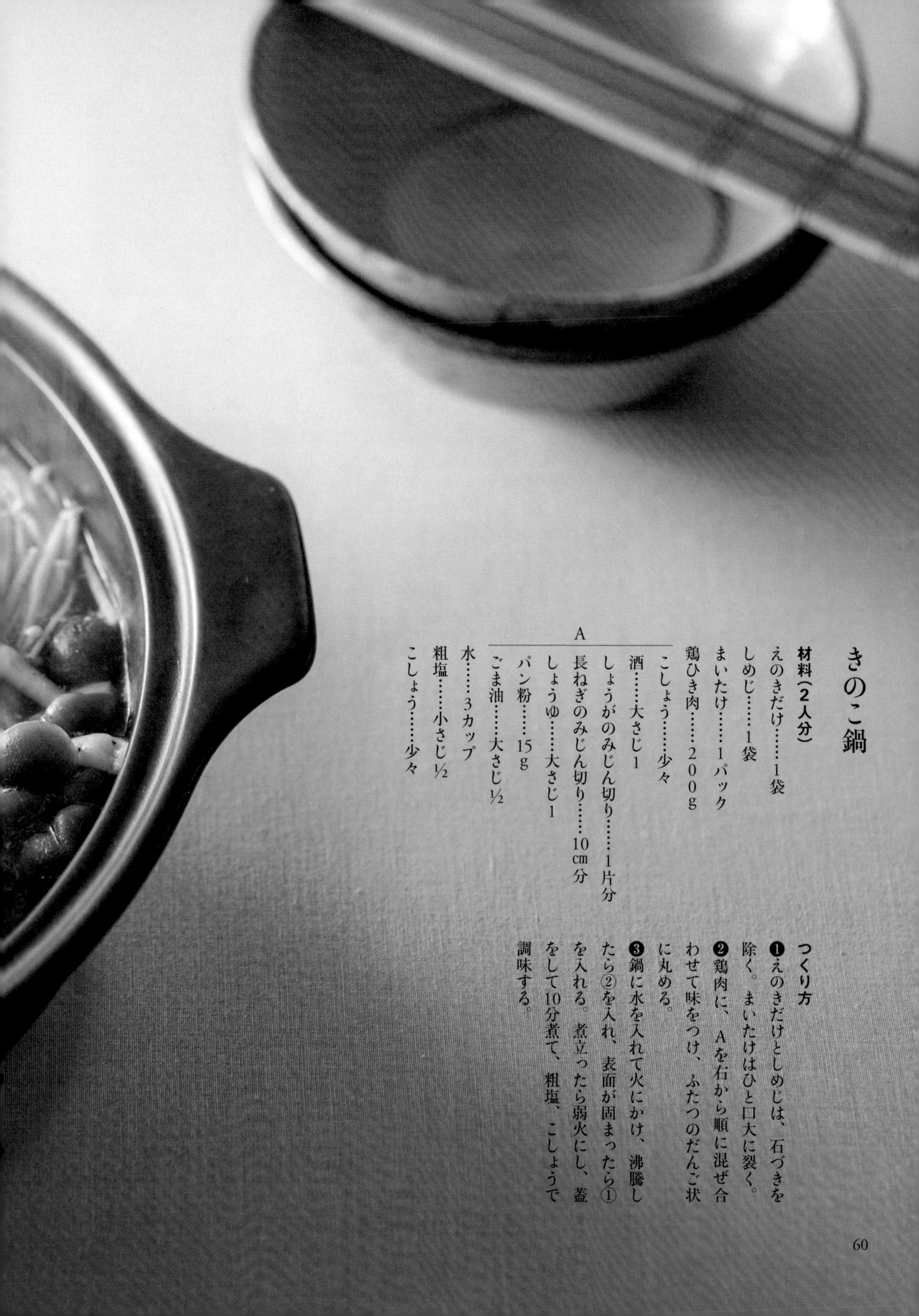

きのこ鍋

材料（2人分）

えのきだけ……1袋
しめじ……1袋
まいたけ……1パック
鶏ひき肉……200g

A
こしょう……少々
酒……大さじ1
しょうがのみじん切り……1片分
長ねぎのみじん切り……10㎝分
しょうゆ……大さじ1
パン粉……15g
ごま油……大さじ½

水……3カップ
粗塩……小さじ½
こしょう……少々

つくり方

❶えのきだけとしめじは、石づきを除く。まいたけはひと口大に裂く。
❷鶏肉に、Aを右から順に混ぜ合わせて味をつけ、ふたつのだんご状に丸める。
❸鍋に水を入れて火にかけ、沸騰したら②を入れ、表面が固まったら①を入れる。煮立ったら弱火にし、蓋をして10分煮て、粗塩、こしょうで調味する。

体にやさしく 滋養たっぷりの 別名リセット鍋

きのこなら何でもいいけど、
免疫力アップによいまいたけと、
食感のよいえのきだけはぜひ入れて。

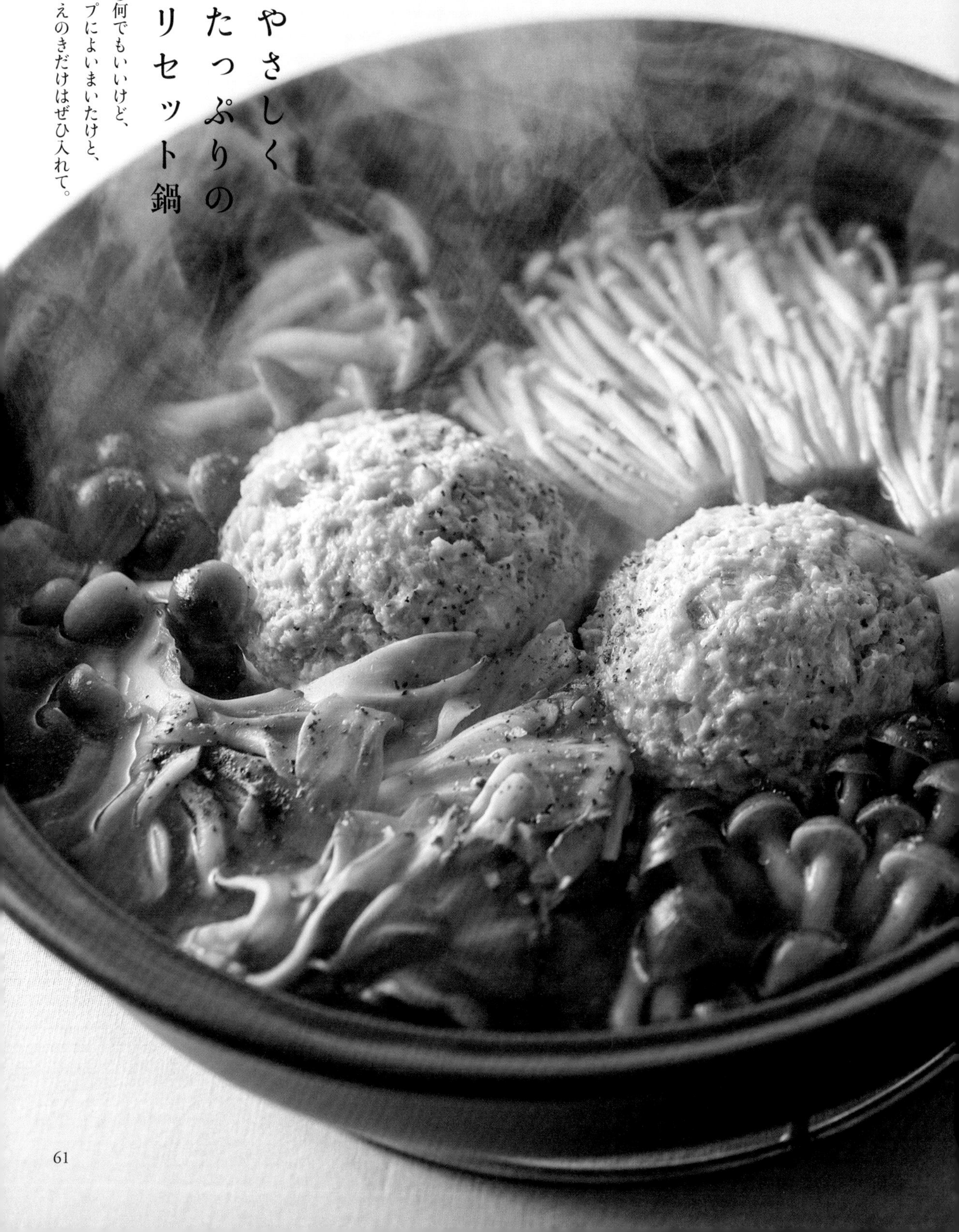

濃いめの味つけとにんにくの風味が食欲をそそります。

じゃこから出るだしが、ごぼうとにんじんをおいしくしてくれます。老廃物を排出するごぼうと、食物を消化させるにんじんで、体すっきり。

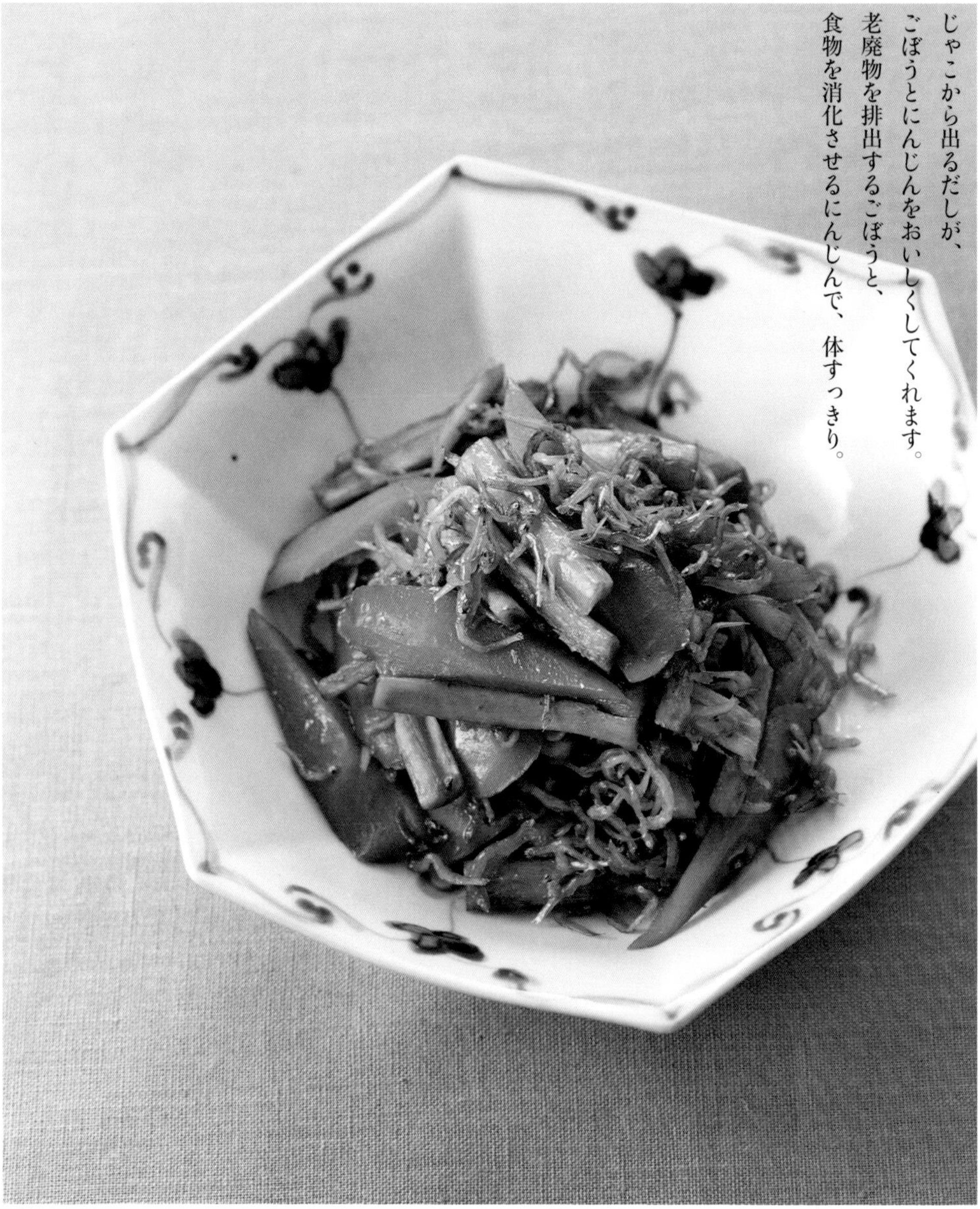

ごぼうとにんじんのじゃこ炒め

材料（2人分）

ごぼう……1本（150g）
にんじん……1本（100g）
ちりめんじゃこ……30g
太白ごま油……大さじ2
酒……大さじ2
しょうゆ……大さじ1～2
（ちりめんじゃこの塩分で調整する）
にんにく（叩きつぶす）……1片

つくり方

❶ごぼうは皮を薄くこそげとり、包丁の腹で叩きつぶし3～4cmの長さに切る。
❷にんじんは皮を除いて3～4cmの長さに乱切りにする。
❸炒め鍋に太白ごま油とごぼう、にんじんを入れて火にかけ、しっかりと炒める。
❹ちりめんじゃこを加えて炒め合わせ、酒を入れてさらに炒め、野菜がしんなりしたら、しょうゆ、にんにくを入れて香りつけて火を止める。

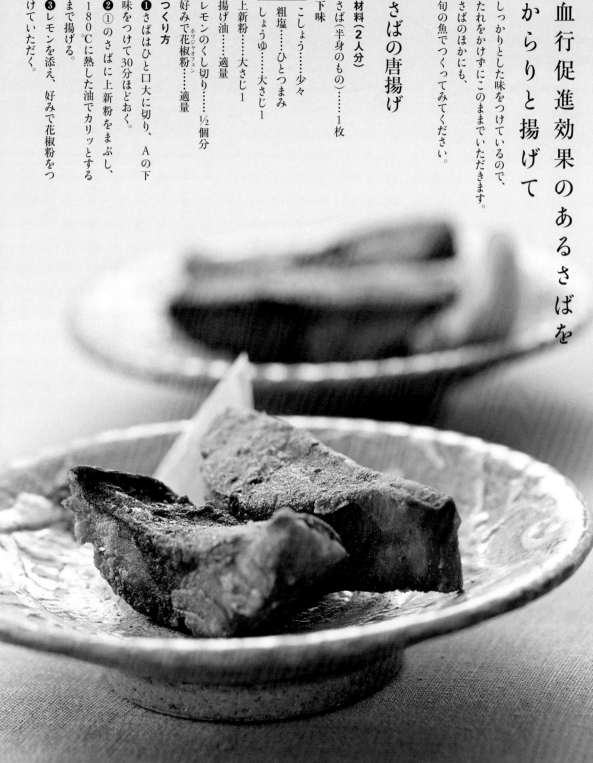

血行促進効果のあるさばを からりと揚げて

しっかりとした味をつけているので、
たれをかけずにこのままでいただきます。
さばのほかにも、
旬の魚でつくってみてください。

さばの唐揚げ

材料（2人分）

さば（半身のもの）……1枚

下味

A
- こしょう……少々
- 粗塩……ひとつまみ
- しょうゆ……大さじ1

上新粉……大さじ1

揚げ油……適量

レモンのくし切り……½個分

好みで花椒粉《ホワジャオフェン》……適量

つくり方

❶さばはひと口大に切り、Aの下味をつけて30分ほどおく。

❷①のさばに上新粉をまぶし、180℃に熱した油でカリッとするまで揚げる。

❸レモンを添え、好みで花椒粉をつけていただく。

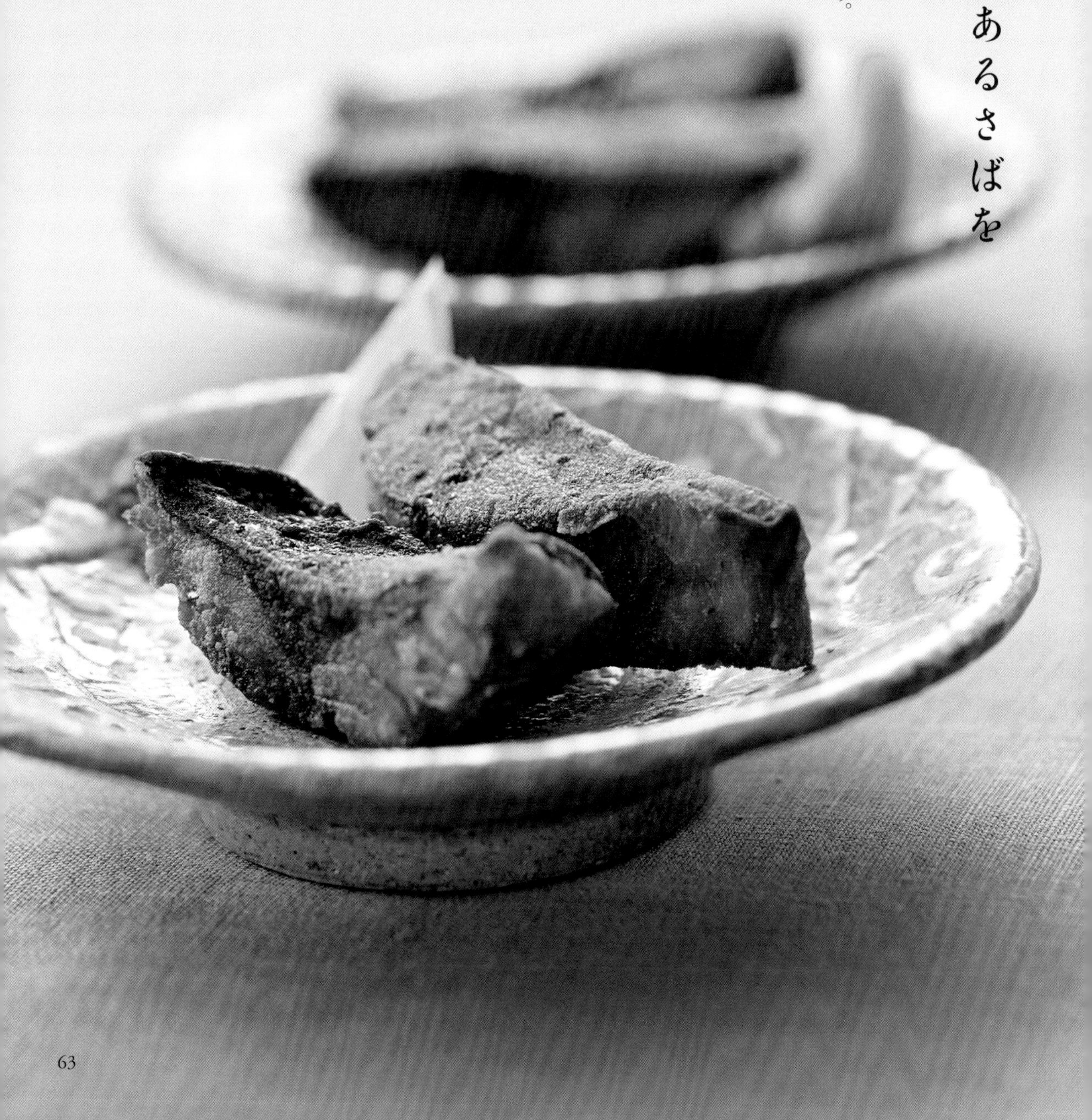

体の乾燥を潤し、胃腸機能を高める

秋が深まると、空気が乾燥してきます。
体の乾燥は、秋の風邪につながります。
食べ物で体を内側から潤し、
胃腸の働きを高めて、
冬の寒さに備えましょう。
ここで紹介するあえもの2品は、
秋の乾燥対策にぴったり。
消化によく、
乾きを解消してくれる梨、
ビタミンCが豊富な、
かぶと柿、気管を潤し
滋養効果の高い白きくらげ。
女性のエイジングケアにも
ぴったりなあえものです。

かぶと梨のあえもの

材料（2人分）

かぶ……2個
梨……½個
粗塩……小さじ⅕
こしょう……少々
ごま油……小さじ1

つくり方

かぶは皮を除いて、1cm幅のくし形切りにする。梨は、皮と芯を除いて1cm幅の薄切りにする。粗塩、こしょう、ごま油で調味する。

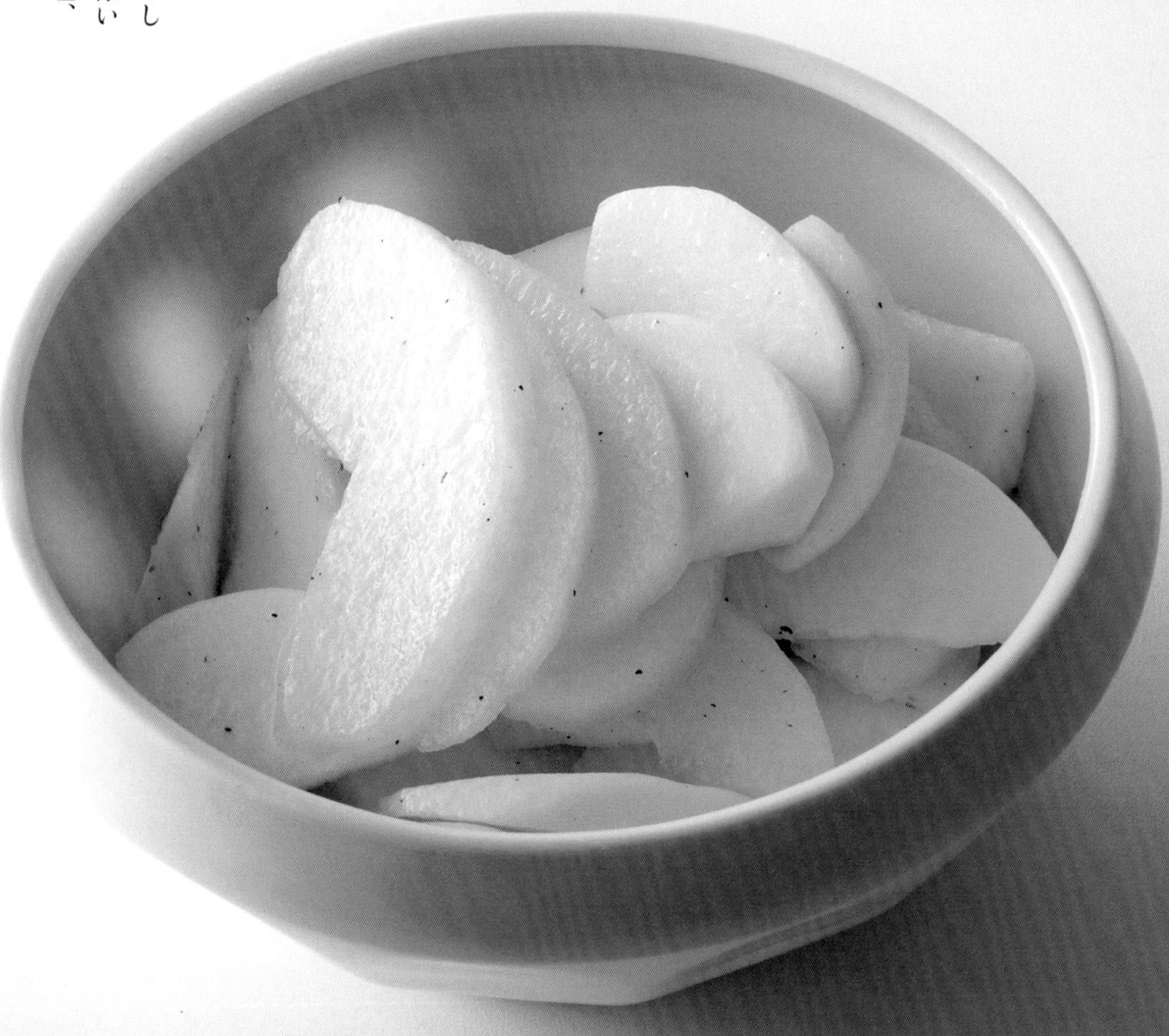

見て美しく、食べて美しく

ビタミンCが多い柿は美肌効果抜群。
あえものに選ぶときは、
ややかためのものを。花椒のアクセントで、
柿の甘さがさっぱりします。

柿と白きくらげのあえもの

材料（2人分）

柿（種なし）……1個
白きくらげ（乾燥）……5g
粗塩……小さじ1/5
花椒《ホワジャオ》……10粒
太白ごま油……大さじ1

つくり方

❶白きくらげは1時間ほど水につけてもどし、石づきをとって洗い、食べやすく切り、さっとゆでて水けをきる。柿は皮を除き、1㎝幅のくし形に切る。
❷①を合わせて粗塩で調味する。
❸フライパンに太白ごま油と花椒を入れて火にかけ、香りが出たら、②にかけてあえる。

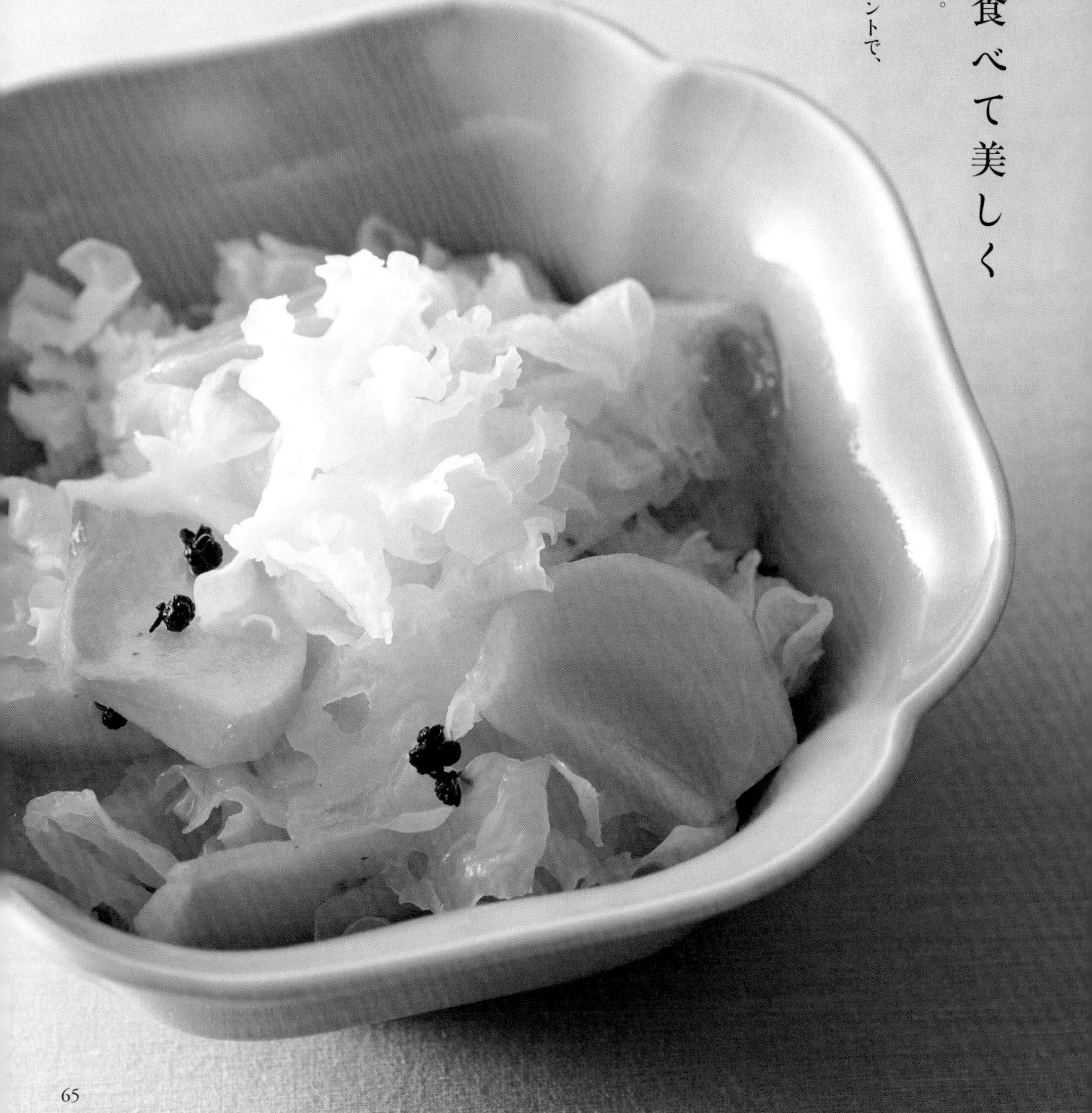

黒ごままぶしで老化防止パワーを

ビタミンEが豊富なかぼちゃと黒ごまを合わせれば、老化防止に不敵の秘薬!? かぼちゃのもつ水分を生かして蒸し煮にすれば、自然の甘さが際立ちます。

かぼちゃのごままぶし

材料（2人分）

かぼちゃ……¼個
黒すりごま……大さじ2
酒……大さじ3
粗塩……小さじ¼
太白ごま油……大さじ½

つくり方

❶かぼちゃは皮と種を除いてひと口大に切る。
❷フライパンに太白ごま油と①を入れて熱し、油がなじむように炒める。酒をふり、弱火にして蓋をし、7～8分蒸し煮にする。ごまをまぶしてからめ、粗塩で調味する。

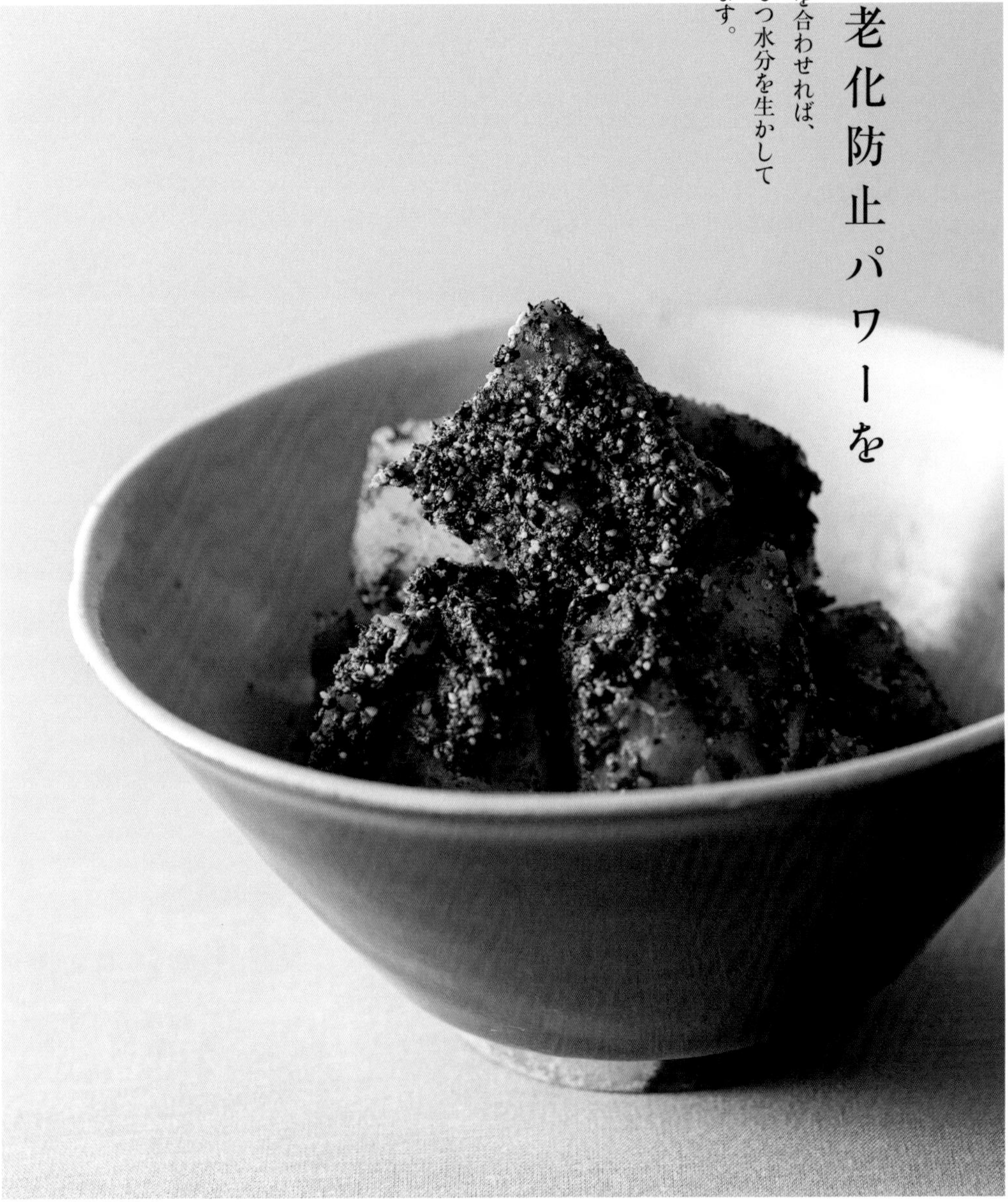

シンプルで飽きがこない煮ものです。八角の甘い香りで風味を足して

低カロリーで、胃腸を丈夫にしてくれる里いも。塩味で豚肉とシンプルに煮てやさしい味わいに。

里いもと豚肉の煮もの

材料（2人分）

里いも……中4個
豚とんかつ用肉……2枚
八角……1個
酒、水……各½カップ
粗塩……小さじ⅓
ごま油……小さじ1

つくり方

❶里いもは皮を除き、大きければ半分に切る。豚肉はひと口大に切る。
❷鍋に①と八角、酒、水を入れて火にかける。煮立ったら弱火にし、蓋をして20分煮て、粗塩、ごま油で調味する。

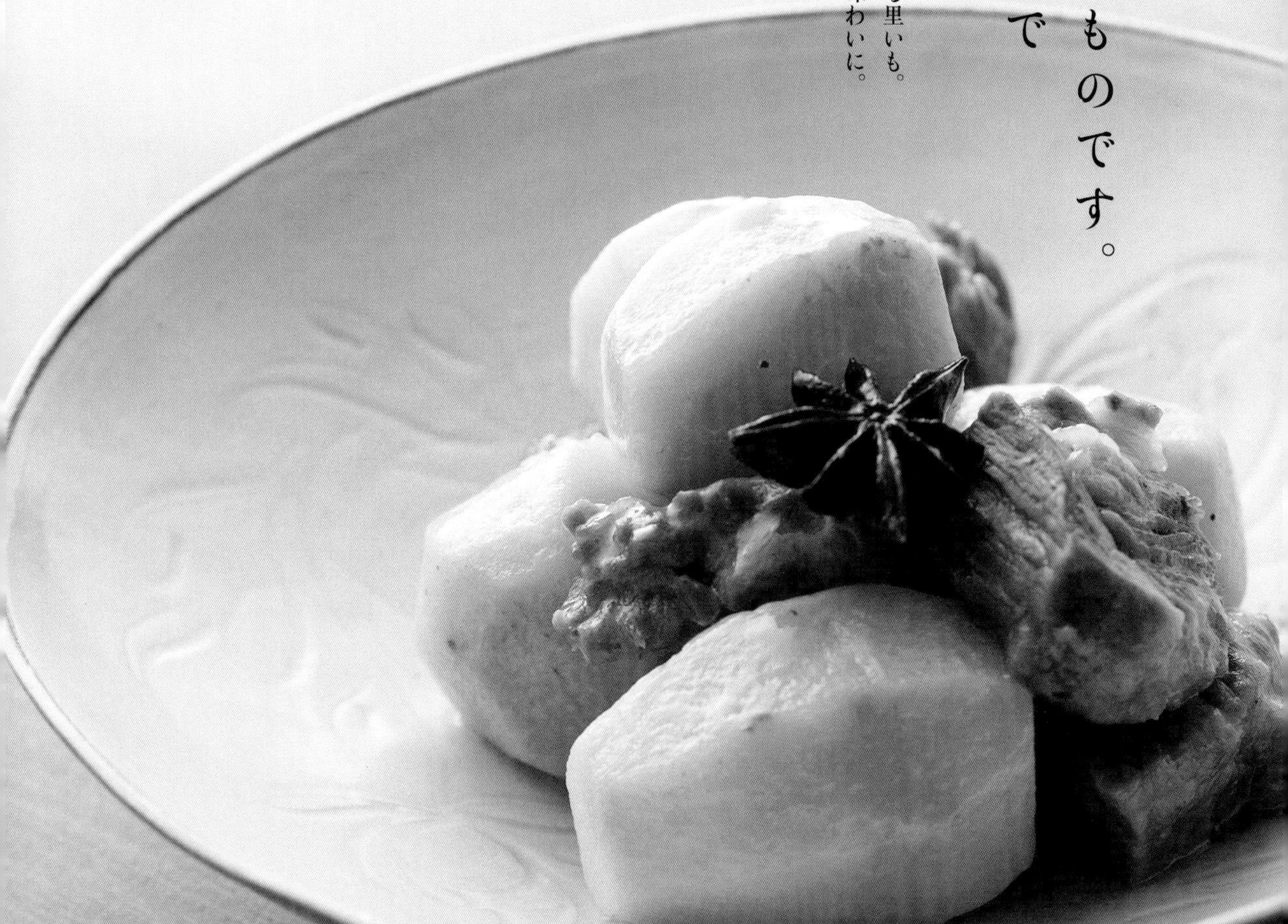

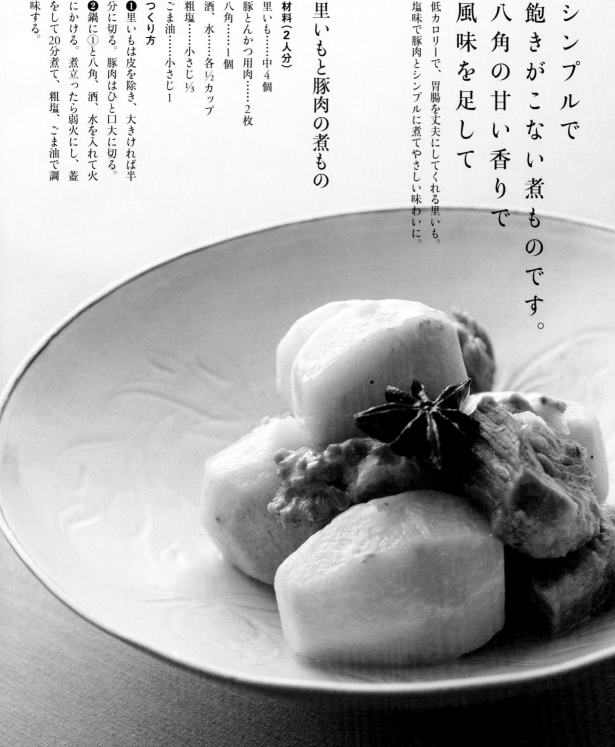

鶏肉のうま味をたっぷり吸った栗がおいしい！

この煮ものには、秋が深まったころの甘味が増した栗をぜひ使って。栗は、血行をよくし胃腸を丈夫にしてくれる働きがあるといわれています。

生栗と鶏肉の煮もの

材料（2人分）

鶏もも肉……1枚
生栗（むき栗）……200g
しょうがの薄切り……1片分
長ねぎのぶつ切り……10㎝分
酒……½カップ
水……½カップ
しょうゆ……大さじ2
はちみつ……大さじ1

つくり方

❶鶏肉を大きめのひと口大に切る。
❷鍋に①、栗、しょうが、ねぎ、酒を入れて火にかけ、煮立ったら弱火にして水を加える。再び煮立ったら蓋をし、5分煮る。しょうゆ、はちみつを入れて、さらに15分煮る。

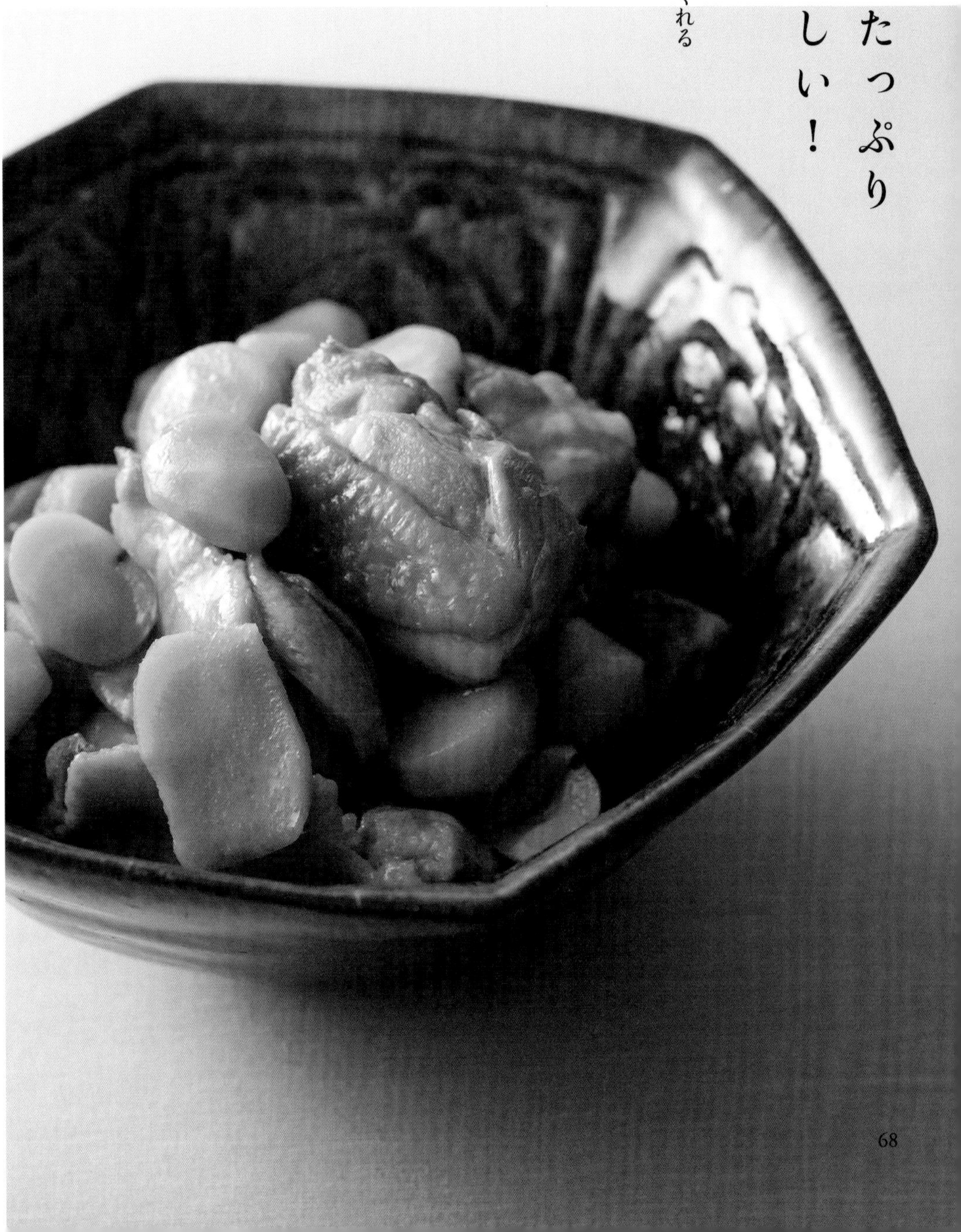

きびを加えて、栄養と食べごたえをプラス

栗の甘味と干しえびの程よい塩分で、それだけでもおいしいごはんです。きびを交ぜるとさらにコクと歯ごたえが出て満足度アップ。

甘栗の炊き込みごはん

材料(2人分)

むき甘栗……100g
干しえび……20g
米……1と½合
きび……½合
酒大さじ2＋水……合わせて2合分
粗塩……小さじ¼
こしょう……少々
ごま油……小さじ1

つくり方

❶干しえびは水に1時間ほどつけてもどす。
❷米、きびを洗い、水けをきる。
❸炊飯器に、①、②、甘栗と酒と水を入れて普通に炊く。仕上げに粗塩、こしょう、ごま油で調味する。

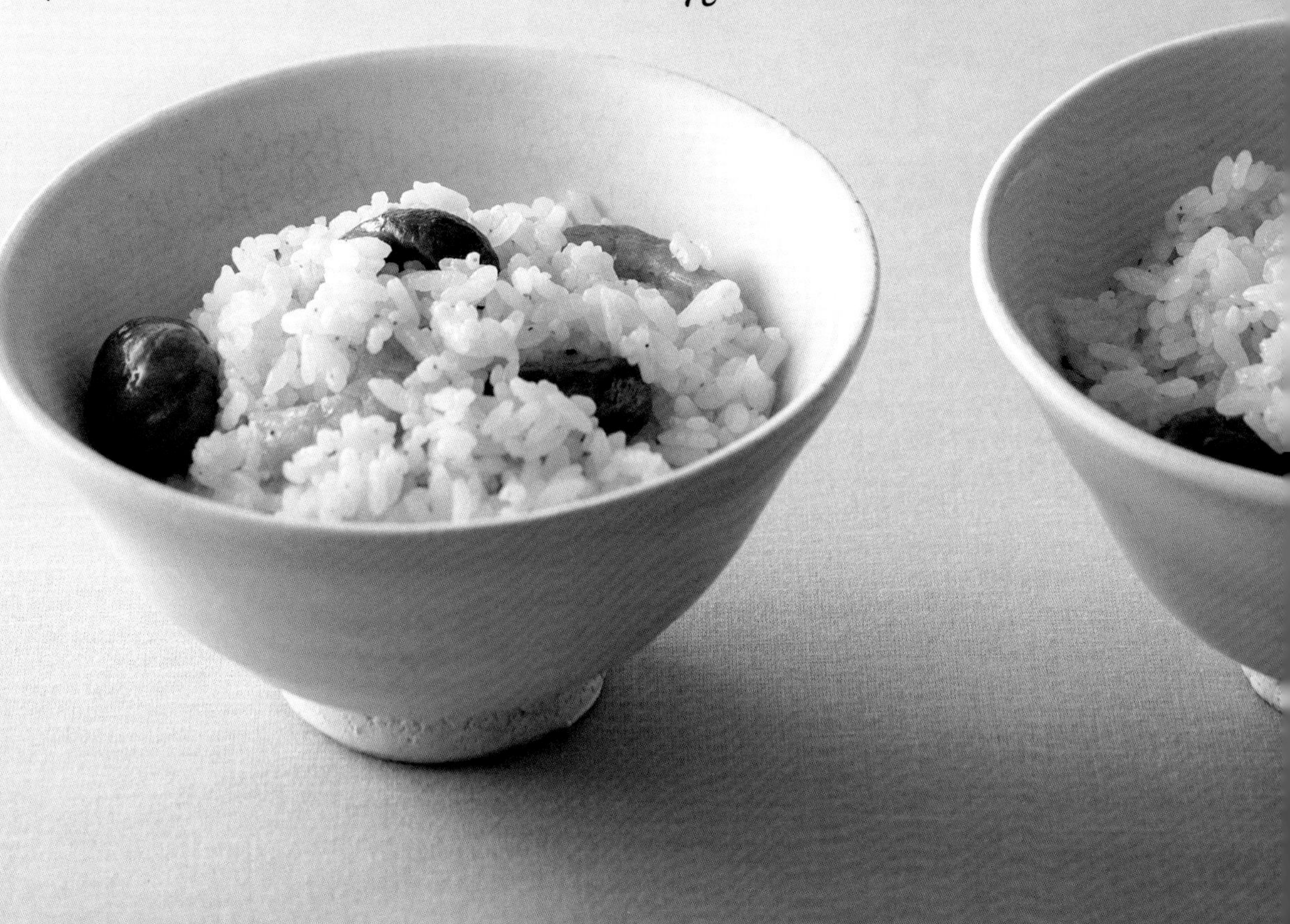

陳皮のさわやかな
香りをまとった
ふわふわの白身魚

白身魚のやさしい味わいに、陳皮の風味がよく合います。陳皮の香りの成分にはリラックス効果もあるので、香りごと楽しんで。

白身魚の陳皮蒸し

材料（2人分）

白身魚の切り身……2切れ

下味

- 酒……大さじ2
- 粗塩……小さじ½
- 陳皮粉（＊）……大さじ½
- 上新粉……大さじ1

好みで柚子こしょう……適量

つくり方

❶白身魚は水けをよく拭き取り、下味をつける。

❷クッキングシートを敷いた蒸し器に入れて、8分蒸す。

❸器に盛り、陳皮粉（分量外・適量）を振りかけ、好みで柚子こしょうをつけていただく。

＊陳皮粉は無農薬みかんの皮をカラカラになるまで干して、ブレンダーなどで粉状にしたもの。

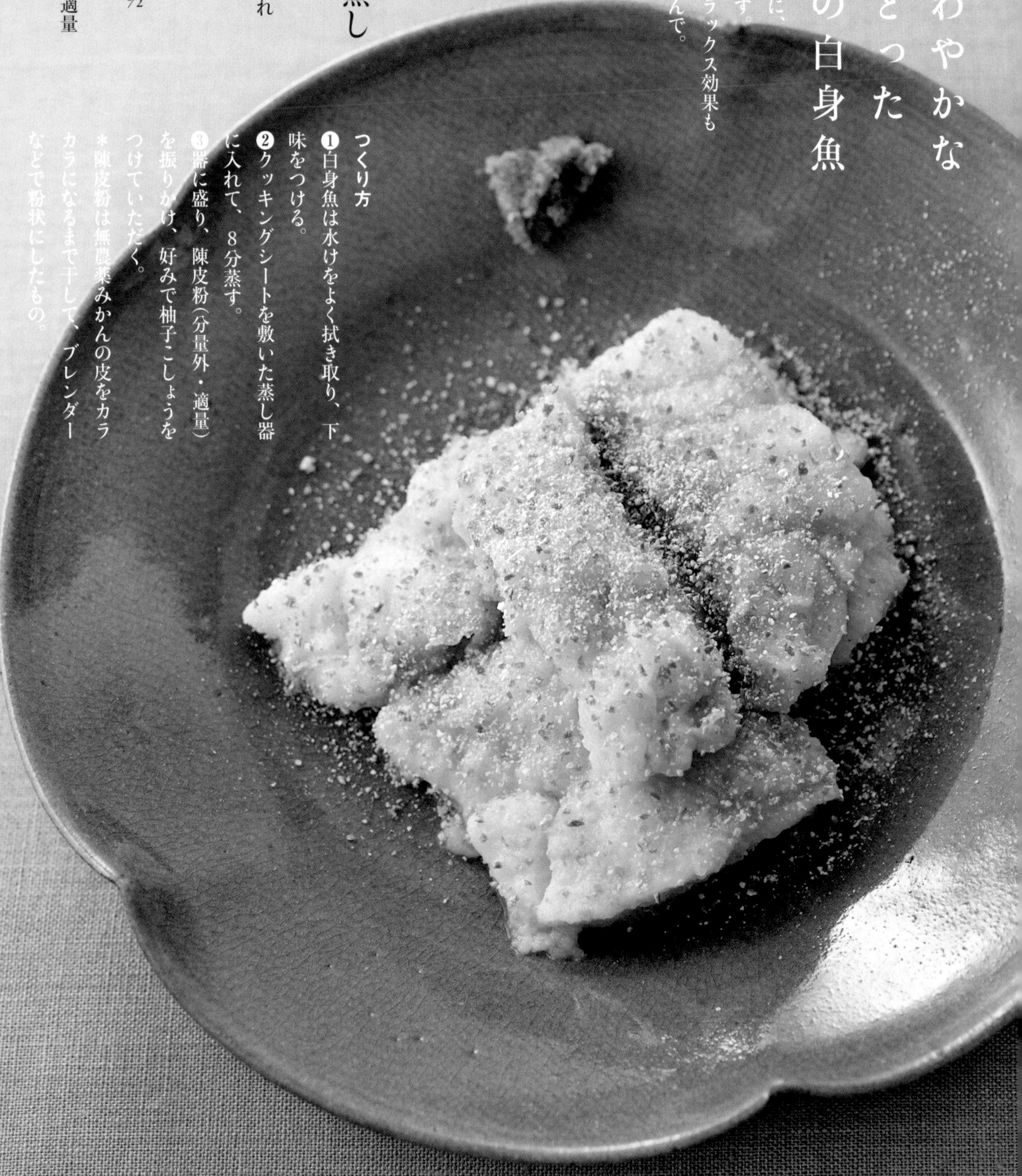

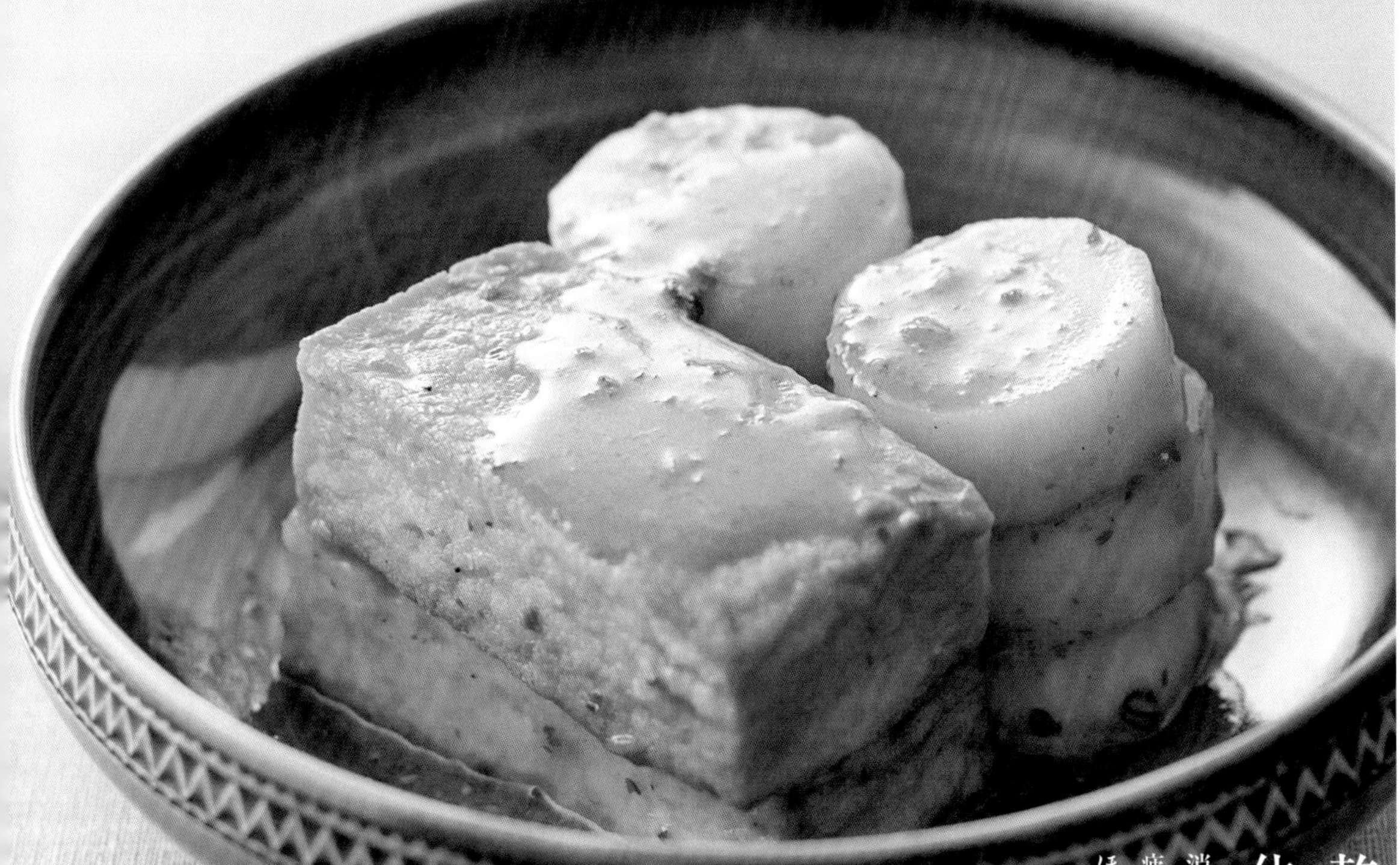

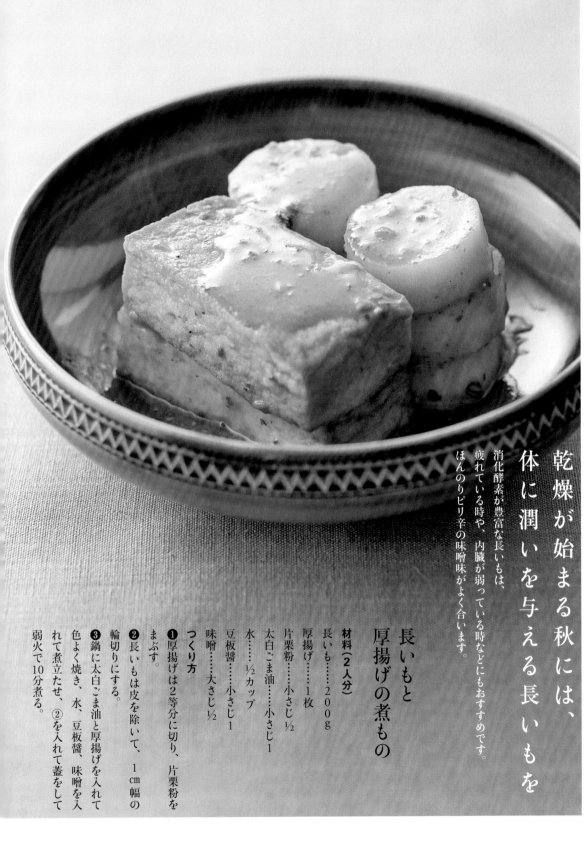

乾燥が始まる秋には、体に潤いを与える長いもを

消化酵素が豊富な長いもは、疲れている時や、内臓が弱っている時などにもおすすめです。ほんのりピリ辛の味噌味がよく合います。

長いもと厚揚げの煮もの

材料（2人分）

長いも……200g
厚揚げ……1枚
片栗粉……小さじ½
太白ごま油……小さじ1
水……½カップ
豆板醤……小さじ1
味噌……大さじ½

つくり方

❶厚揚げは2等分に切り、片栗粉をまぶす。
❷長いもは皮を除いて、1cm幅の輪切りにする。
❸鍋に太白ごま油と厚揚げを入れて色よく焼き、水、豆板醤、味噌を入れて煮立たせ、②を入れて蓋をして弱火で10分煮る。

中国茶で体をいたわる

中国では、お茶は飲むだけではなく
お粥、炒めもの、煮もの、蒸しものなど
料理にもよく使われています。
お茶の豊かな香りと風味で、
料理の味に奥行きと幅が広がるのです。
ここでは代表的な茶菜（＝茶葉料理）を
家庭でつくりやすくご紹介。
どの料理も茶葉ごと食べて風味を楽しんで。
ウーロン茶の焼きいもは、
落ち葉の代わりに
茶葉を使うイメージです。

ウーロン茶焼きいも

材料（2人分）

さつまいも……中2本（または小4本）
ウーロン茶の茶葉……大さじ1

つくり方

❶ウーロン茶の茶葉を入れた容器に熱湯200㎖（分量外）を入れて蓋をし、5分おく。

❷アルミホイルにさつまいも、水けをきった①の茶葉を入れて包み、180℃に温めたオーブンで40分焼く。

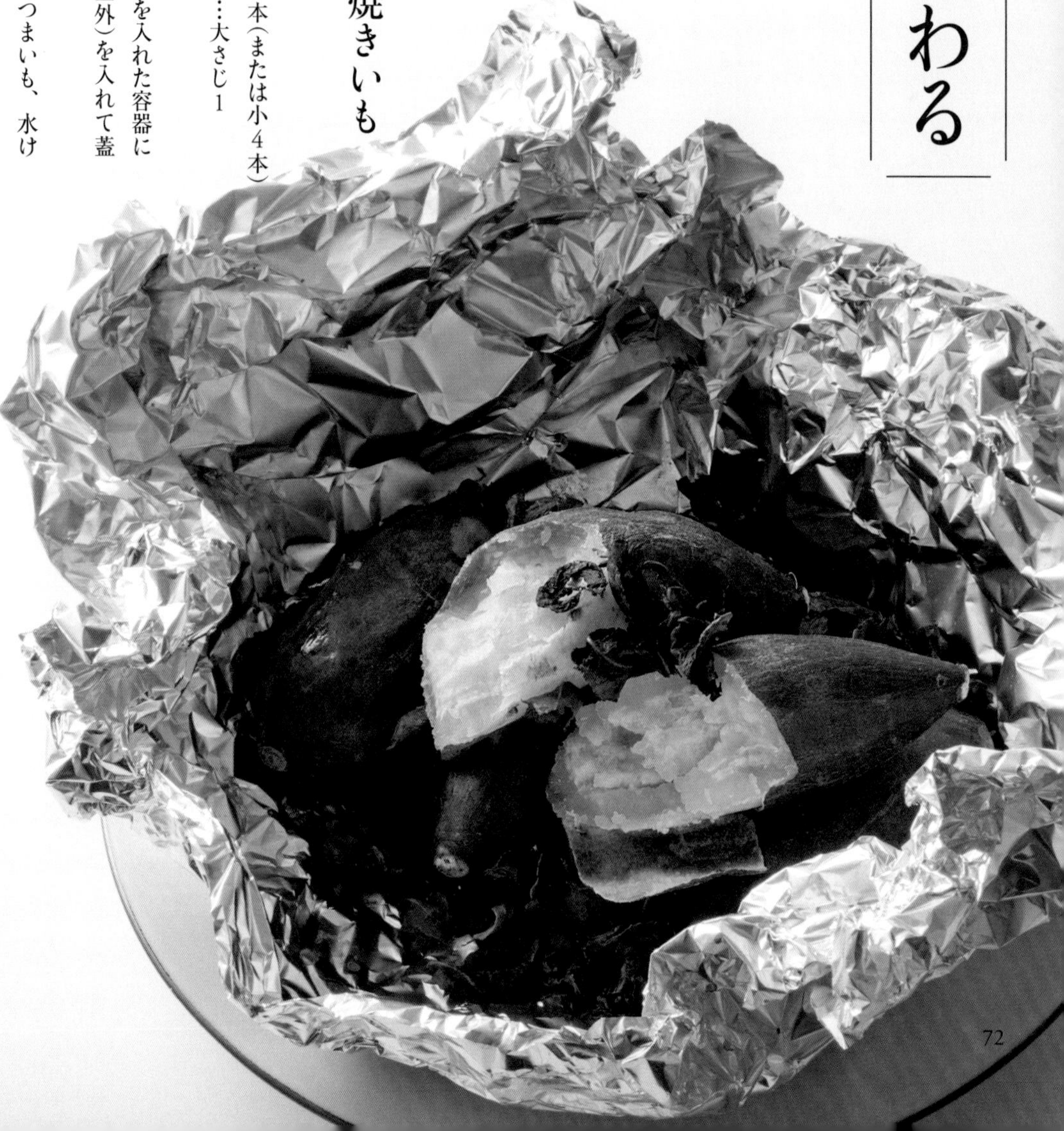

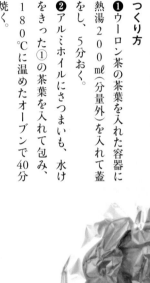

たくさん食べた
あとの締めに。
すっきりとするお粥です

緑茶にジャスミンの花の香りを
移したジャスミン茶。
香りが飛ばないように茶葉は最後に。
あれば花茶も合わせると
見た目も美しく仕上がります。

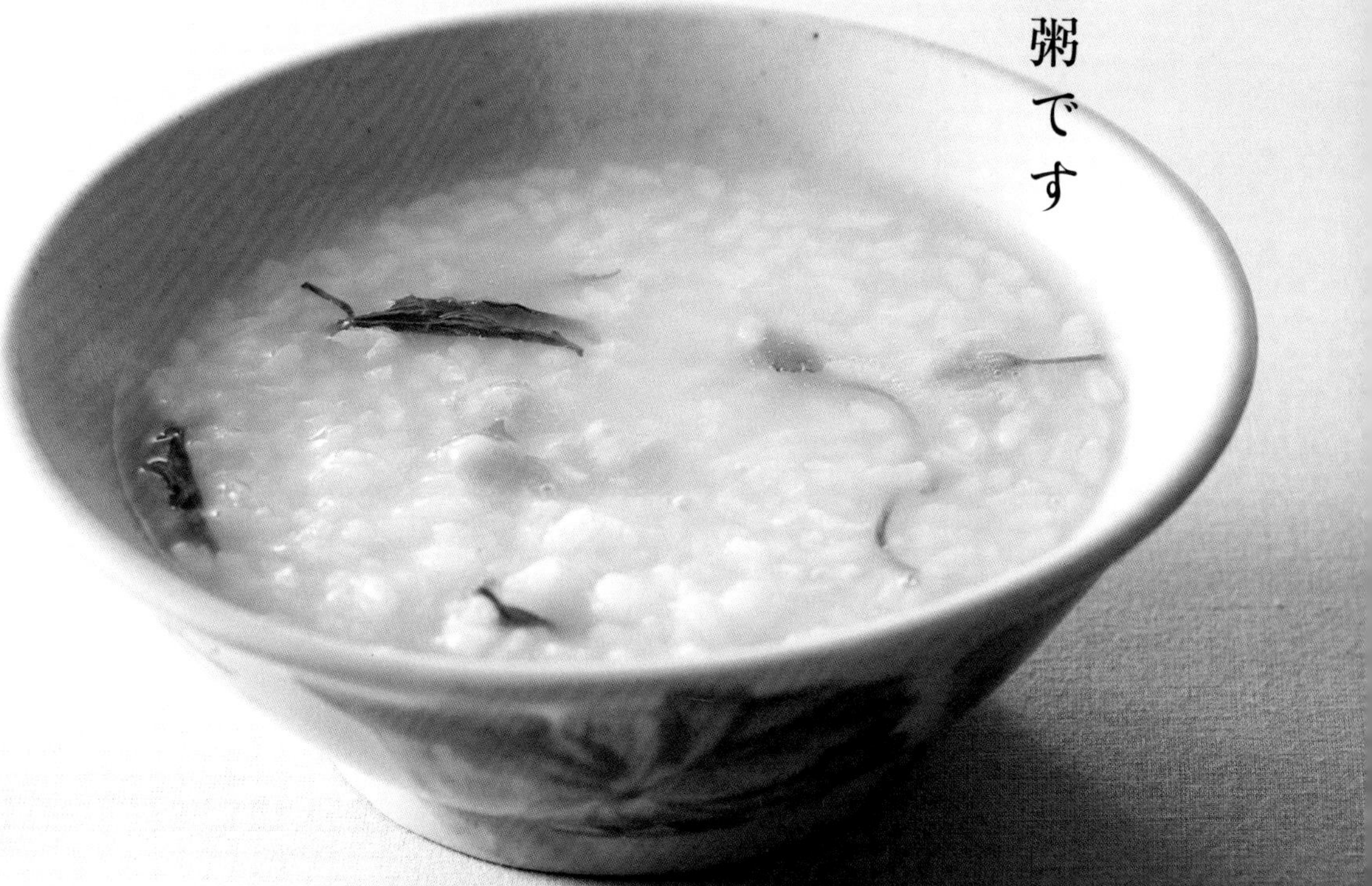

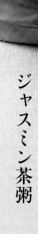

ジャスミン茶粥

材料(2人分)

米……$2/3$合

ジャスミン茶の茶葉……大さじ$1/2$

水……4合

つくり方

❶米は洗って水けをきり、鍋に入れて分量の水を注ぐ。火にかけ、鍋底にくっつかないように一度、底から混ぜる。

❷沸騰したら弱火にし、蓋をして20分煮る。とろみが出て米がふっくらとしたら、ジャスミン茶の茶葉を入れ、5分煮る。

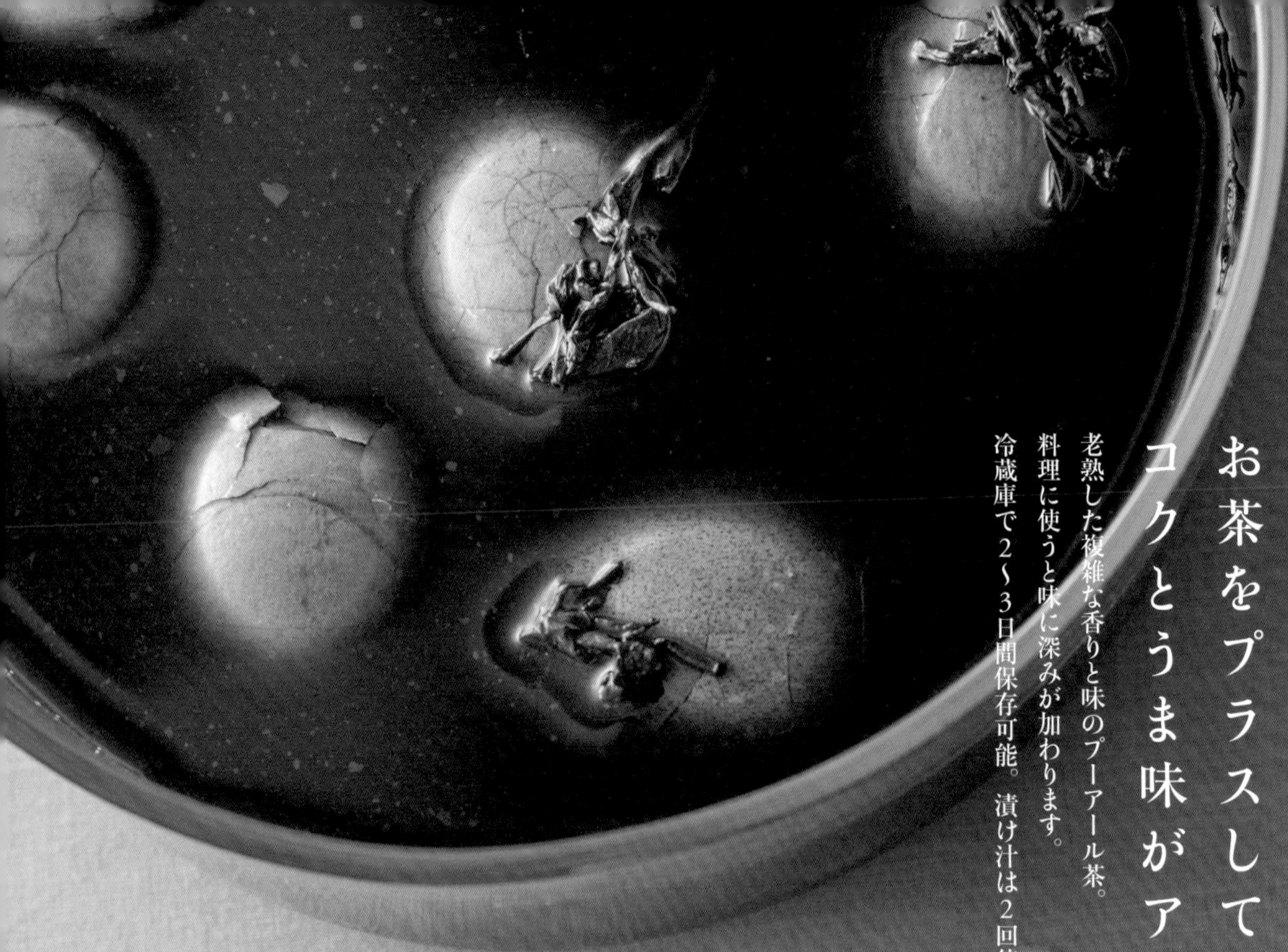

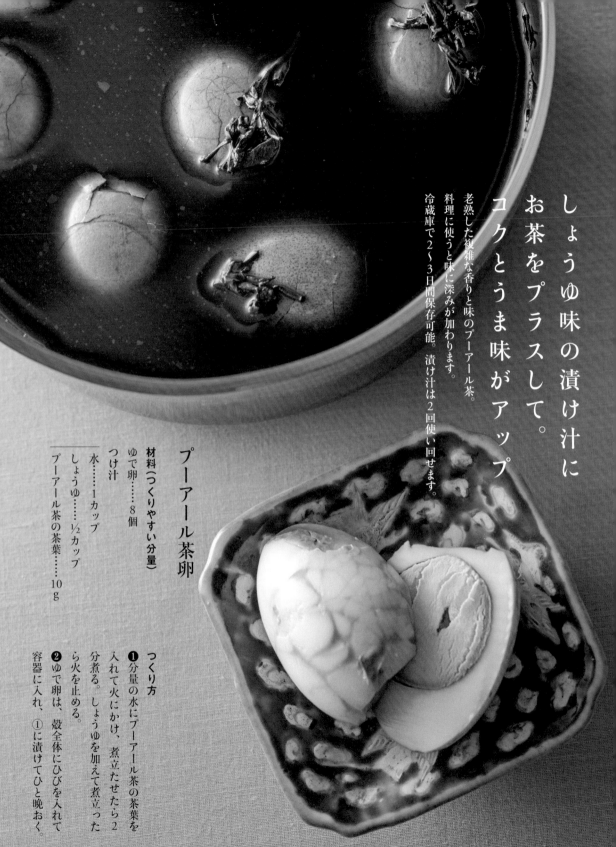

しょうゆ味の漬け汁にお茶をプラスして。コクとうま味がアップ

老熟した複雑な香りと味のプーアール茶。料理に使うと味に深みが加わります。冷蔵庫で2〜3日間保存可能。漬け汁は2回使い回せます。

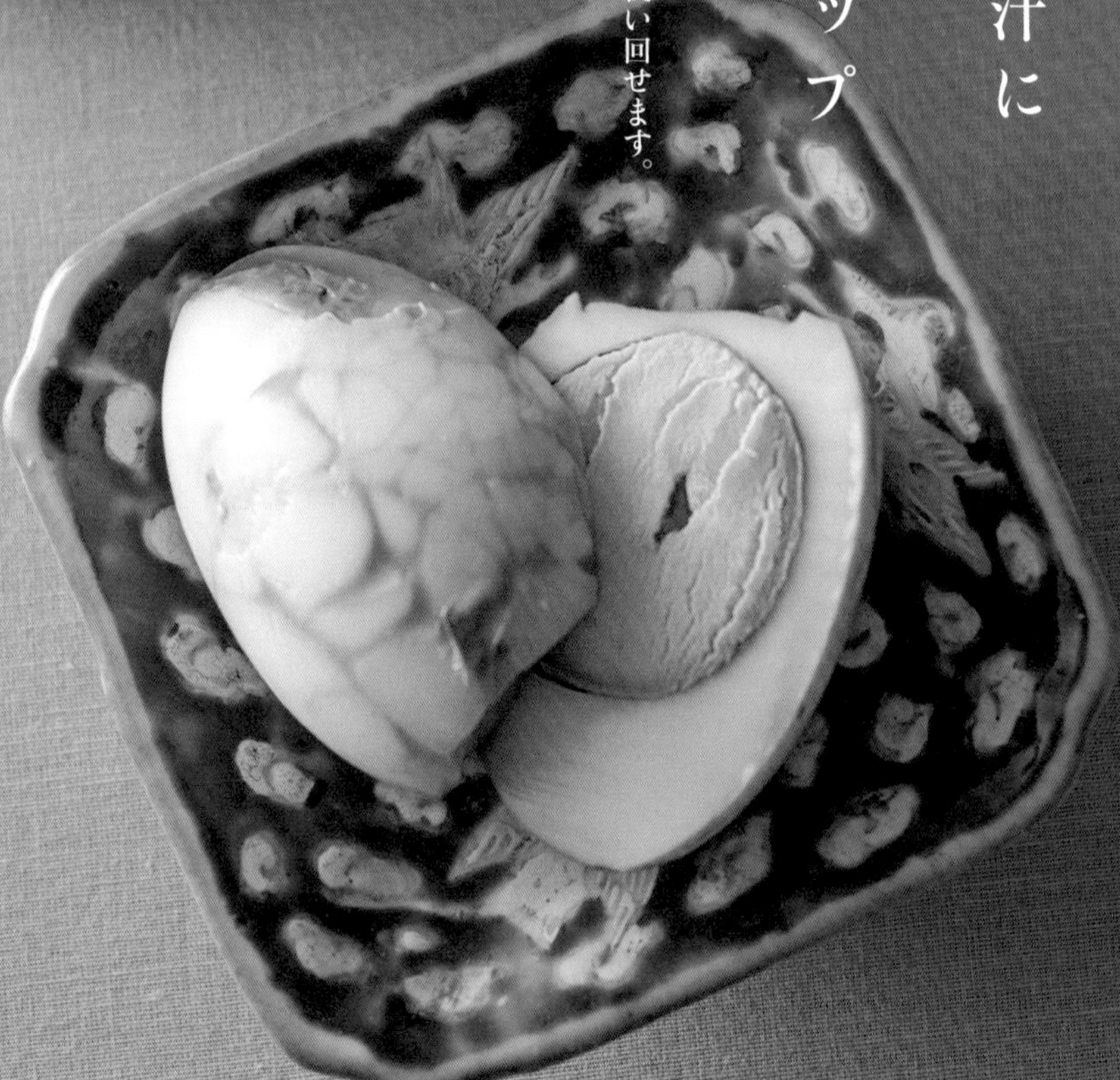

プーアール茶卵

材料（つくりやすい分量）

ゆで卵……8個

つけ汁

- 水……1カップ
- しょうゆ……½カップ
- プーアール茶の茶葉……10g

つくり方

❶分量の水にプーアール茶の茶葉を入れて火にかけ、煮立たせたら2分煮る。しょうゆを加えて煮立ったら火を止める。

❷ゆで卵は、殻全体にひびを入れて容器に入れ、①に漬けてひと晩おく。

さわやかな香りの緑茶で、フレッシュな炒めものに

茶葉がやわらかい緑茶は、野菜感覚で炒めて。
繊細な味の魚介や白身魚によく合います。

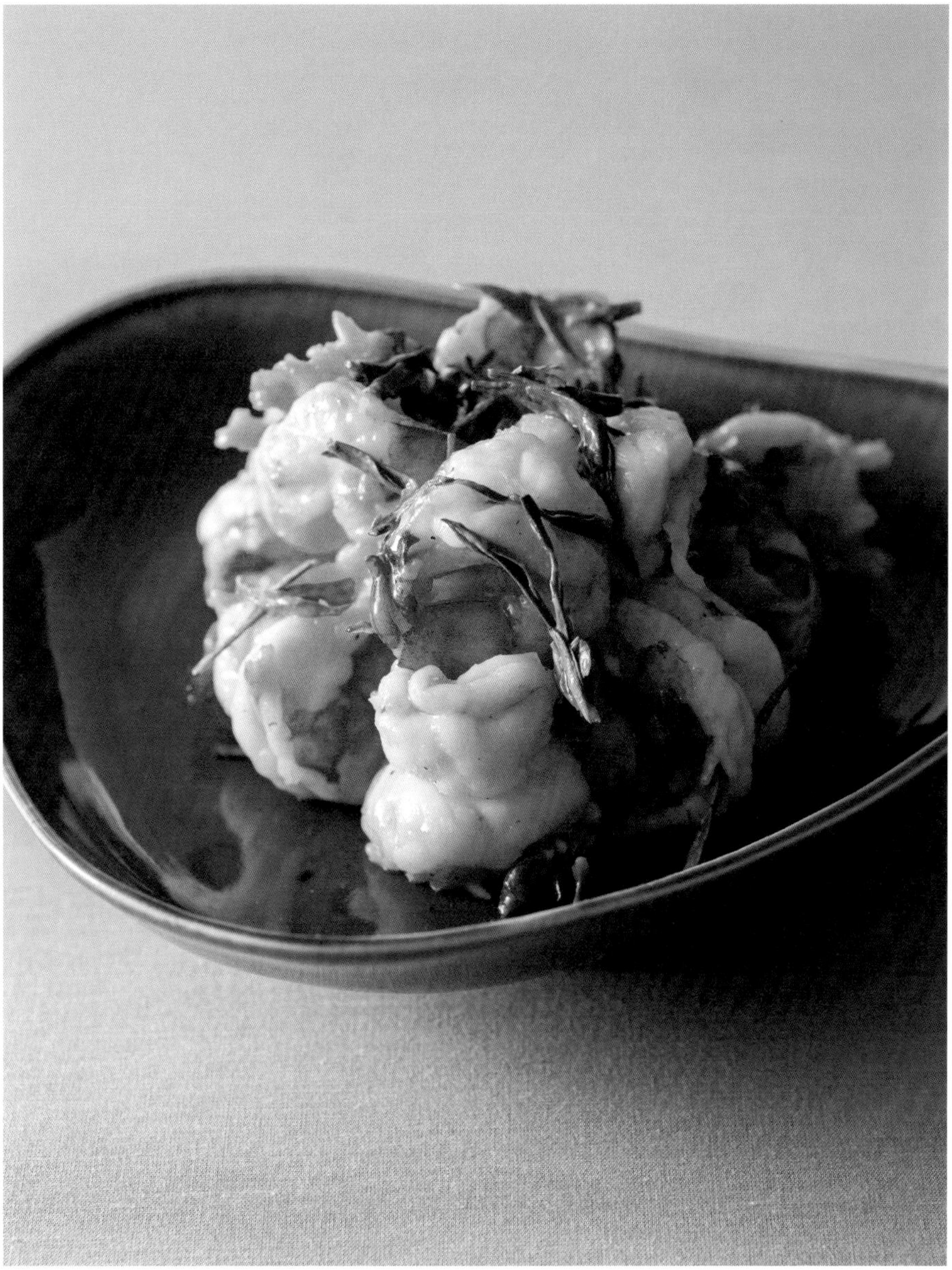

龍井茶とむきえび炒め

材料（2人分）

むきえび……200g
龍井《ロンジン》茶（緑茶）の茶葉……大さじ1
下味
- こしょう……少々
- 粗塩……小さじ$\frac{1}{5}$
- 片栗粉……少々

酒……大さじ1
太白ごま油……大さじ$\frac{1}{2}$

つくり方

❶龍井茶の茶葉を入れた容器にひたひたの熱湯（分量外）を入れ、10分ほどおいてふやかす。
❷むきえびは背ワタを取り、さっとゆでて水けをきり、こしょう、粗塩、片栗粉で下味をつける。
❸フライパンに太白ごま油を入れて熱し、②を入れて炒め、酒をふり、水けをきった①の龍井茶葉を散らしてからめる。

コラム◆二

中国茶の種類といれ方

おいしいお茶の時間は、私にとってリラックスできるとても大切なひととき。奥深いお茶の世界はワイン同様、はまってしまったらキリがありません。中国はお茶の発祥地といわれ、歴史が古く、紀元前から飲まれていますが、そもそもは薬として始まったそうです。植物の力をお茶というかたちで取り入れ、心と体を整えるという意味では、ハーブティーと同じですね。中国茶専用の茶器や正式なお作法もありますが、ここでは、私のふだんの楽しみ方をご紹介いたします。

お茶は、大きく分けて「発酵させたお茶」と、「発酵していないお茶」があります。茶樹の葉っぱのお茶はもちろん、花のお茶も数多くあり、その種類は数え切れないほど。季節や時間、体調や好みに合わせて選びましょう。

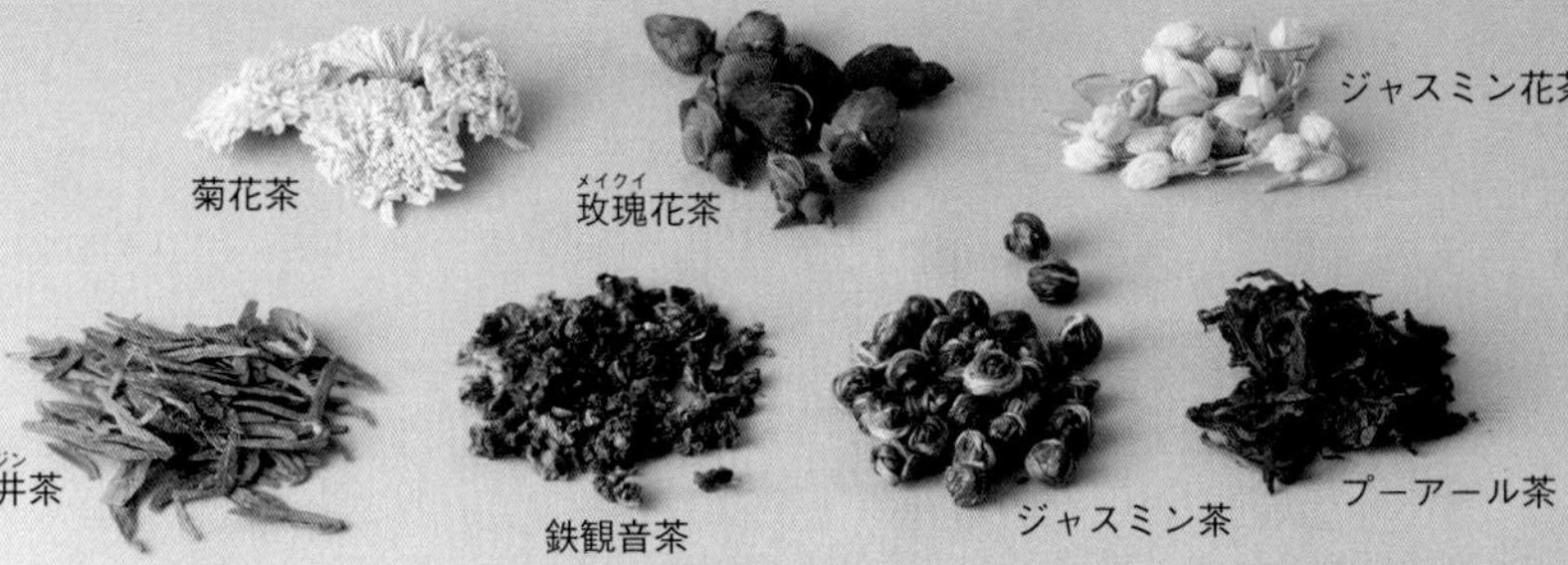

ジャスミン茶

ジャスミンの花（茉莉花）の香りを茶葉に移したジャスミン茶は、北京ではとてもポピュラー。砂漠に囲まれた北方地方の人たちは、かつてはお茶の香りで自然への憧れの気持ちをなぐさめていたのかもしれませんね。さっぱりとするので、食事のときにもおすすめです。

蓋付きのマグカップで

乾燥が激しい北京では、大きなカップでたっぷりいただくのが日常のスタイル。茶葉を入れたカップに熱湯を注ぎ、蓋をして待つことしばし。蓋を開けたときの香りのよいこと！

プーアール茶

酵素の力が強く、脂肪を分解する効果があるため食後によく飲まれます。食前に飲むと消化の助けにも。カフェインを含まない発酵茶なので、朝昼夜、いつでも飲みたいときに。

蓋碗《ガイワン》（蓋付きの茶碗）

清の時代に定着したといわれる正式な茶器で、中国ではお客様やおもてなしのときに用います。茶葉を直接入れて熱湯を注いで5分ほど蒸らし、蓋をずらしてすするのが北京スタイルです。

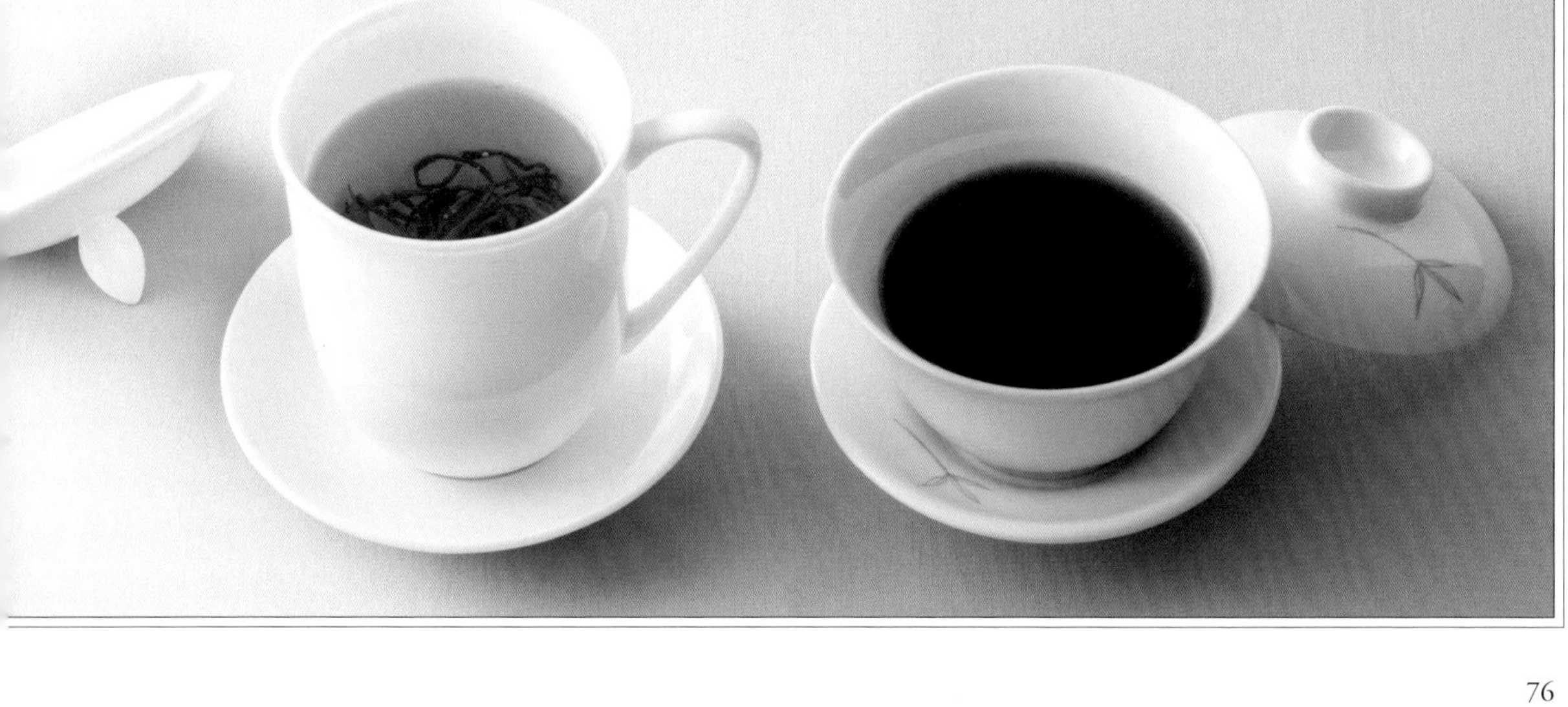

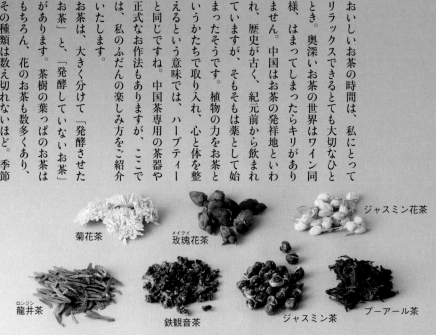

龍井茶《ロンジン》

中国を代表する緑茶のひとつ。春を思わせる美しい緑色とさわやかな香りが特徴です。カフェインが多く含まれる不発酵のお茶なので、朝の目覚めや頭をスッキリさせたいときに飲んでいます。

耐熱のグラスで

1煎目、2煎目と、徐々に変わる美しい茶葉と色を愛でながら飲むと、とても豊かな気持ちになります。熱湯を注ぎ、茶葉が沈んだら飲み頃です。

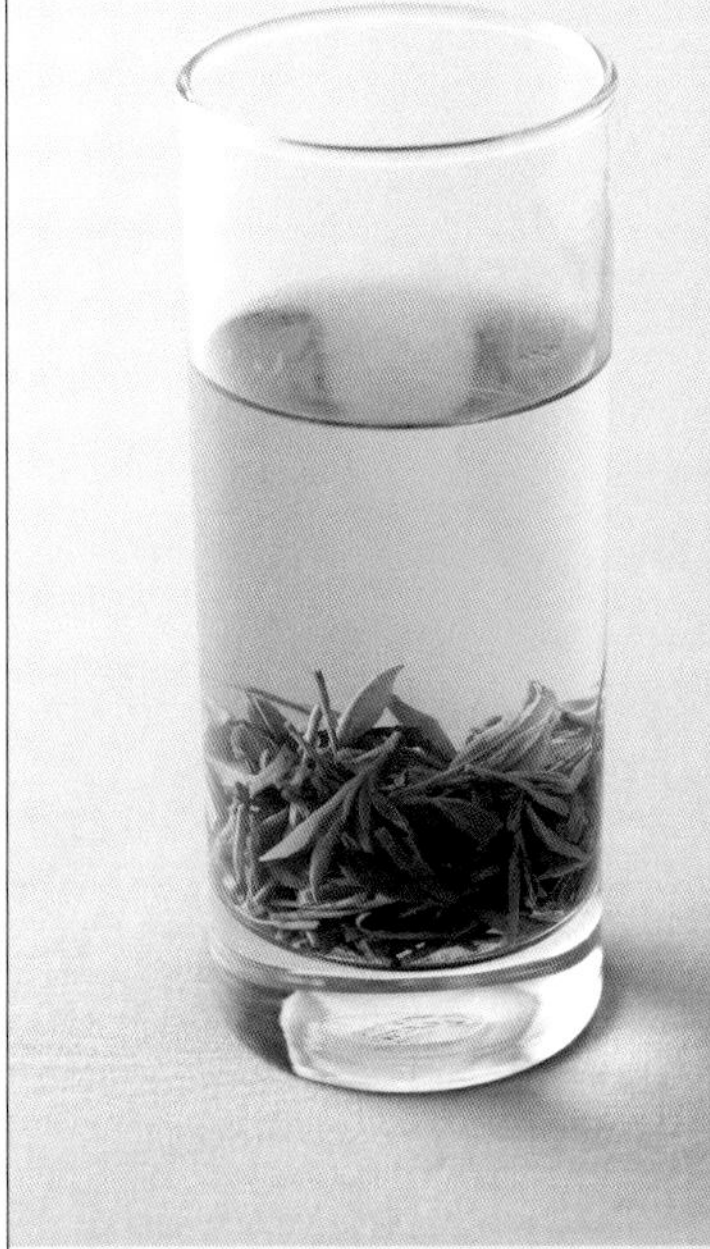

鉄観音茶

烏龍茶のなかでも最高級品といわれる鉄観音茶は、福建省や台湾など高温多湿の蒸し暑い地方でよく飲まれる半発酵のお茶です。香り高く、私は仕事の合間やゆっくり過ごす休日によくいただきます。

小ぶりの急須と茶碗で

蒸し暑い日はガバガバ飲まず、小さい器でちびちび飲むと、水分がじんわりと体にいきわたるのを感じます。急須に熱湯をつぎ足しては飲み、つぎ足しては飲み、長時間楽しめます。

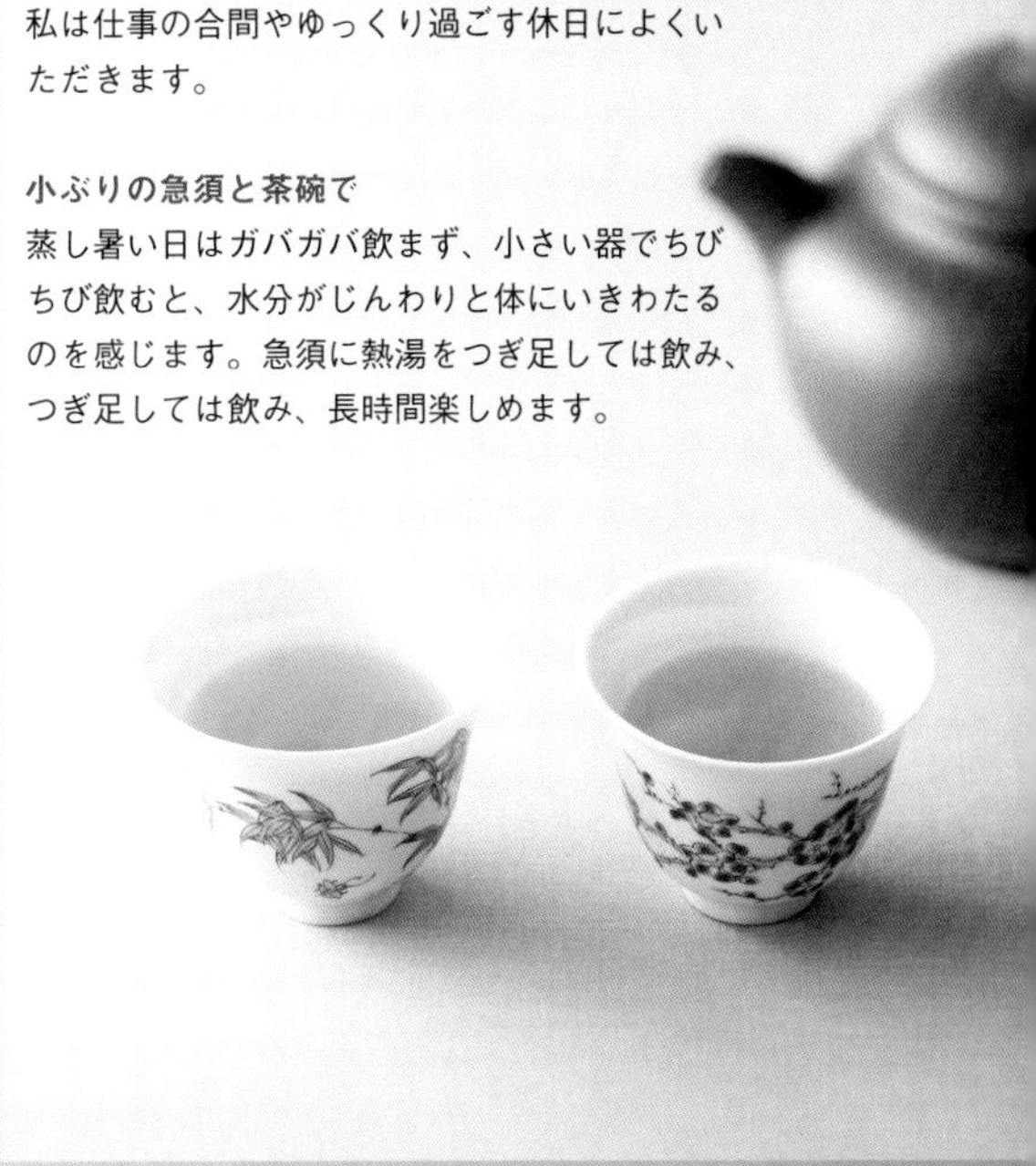

花茶いろいろ

中国では、花のお茶もよく飲まれています。

菊花茶(写真左)は、中国のカモミール茶。リラックス効果が高く、疲れたときにおすすめ。玫瑰花茶《メイクイ》(写真真ん中)は、バラ科のハマナスの蕾のお茶で、いわゆるローズティーです。白いジャスミンの花のお茶(写真右)は、見た目もとてもかわいらしく気持ちが華やぎます。

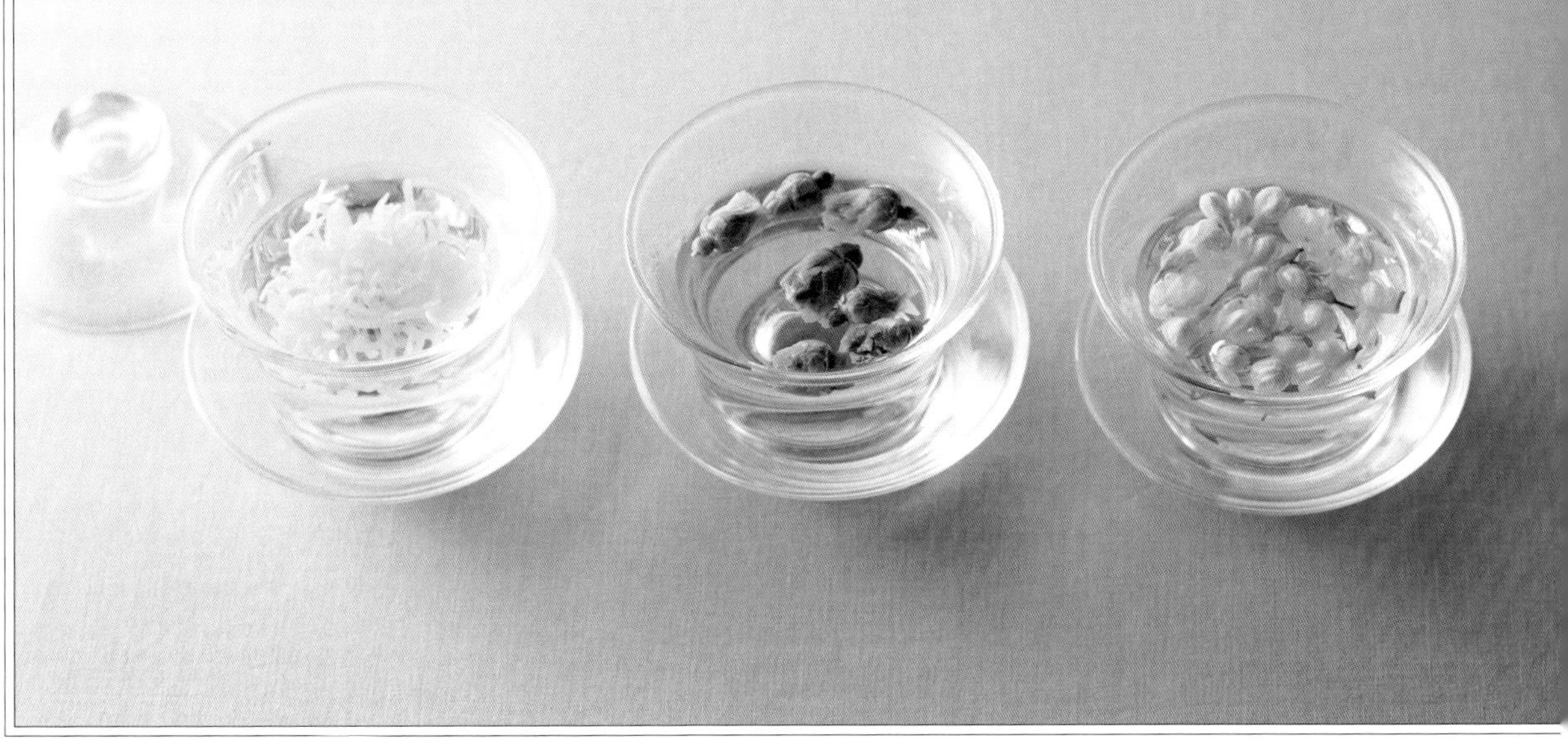

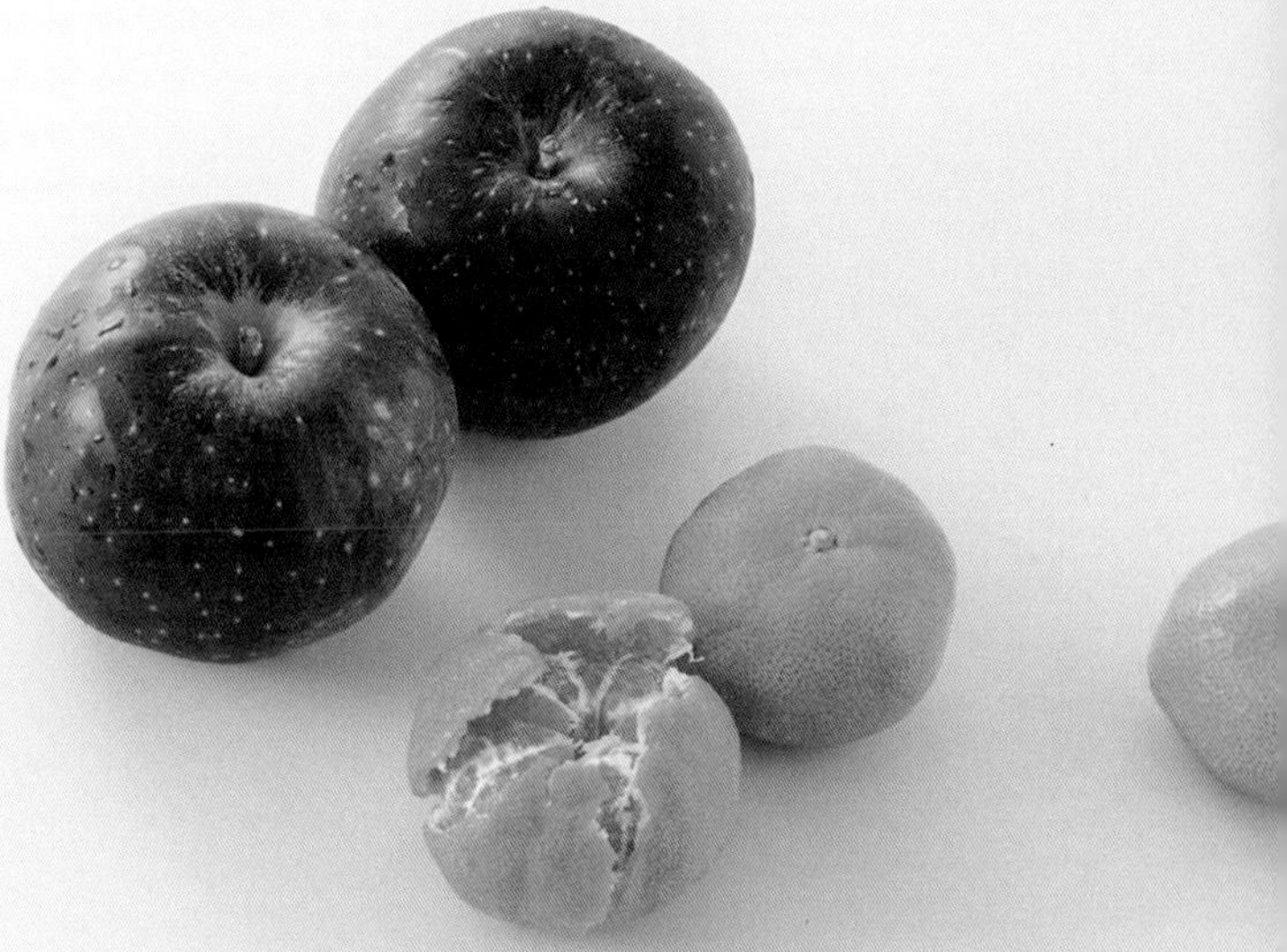

冬

体が冷えて気血のめぐりが
にぶる冬は、食卓をできるだけ
温かくしたいもの。
料理から立ちのぼる湯気は空気を潤し、
気持ちまで和らげてくれます。
冬の野菜や果物も、体をいたわる
やさしいものが多いので、
たくさんいただきましょう。
淡い味の野菜には香りを
プラスして華やかに演出を。

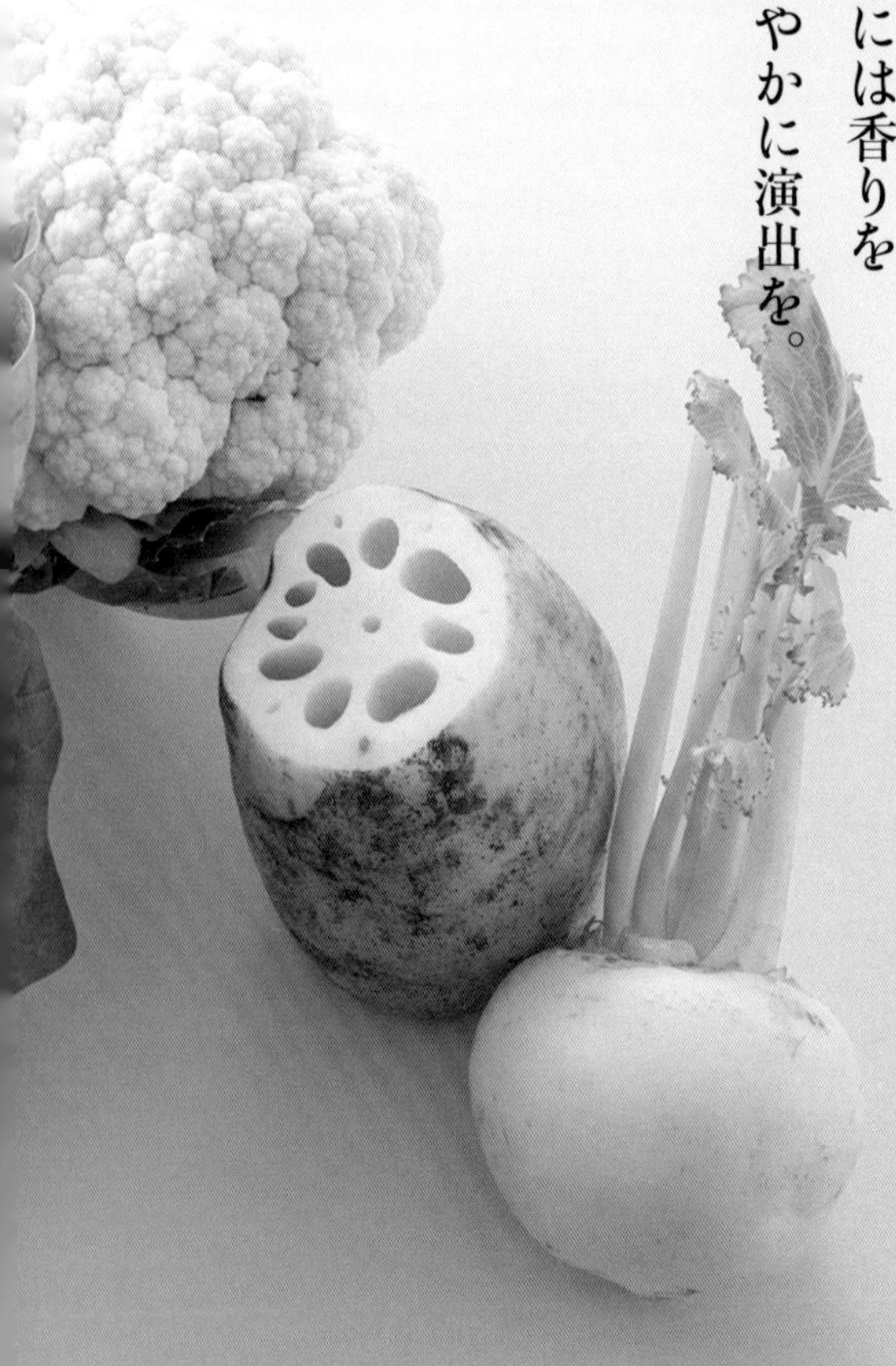

冬の大敵は、冷えと乾燥

冬の冷たく渇いた空気は、体を冷やしさまざまな不調を呼び込みます。自分や家族の体調を観察して、体を守る食事づくりを意識しましょう。おすすめは体を温め水分も補給できるスープや鍋物。疲れた日の翌日は野菜をたくさん入れたり、冷え込む日はしょうがを多めにしたり、楽しみながら考えます。

乾物、ドライフルーツで食卓にバリエーション

寒さが厳しい北京の冬。かつては出まわる食材の種類が少なく、家庭では干して保存していた白菜やなすの皮を料理に使うなど、知恵と工夫で食卓を守っていました。栄養とうま味が凝縮された乾物やドライフルーツは、味に変化をもたらしてくれる心強い味方。滋味深い味わいが広がります。

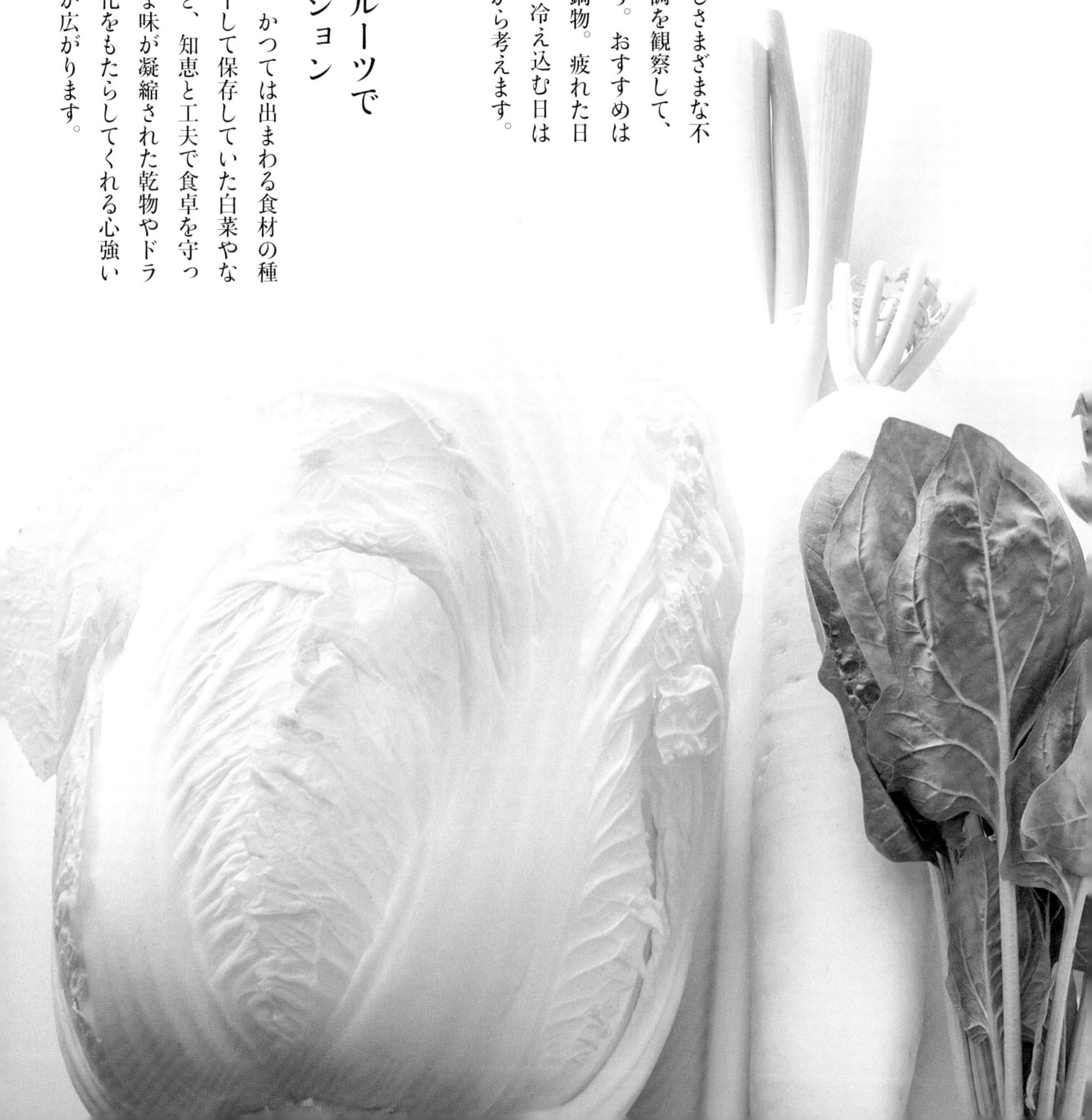

体を温めて代謝アップ

立冬を過ぎると、
日に日に寒さが増し、
ふと手や足の冷えに気づきます。
中国では昔からいわれているのが、
「冷え（寒邪）は万病のもと」。
血のめぐりが悪くなって、
代謝が滞り、むくみや肩こり、
生理痛などがひどくなったり、
気持ちまで沈んでしまいがち。
毎日の食事で
体を温めましょう。
冬大根のおいしさを
余さずいただく
せん切りスープは酒粕入りで
体の芯から温まります。

大根のせん切りスープ

材料（2人分）

大根……400g
酒粕……大さじ1
水……3カップ
こしょう……少々
粗塩……小さじ1/3
ねぎ油（※81ページ参照）……大さじ1

つくり方

❶大根は皮を除き、繊維に沿って、スライサーでせん切りにする。
❷鍋に水、酒粕を入れて火にかけ、煮立ったら大根を入れて5分煮る。こしょう、粗塩で調味し、ねぎ油を散らす。

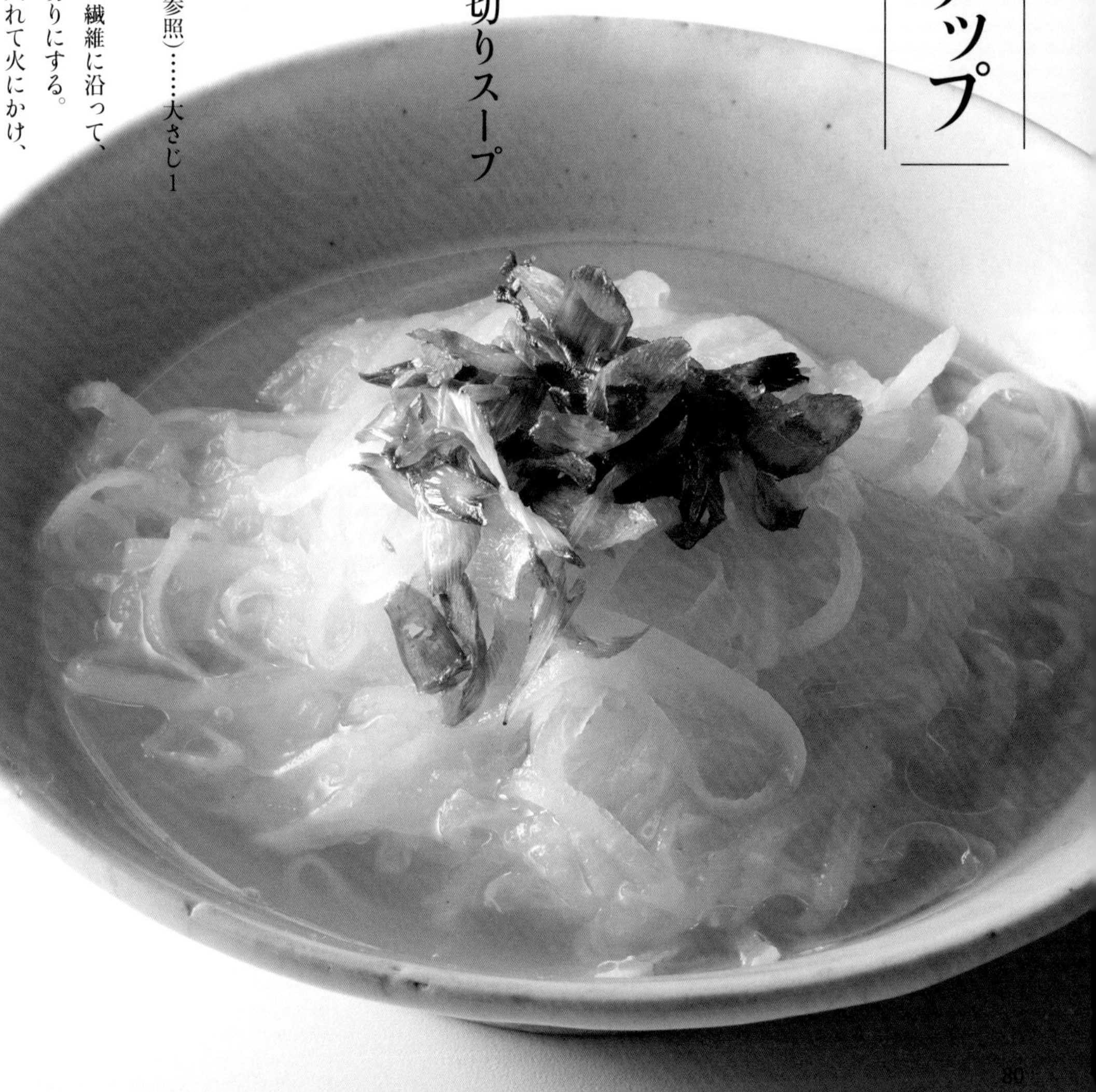

香ばしいにおいと、ねぎの甘味がくせになる香味油

右ページの大根のせん切りスープも、これがあるとないでは大違い。
弱火でじっくり、箸であまりいじらず揚げるのがコツ。
スープ、ラーメン、炒飯、やきそばなど、何にでもよく合います。

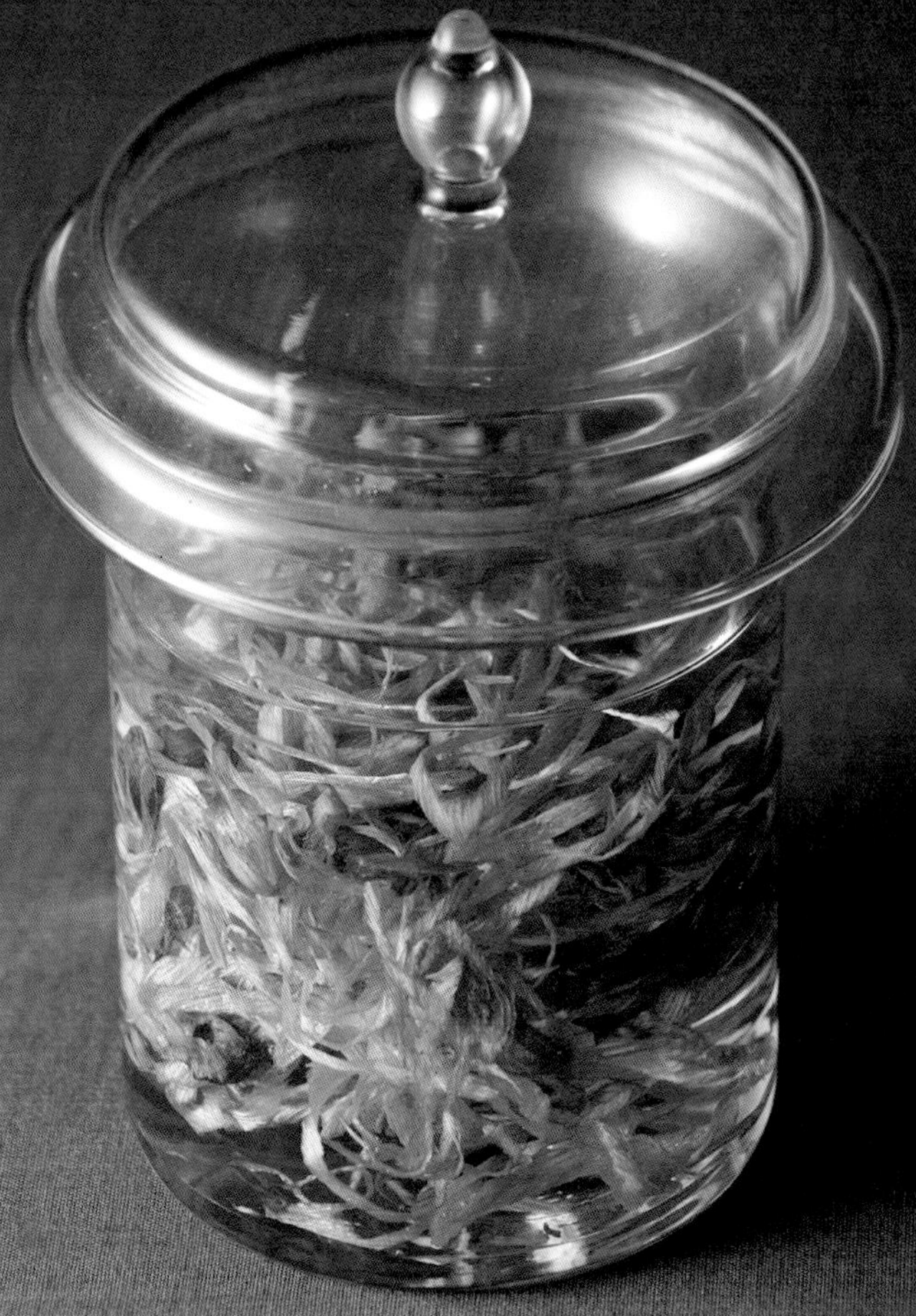

ねぎ油

材料（つくりやすい分量）
長ねぎ……1本
太白ごま油……1カップ

つくり方
❶長ねぎは斜め薄切りにする。
❷フライパンに太白ごま油と①を入れて弱火にかける。長ねぎの水分がなくなり、ほんのりときつね色になったら火を止める。
＊常温で1週間ほど保存可能。

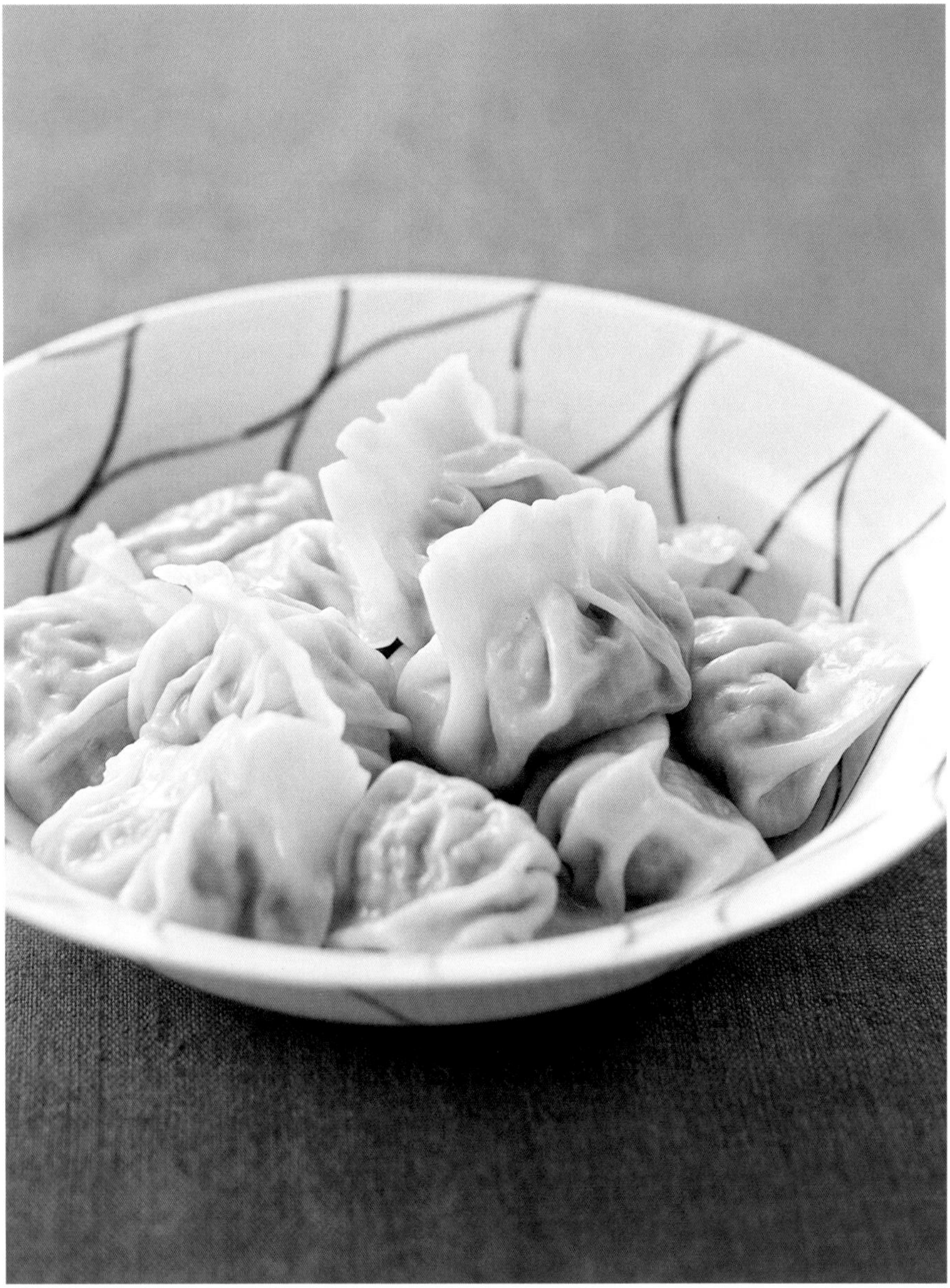

冷え性改善にぴったりの羊肉で水餃子をゆでたて熱々をいただきましょう

体を温める作用がある羊肉は、冬にいただく定番に加えてほしい食材です。餃子の皮に包まれているのでうま味を逃しません。羊肉のおいしさを存分に味わえます。

羊肉の水餃子

材料(20個分)

羊肉(しゃぶしゃぶ用)……200g
香菜のみじん切り……2株分
長ねぎのみじん切り……10cm分
A
しょうゆ……大さじ2
クミンパウダー……小さじ1/5
ごま油……大さじ1/2
餃子の皮(市販品・厚めのもの)……20枚

つくり方

❶羊肉を細かく刻んでボウルに入れ、Aを右から順に入れて、その都度よく混ぜ合わせ、香菜、長ねぎを加えてさらにまぜる。
❷餃子の皮は刷毛で周囲を水でぬらす(5枚くらいずつ、ぬらしておくとよい)。中央に①の1/20量をのせ、ひだを寄せながら包む。最後のひだを、人差し指と親指でつまんで、しっかり閉じる。
❸鍋にたっぷりの湯を沸かし、②を入れ、強火でゆでる。
❹餃子が浮き、皮に透明感が出て膨らんできたらゆで上がり。

羊肉と長ねぎ、どちらも
この時季にいただきたい食材です

羊肉は、保温効果もあり、低カロリー。
長ねぎは気血のめぐりをよくするので、風邪の症状に有効です。
太りやすく、風邪を引きやすい冬、積極的にいただきましょう。

羊肉と長ねぎの炒めもの

材料（2人分）

羊薄切り肉……200g
長ねぎ……1本
香菜……2株
花椒粉《ホワジャオフェン》……小さじ1/3
フェンネルパウダー……小さじ1/3

合わせ調味料

- 黒酢……大さじ1
- しょうゆ……大さじ1
- 酒……大さじ1
- 塩……ひとつまみ

片栗粉……小さじ1
太白ごま油……大さじ1

つくり方

❶羊肉はゆでて水けをきり、片栗粉をまぶす。
❷長ねぎは斜め薄切りにし、香菜は3cm長さに切る。
❸炒め鍋に太白ごま油、花椒粉、フェンネルパウダーを入れて火にかける。香りがでたら①を入れて炒め、合わせ調味料を加えてさっと炒め合わせる。
❹長ねぎを加えてさらに炒め合わせ、最後に香菜を入れてさっと炒める。

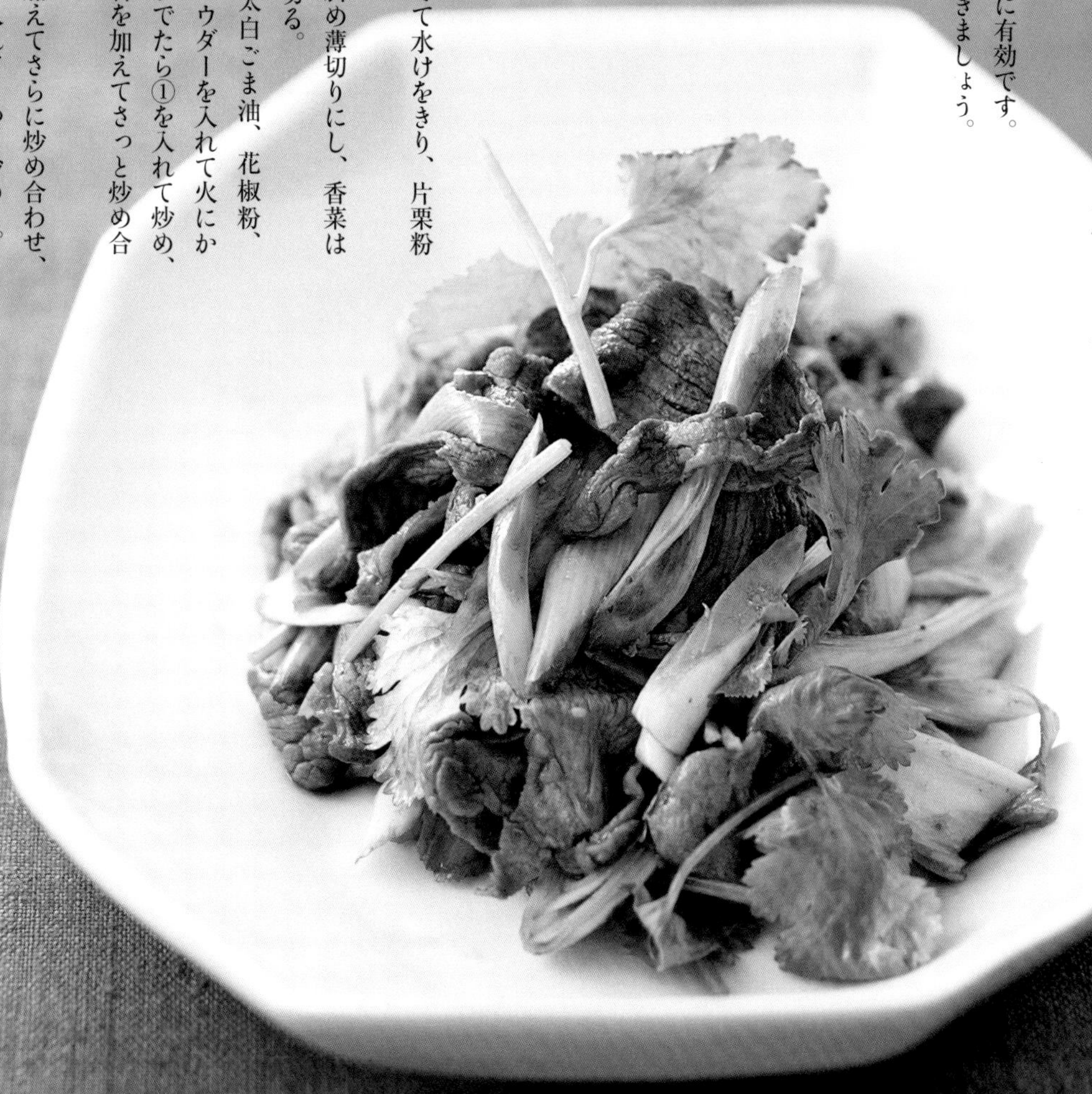

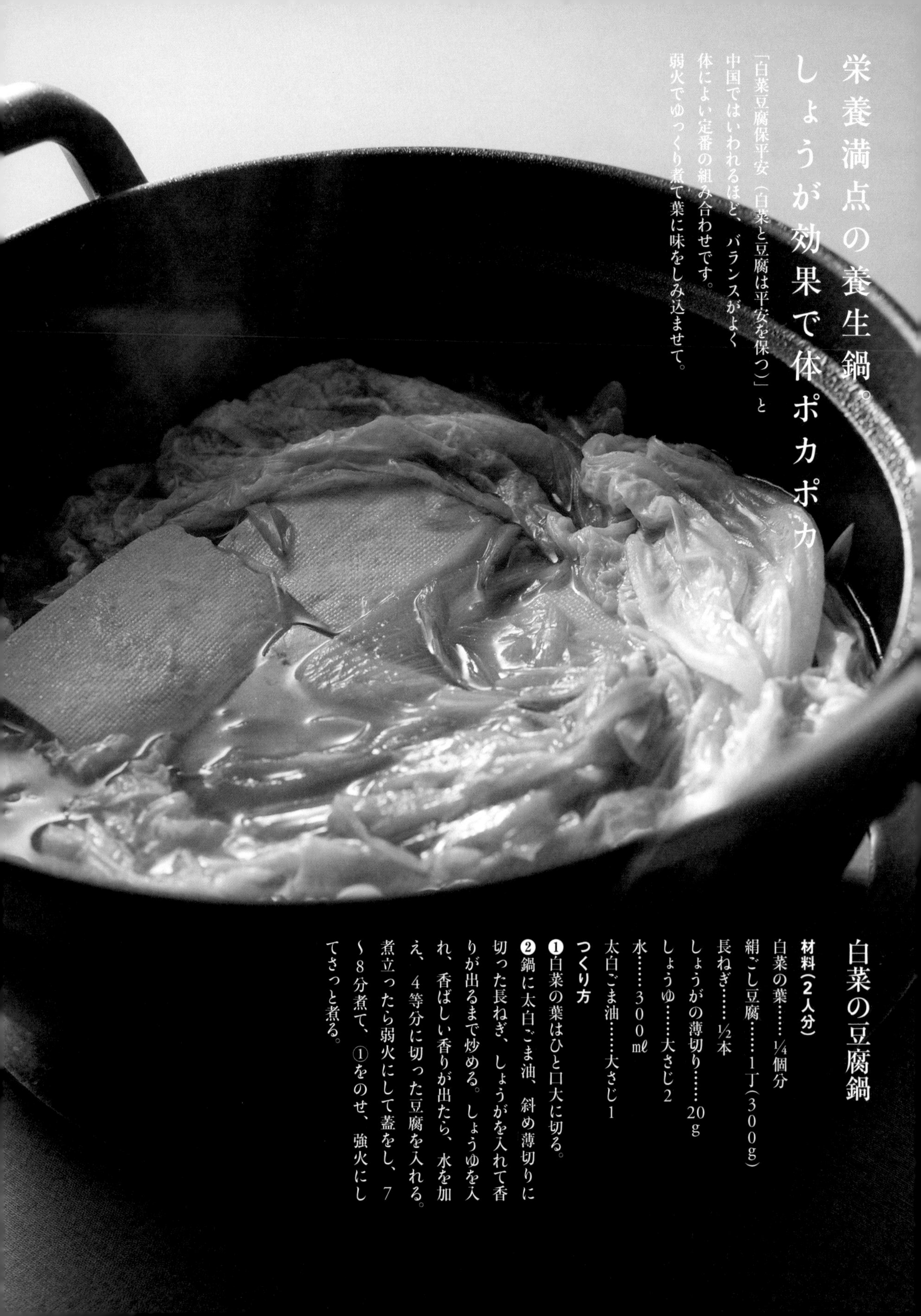

栄養満点の養生鍋。しょうが効果で体ポカポカ

「白菜豆腐保平安（白菜と豆腐は平安を保つ）」と中国ではいわれるほど、バランスがよく体によい定番の組み合わせです。弱火でゆっくり煮て葉に味をしみ込ませて。

白菜の豆腐鍋

材料（2人分）

白菜の葉……1/4個分
絹ごし豆腐……1丁（300g）
長ねぎ……1/2本
しょうがの薄切り……20g
しょうゆ……大さじ2
水……300ml
太白ごま油……大さじ1

つくり方

❶白菜の葉はひと口大に切る。

❷鍋に太白ごま油、斜め薄切りに切った長ねぎ、しょうがを入れて香りが出るまで炒める。しょうゆを入れ、香ばしい香りが出たら、水を加え、4等分に切った豆腐を入れる。煮立ったら弱火にして蓋をし、7～8分煮て、①をのせ、強火にしてさっと煮る。

芯は生のまま食べて、ビタミン補給を

白菜は、外葉は鍋、中葉は炒めて、芯はあえものと使い分けると飽き知らず。陳皮粉の香りがさわやかなあえものです。

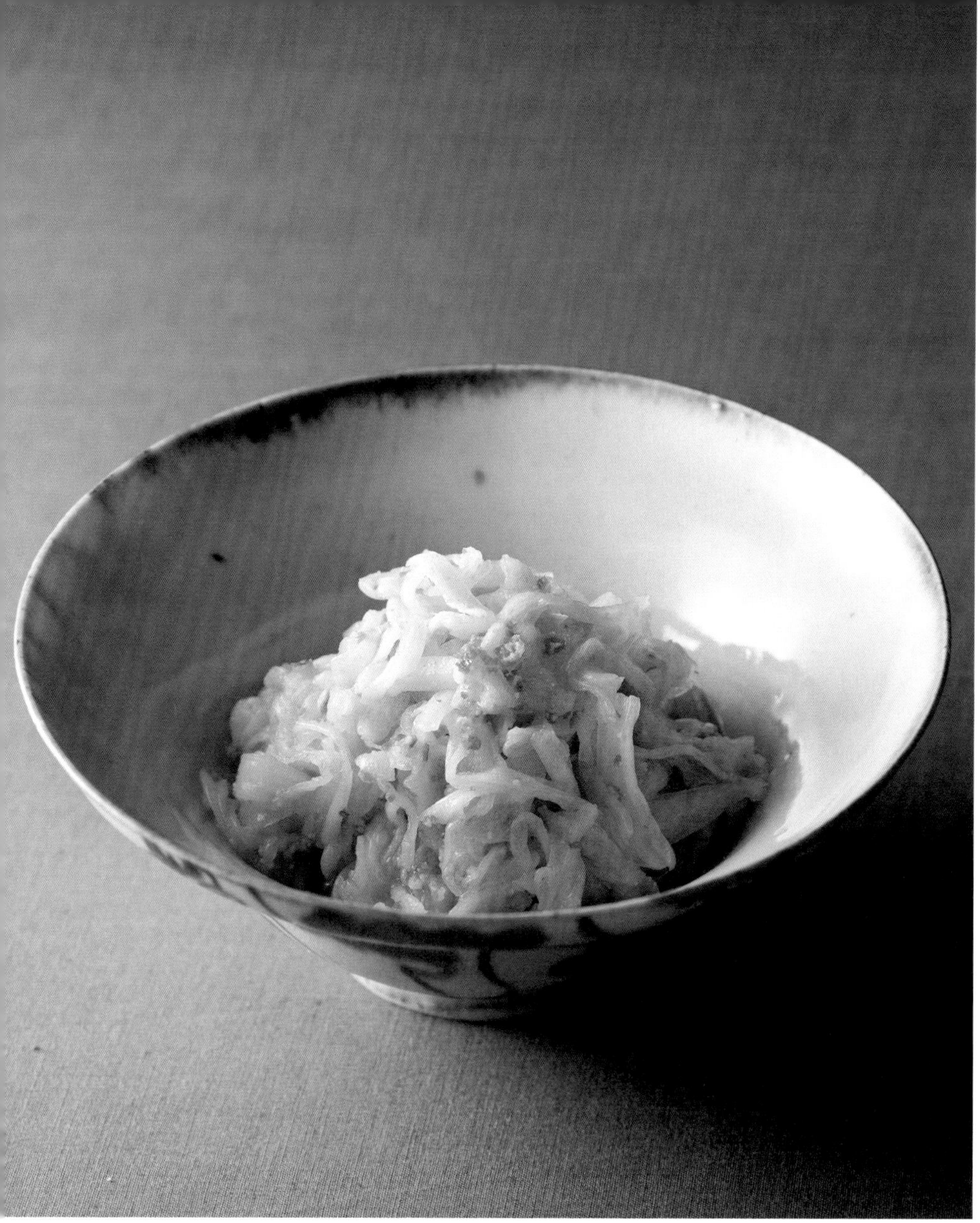

白菜の芯の陳皮あえ

材料(2人分)

白菜の芯……1/4個分
陳皮粉(p.70参照)……大さじ1
粗塩……小さじ1
合わせ調味料
黒酢……大さじ1
はちみつ……大さじ1/2
ごま油……大さじ1/2

つくり方

❶白菜の芯を5cm長さに切り、繊維に沿ってせん切りにし、粗塩をふり、30分おいて水けをしぼる。
❷①を合わせ調味料で味をつけ、陳皮粉をまぶす。

れんこんと豚肉の重ね蒸し

材料(2人分)

豚しょうが焼き用肉……6枚
れんこん……200g

下味

こしょう……少々
しょうがのすりおろし……大さじ1
酒……大さじ1
しょうゆ……大さじ1
粗塩……ふたつまみ

上新粉……大さじ1

つくり方

❶豚肉に、右から順に下味をつけ、上新粉をまぶす。
❷れんこんは皮を除き、1cm幅の輪切りを6枚つくる。
❸①で②を包み、せいろに並べ、蒸気の立った鍋にのせて、中火で10分蒸す。火を止め、蓋を開けずに10分蒸らす。

れんこんと相性のよい豚肉と合わせた、食べごたえある主役のおかず

サッとゆでてあえても、焼いても、揚げても、蒸してもおいしいれんこん。胃腸を丈夫にし、血行をよくしてくれるといわれています。冷めてもやわらかいので、お弁当にも。

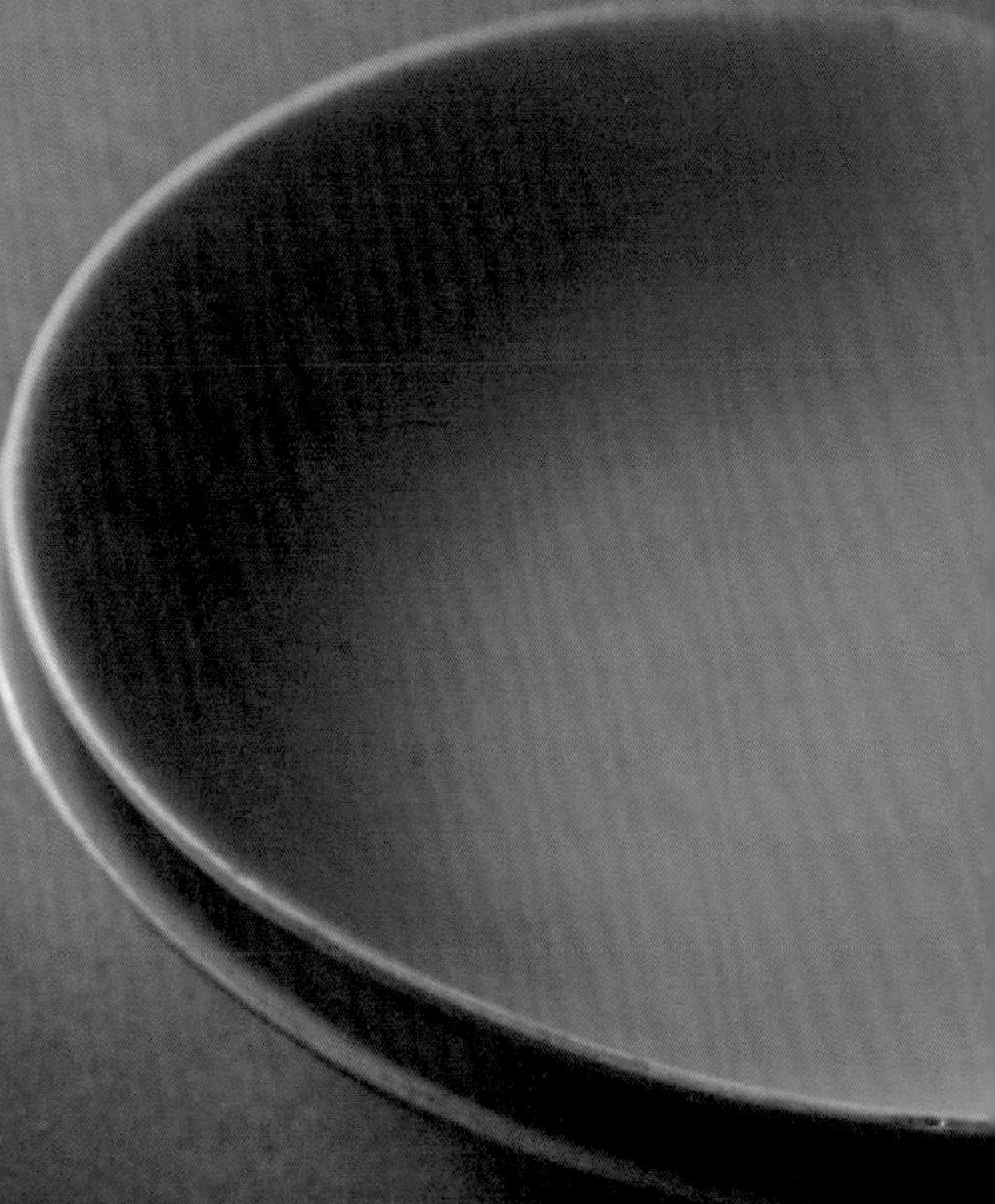

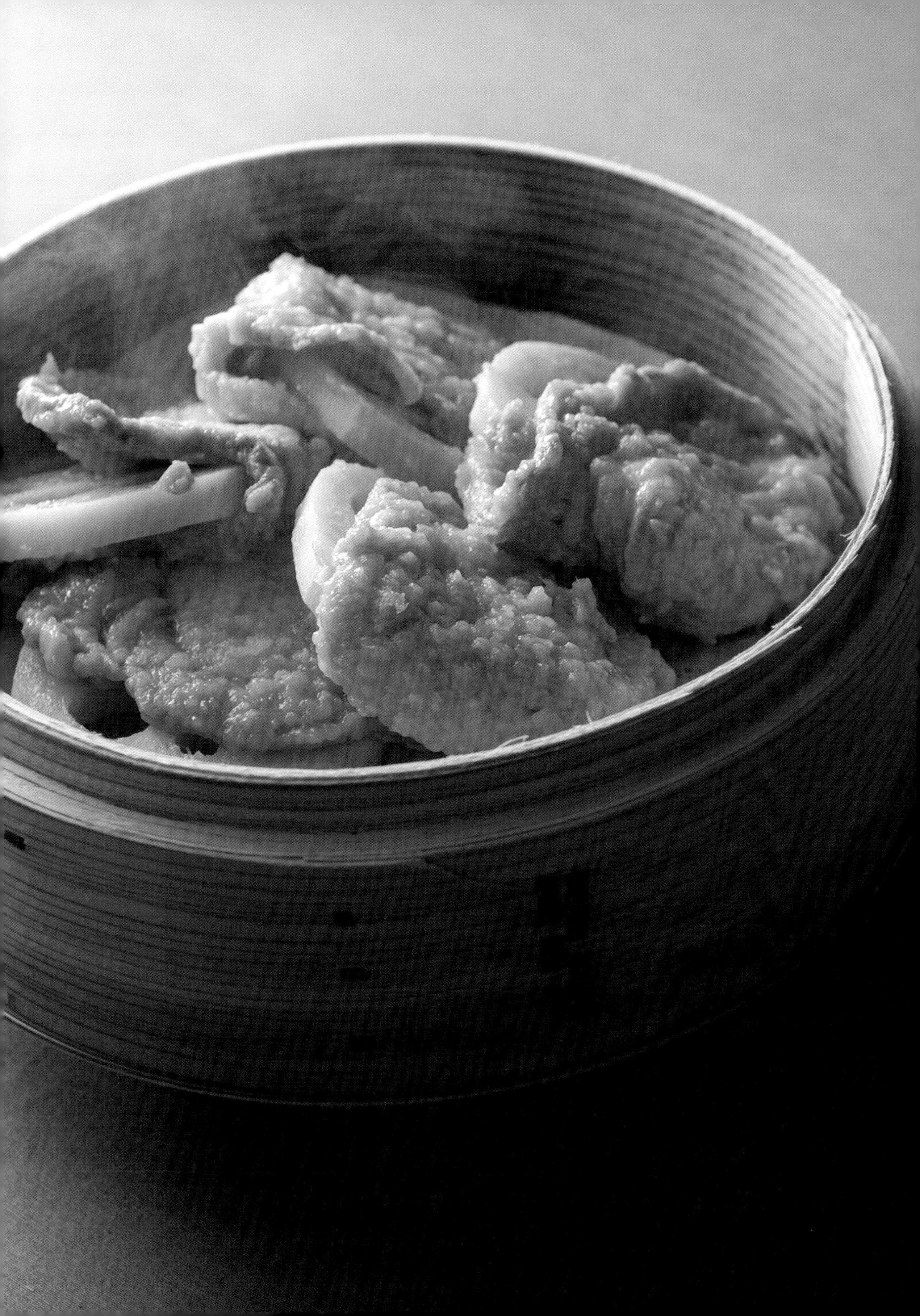

ワンタン

材料（2人分）

餃子の皮（市販）……12枚
豚ひき肉……100g

A
こしょう……少々
酒……大さじ1
しょうがのみじん切り……大さじ2
粗塩……小さじ1/5
ごま油……小さじ1

水……3カップ
しょうゆ……大さじ1
こしょう……少々
ごま油……大さじ1/2
岩のり、ねぎ（青い部分）の小口切り
……各適量

つくり方

❶豚肉に、Aを右から順に加えてよく混ぜる。

❷餃子の皮の中央に①のあんを置き、皮の縁に水少々（分量外）を付ける。皮とあんを密着させながらふたつに折り、半月形にする。皮の両端を合わせ、水を付けて留める。

❸鍋に分量の水を入れて火にかけ、沸騰したら②を入れて3分煮て、しょうゆ、こしょう、ごま油で調味する。器に盛り、岩のり、ねぎを散らす。

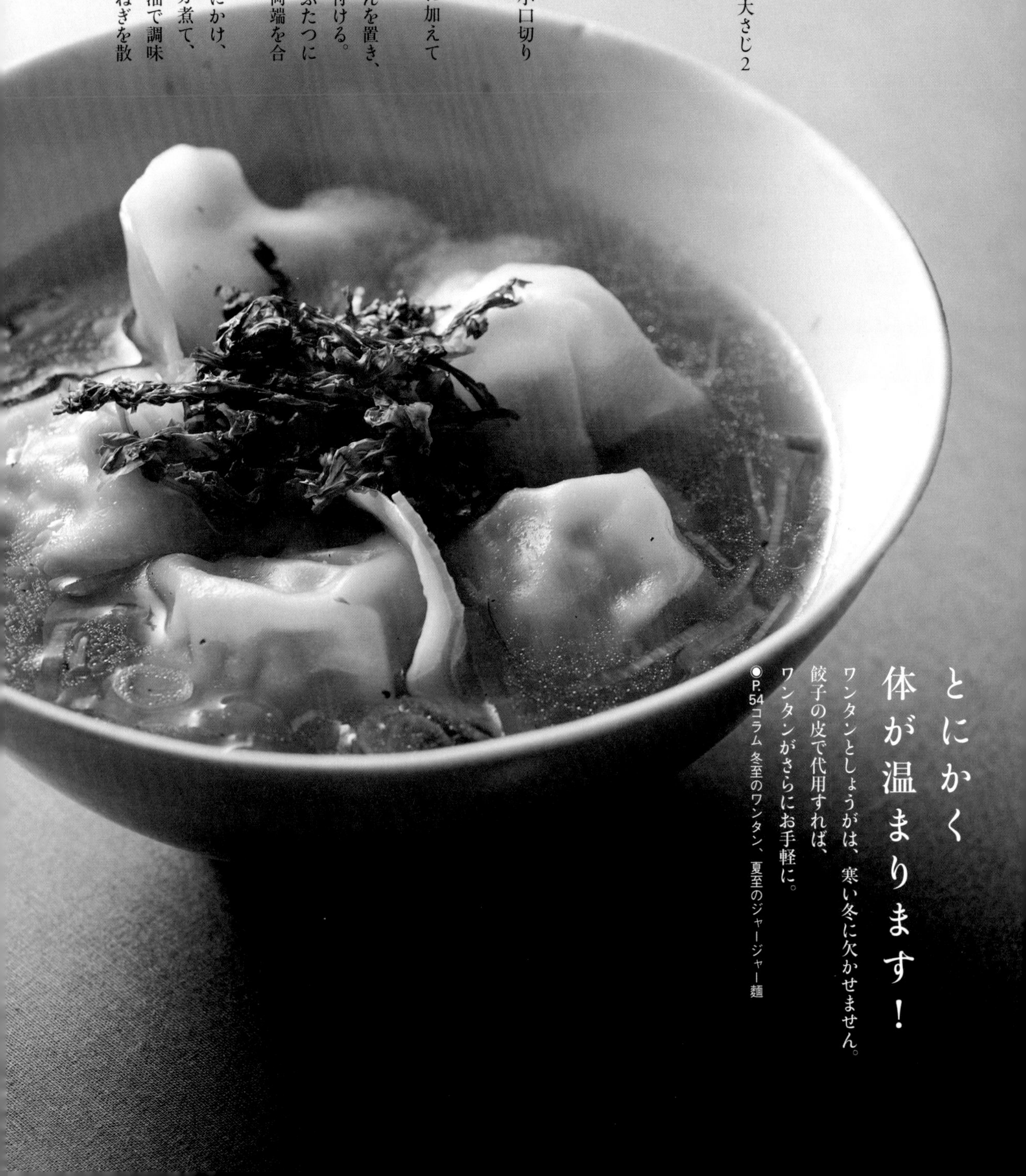

とにかく体が温まります！

ワンタンとしょうがは、寒い冬に欠かせません。
餃子の皮で代用すれば、
ワンタンがさらにお手軽に。

●P.54コラム 冬至のワンタン、夏至のジャージャー麺

コラム三

夏のしょうが、冬のしょうが

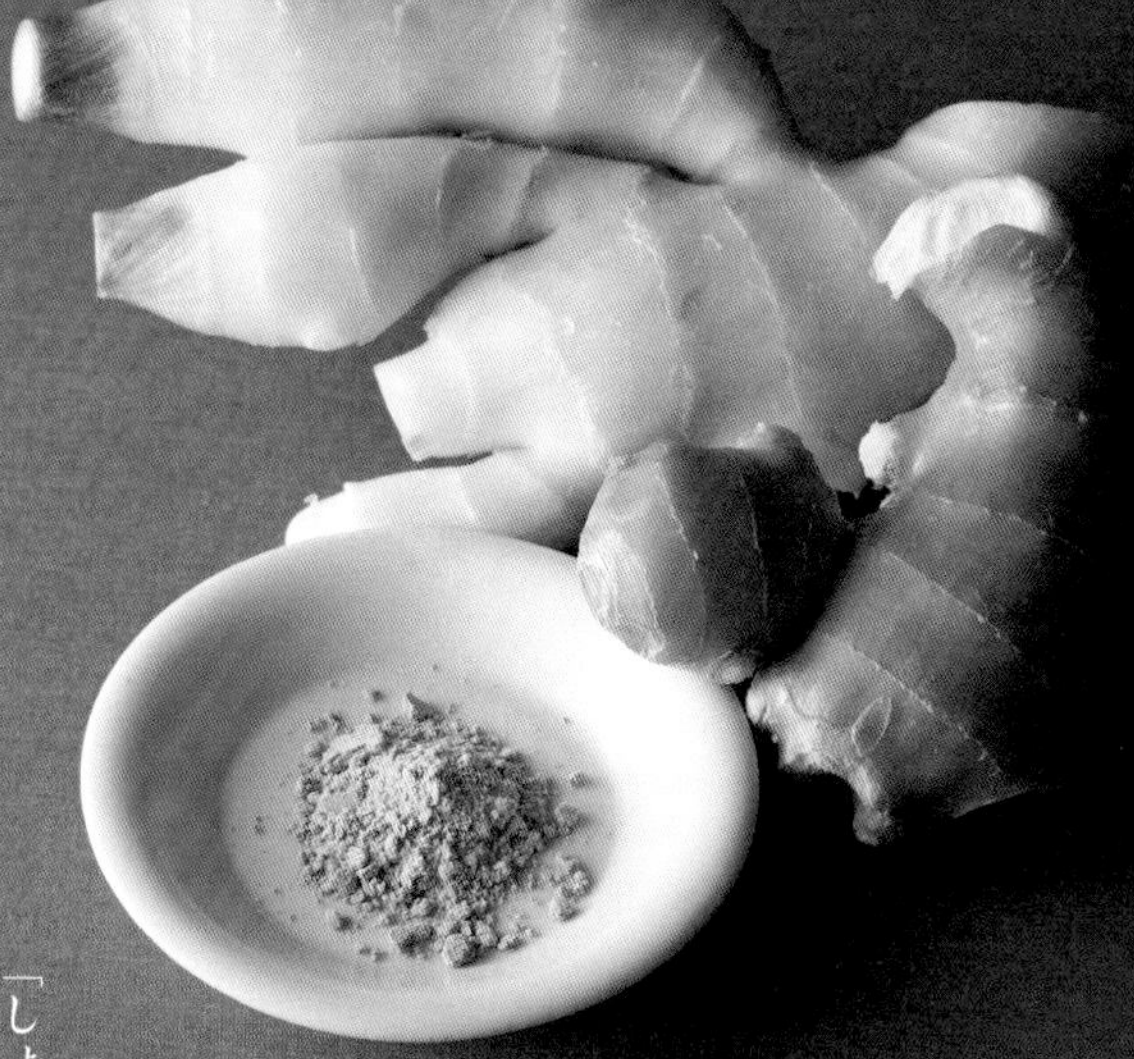

「しょうがは体を温める」とは、いまではよく知られている効能ですが、しょうがは必ずしも体を温めるわけではなく、生で食べるか加熱して食べるかによって、効果が変わることを覚えておいてください。

加熱したしょうがは、血行をよくして体を芯から温めてくれますが、生のしょうがは、体にこもった熱を分散させるため、逆に体を冷やしてしまいます。夏、冷ややっこに生のしょうがを添えたり、冬に鍋やスープにしょうがを入れたりするのは、理にかなっているのです。

もうひとつ、ぜひご紹介したいのが、しょうがパウダーです。体の不調は冷えからくると信じられている中国では、しょうがを生のまま食べる習慣がなく、パウダーを使うのが一般的。パウダーは乾燥させたしょうがを粉状にしたものですが、こしょうのような感覚で料理の下ごしらえに使ったり飲みものに入れたり、どの家庭でも日常的に使っています。乾燥させたしょうがは、体を温める力が大きくなることが知られていますが、パウダーにすると体への吸収力が強まって、さらに効率よく体を温めてくれるのです。合理的な中国人ならではの知恵がこんなところにも詰まっているのかもしれません。

寒い日の風邪予防には、熱い紅茶に黒糖としょうがパウダーを加えて飲むのが北京の冬の定番。季節によって寒さ暑さ対策にしょうがを上手に使い分けましょう。

お粥でリズムを整える

「しっかり食べて、しっかり出す」は
体づくりの基本です。
そのために食べたいのは、
雑穀のお粥。ビタミンやミネラル、
食物繊維が多く、
お通じがよくなります。
消化にもよく、腸も温まって、
水分も無理なく補います。
豆やドライフルーツを
合わせると、
味わいにも広がりが。
小豆粥は血のめぐりがよくなる
といわれ、北京では
生理中や産後に
よく食べられています。

小豆粥

材料（2〜3人分）

米……½カップ
小豆……½カップ
水……4カップ

つくり方

❶小豆と米をそれぞれ洗い、水けをきる。
❷鍋に水と小豆を入れて火にかけ、沸騰したら弱火にして蓋をし、40分ほど煮る。米を加えて鍋底にくっつかないようにかき混ぜて再び煮立たせ、弱火にしてさらに30分煮る。

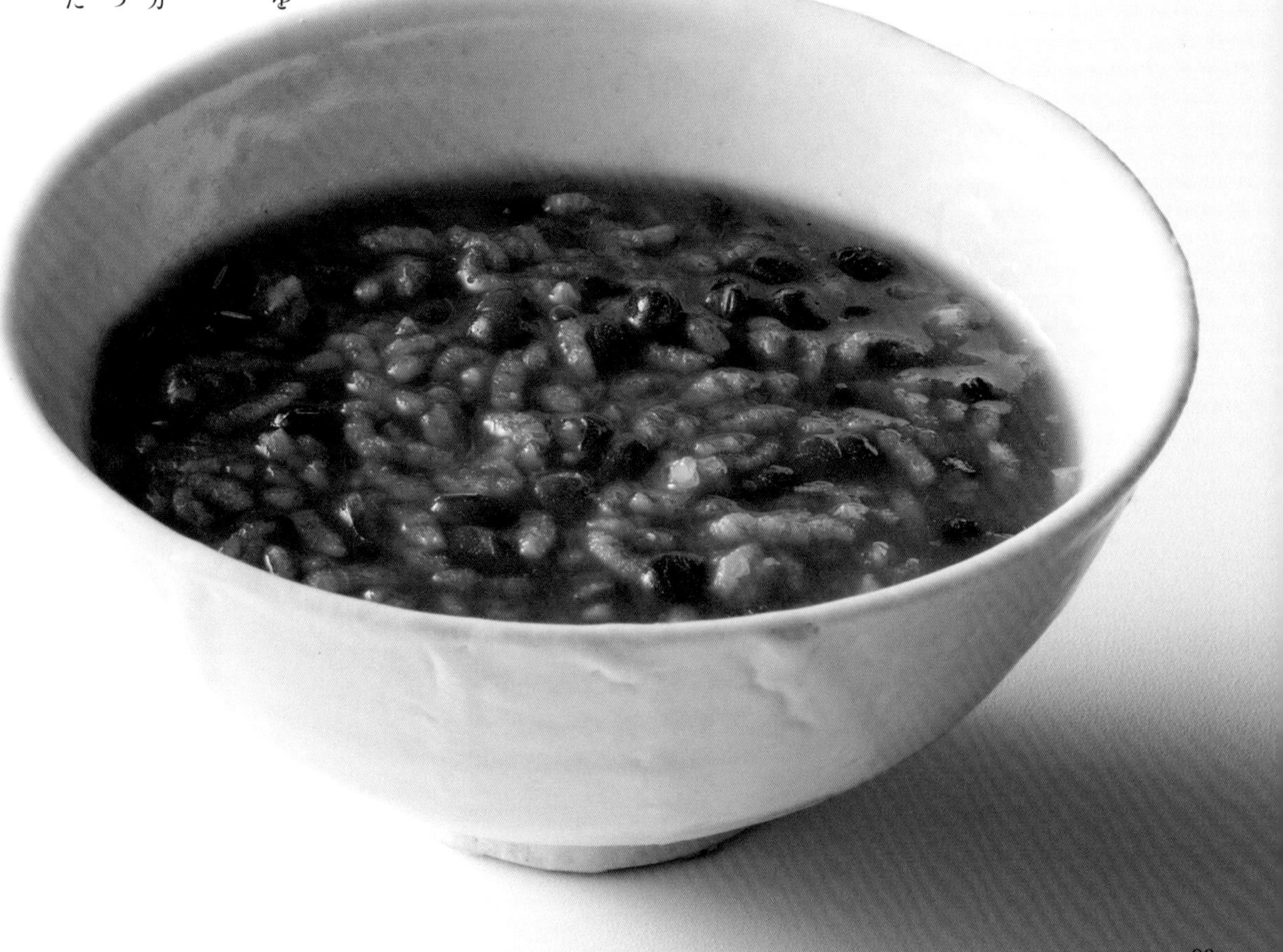

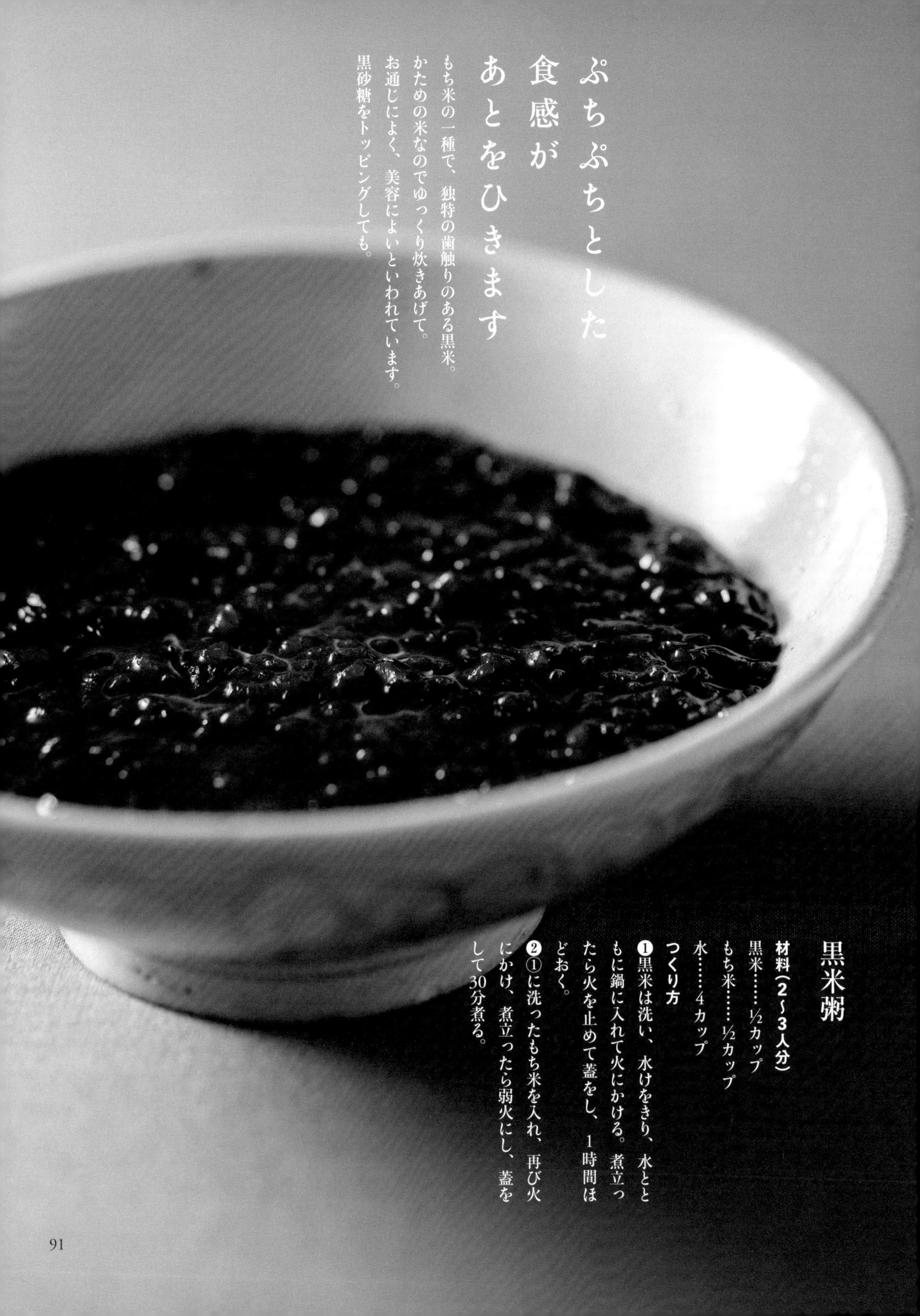

ぷちぷちとした食感があとをひきます

もち米の一種で、独特の歯触りのある黒米。かための米なのでゆっくり炊きあげて。お通じによく、美容によいといわれています。黒砂糖をトッピングしても。

黒米粥

材料（2〜3人分）

黒米……½カップ
もち米……½カップ
水……4カップ

つくり方

❶黒米は洗い、水けをきり、水とともに鍋に入れて火にかける。煮立ったら火を止めて蓋をし、1時間ほどおく。

❷①に洗ったもち米を入れ、再び火にかけ、煮立ったら弱火にし、蓋をして30分煮る。

やさしい甘さが心まで温めてくれます

粒の小さいもち栗と白米のふたつの食感が楽しめる二米粥。干しぶどうの代わりに、干しあんずやなつめでも。

干しぶどう粥

材料(2～3人分)

米……½カップ
もち栗……½カップ
干しぶどう……30g
水……4カップ
黒砂糖、きな粉(1対1で合わせる)
……適量

つくり方

❶米、もち栗をそれぞれ洗い、水けをきる。
❷鍋に水と①、干しぶどうを入れて火にかけ、煮立たせる。米が鍋底にくっつかないようにかき混ぜ、弱火にして蓋をし、30分煮る。黒砂糖ときな粉をかけていただく。

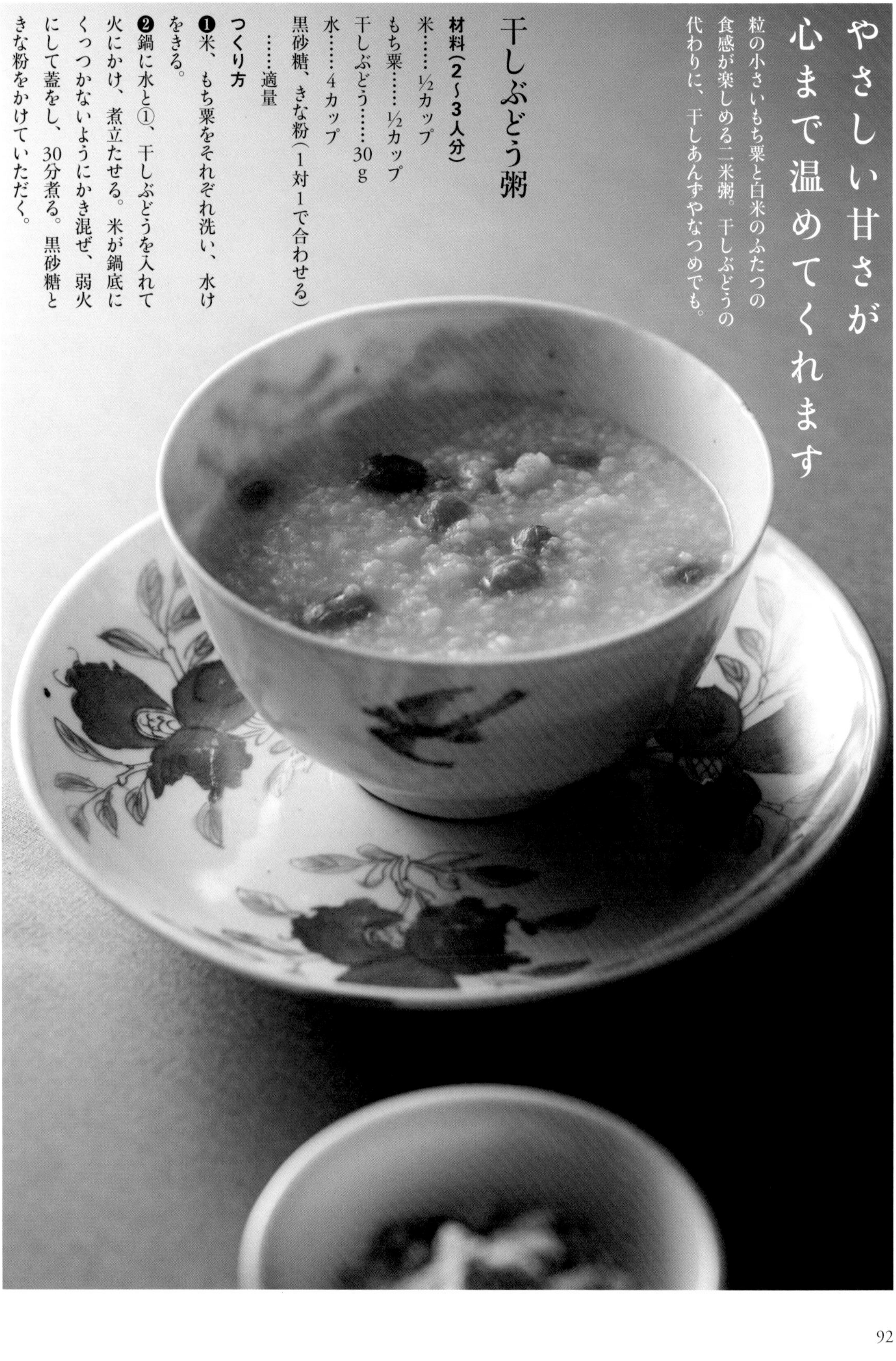

トロトロで胃腸にやさしい

ぷりぷりした押し麦と、とろりとする豆乳との組み合わせは、口当たりがよく、元気がないときでも無理なく食べられます。

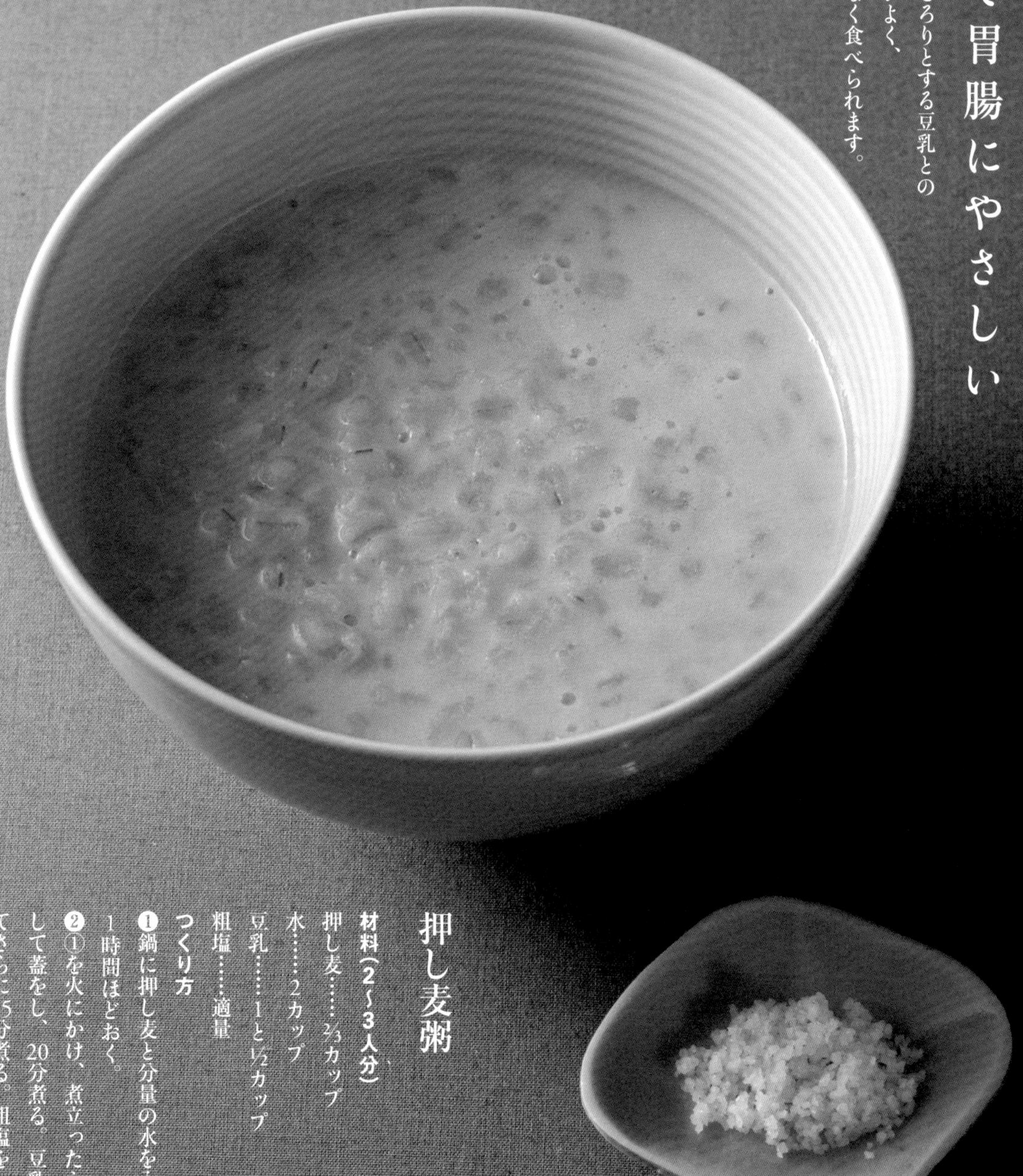

押し麦粥

材料（2～3人分）

押し麦……2/3カップ
水……2カップ
豆乳……1と1/2カップ
粗塩……適量

つくり方

❶鍋に押し麦と分量の水を入れて、1時間ほどおく。
❷①を火にかけ、煮立ったら弱火にして蓋をし、20分煮る。豆乳を加えてさらに15分煮る。粗塩をかけていただく。

乾燥対策と、老化防止

空気が乾燥する冬は、肌だけでなく、体の内側まで乾燥します。体の渇きは老化のもと。体が潤う食生活を心がけて。野菜と一緒に肉や魚などたんぱく質をとることも大切です。ナッツ類に含まれる良質な油も欠かせません。スタミナ食材の牛肉は、良質なたんぱく質とビタミンが豊富。特にすね肉はコラーゲンが多く、エイジングケアによい食材です。

牛すね肉と干しあんず煮

材料（つくりやすい分量）

牛すね肉……500g
干しあんず……60g
しょうがの薄切り……20g
長ねぎのぶつ切り……½本分
酒……½カップ
水……1と½カップ
クミンシード……小さじ⅓
しょうゆ……大さじ2

つくり方

❶牛すね肉をひと口大に切り、さっとゆでて水けをきる。
❷鍋に①、酒、水、クミンシードを入れて火にかける。煮立ったら弱火にして蓋をし、30分煮る。
❸②に干しあんず、しょうが、ねぎ、しょうゆを入れて、40分ほど煮る。

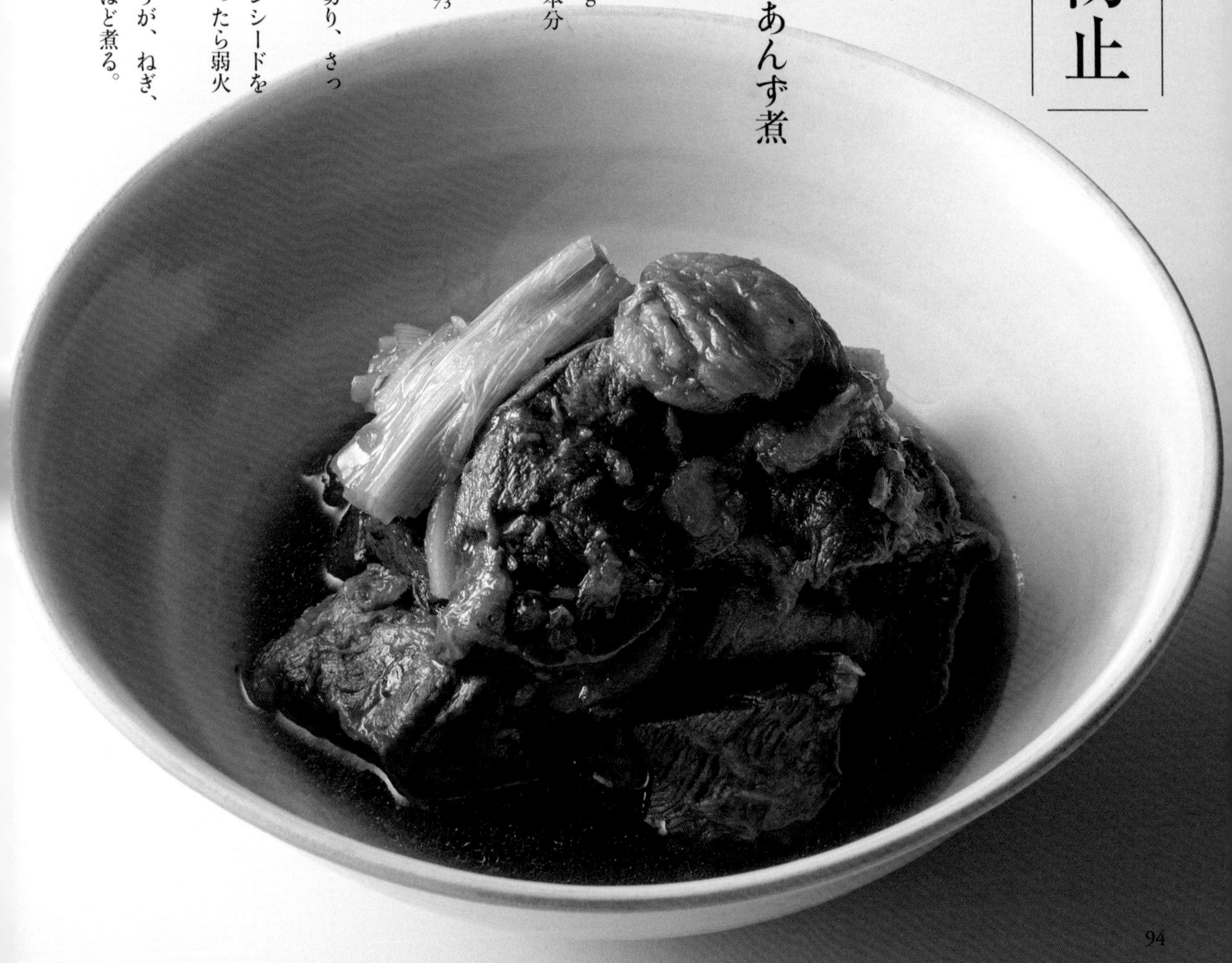

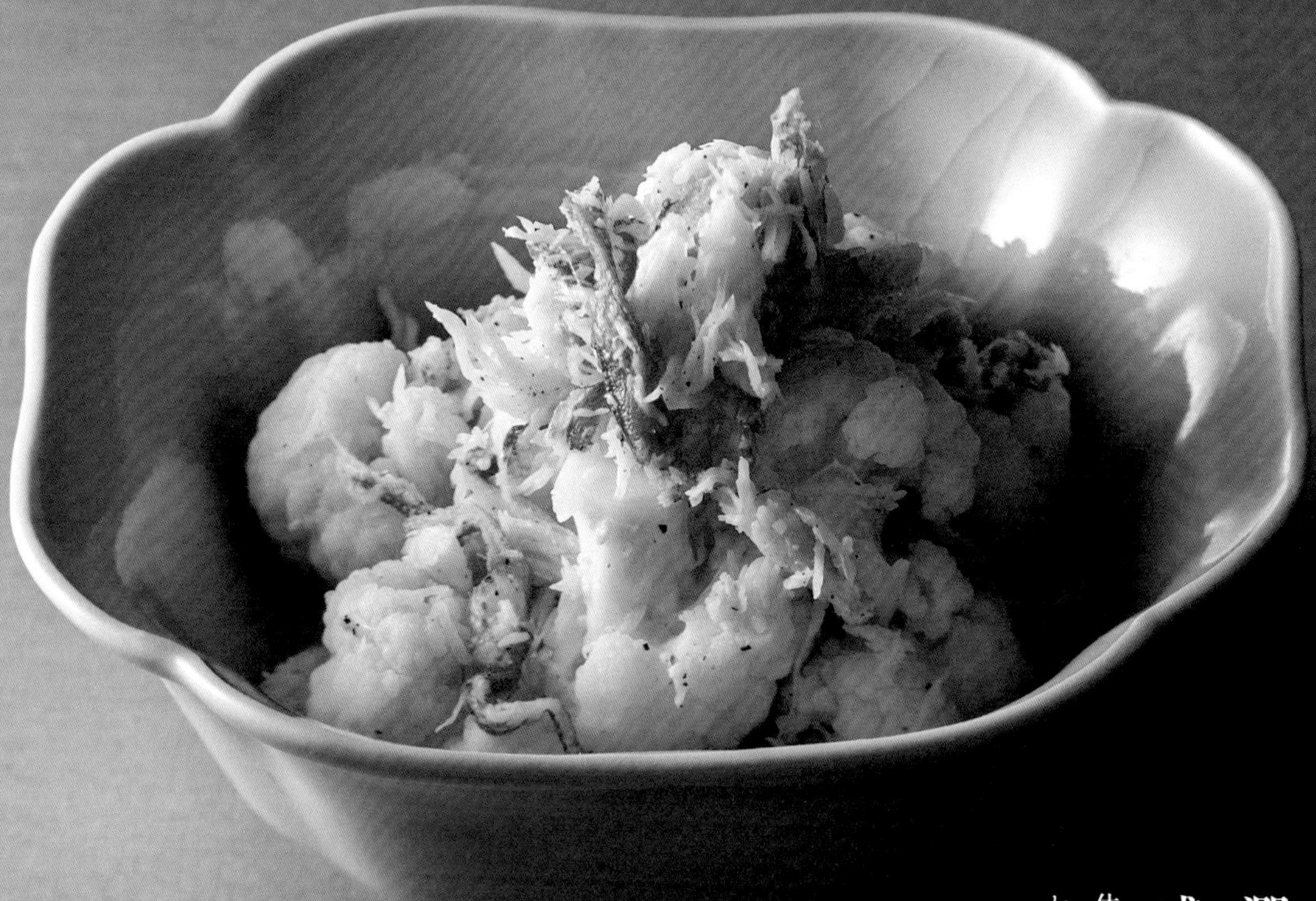

潤いが足りていない……と感じたら

体がかさつくときには、カリフラワーでビタミンCを。かにの程よい塩気とうま味がよく合います。

カリフラワーとかにのあえもの

材料(2人分)

カリフラワー……1/2個
かに肉(缶詰でも可)……80g
粗塩……小さじ1/5
こしょう……少々
ごま油……大さじ1/2

つくり方

❶カリフラワーはひと口大に切り分けてかためにゆで、水にさらして水けをしっかりきる。
❷①にかにを散らしてからめ、粗塩、こしょう、ごま油で調味する。

ほうれん草を味わいたいからシンプルに

鉄分が豊富で貧血の改善によいほうれん草は、体を潤す作用もあるので、乾燥肌の方にもおすすめです。調味料代わりに加えた搾菜と、くるみの香ばしさがアクセントになっています。

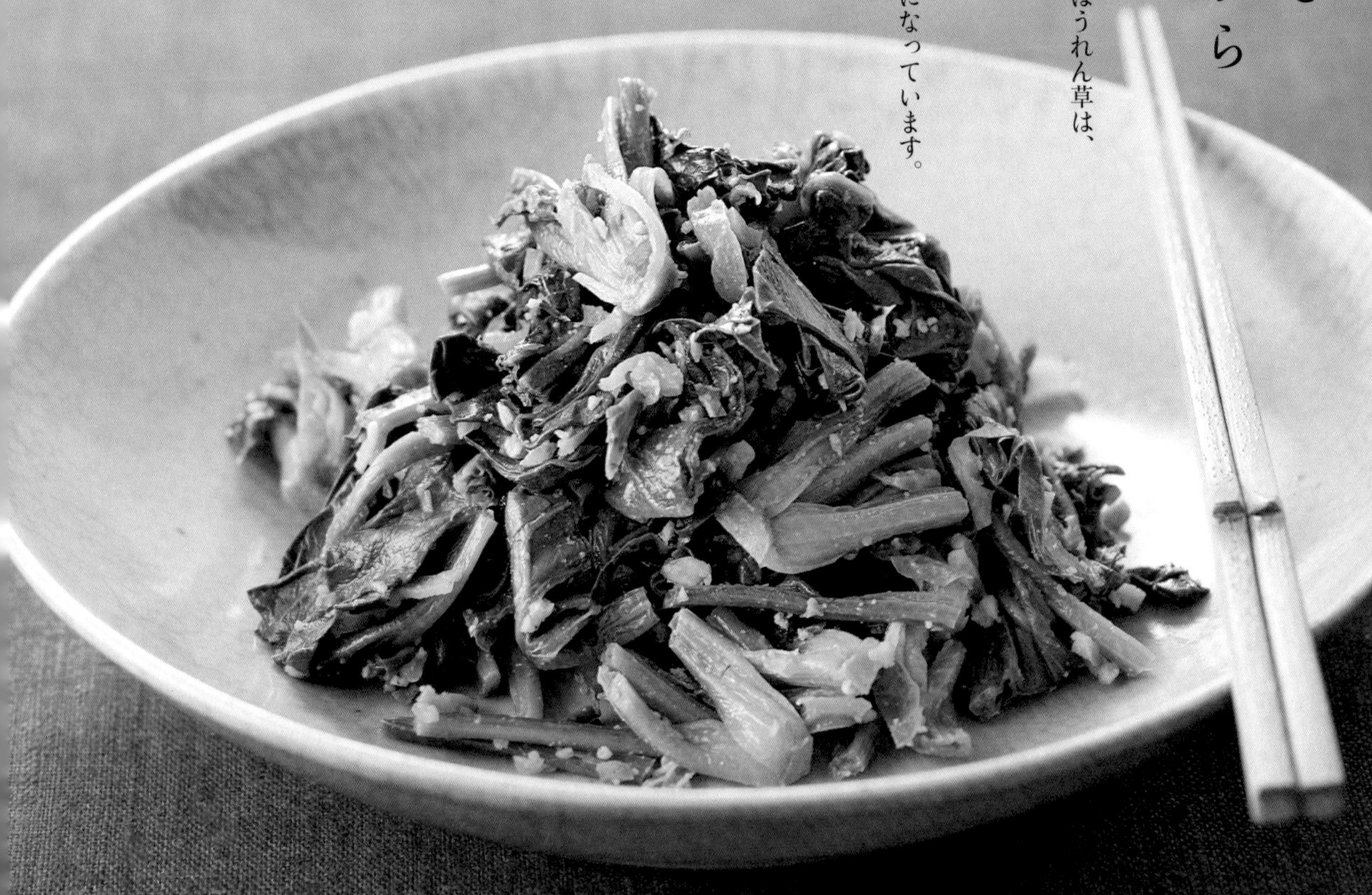

ほうれん草、くるみの搾菜風味あえ

材料(2人分)

ほうれん草……1束
搾菜のせん切り……30g
炒りくるみ(粗みじん切り)……20g
合わせ調味料
　粗塩……ひとつまみ
　練り辛子……小さじ1
　ごま油……大さじ½

つくり方

❶ほうれん草はゆでて水にさらし、水けをきる。3㎝長さに切り、しっかり水けをしぼる。
❷①に、搾菜、炒りくるみの順に加えて、合わせ調味料であえる。

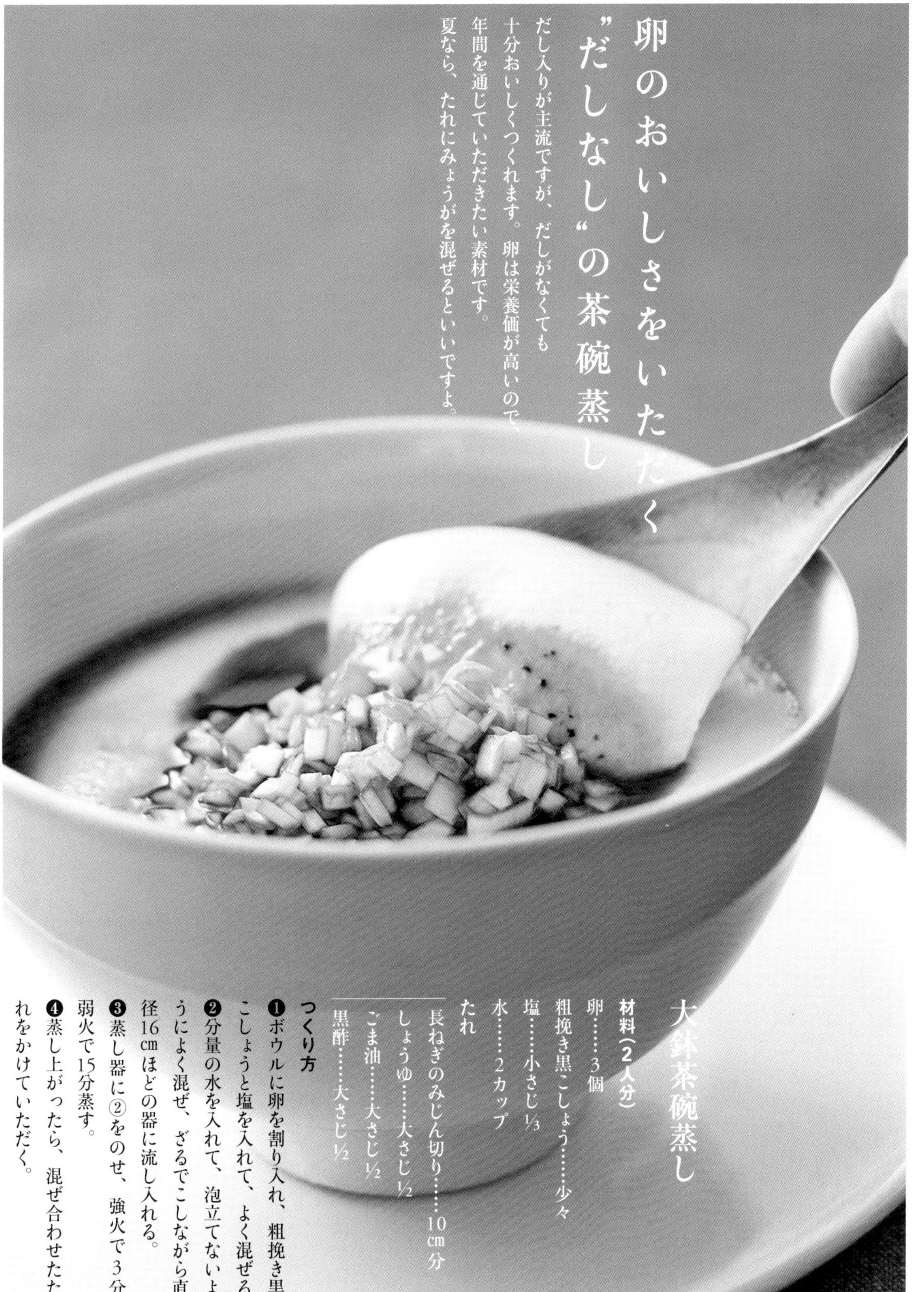

卵のおいしさをいただく”だしなし”の茶碗蒸し

だし入りが主流ですが、だしがなくても十分おいしくつくれます。卵は栄養価が高いので、年間を通じていただきたい素材です。夏なら、たれにみょうがを混ぜるといいですよ。

大鉢茶碗蒸し

材料（2人分）

卵……3個
粗挽き黒こしょう……少々
塩……小さじ1/3
水……2カップ

たれ

長ねぎのみじん切り……10cm分
しょうゆ……大さじ1/2
ごま油……大さじ1/2
黒酢……大さじ1/2

つくり方

❶ボウルに卵を割り入れ、粗挽き黒こしょうと塩を入れて、よく混ぜる。
❷分量の水を入れて、泡立てないようによく混ぜ、ざるでこしながら直径16cmほどの器に流し入れる。
❸蒸し器に②をのせ、強火で3分、弱火で15分蒸す。
❹蒸し上がったら、混ぜ合わせたたれをかけていただく。

ほんのり塩味とさわやかな香りの煮豆

豆の良質なたんぱく質は、肌の再生に欠かせません。胃を温めてくれるというフェンネルと煮て、冬の常備菜に。

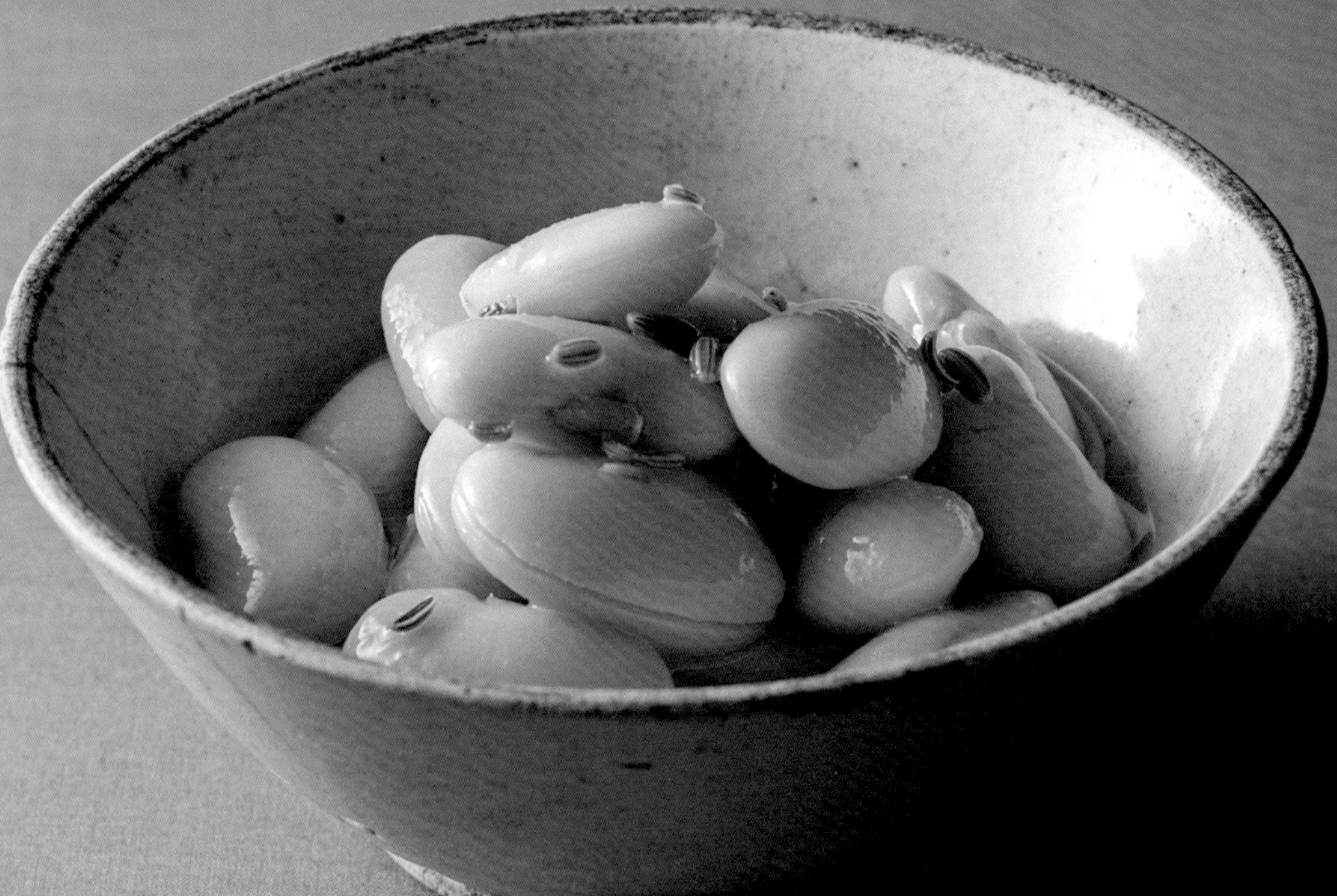

白花豆のフェンネル風味煮

材料(つくりやすい分量)

白花豆……200g
フェンネルシード……大さじ½
粗塩……小さじ⅔
ごま油……大さじ1

つくり方

❶白花豆はたっぷりの水に入れ、24時間ほどつけてもどす。
❷①の水けをきり、鍋に入れ、豆より2cmくらい上にくるまで水(分量外)を注ぎ、フェンネルシードを入れて火にかける。煮立ったら弱火にして蓋をし、30分ほど煮る。粗塩、ごま油を入れ、さらに10分煮て、そのままひと晩おいていただく。

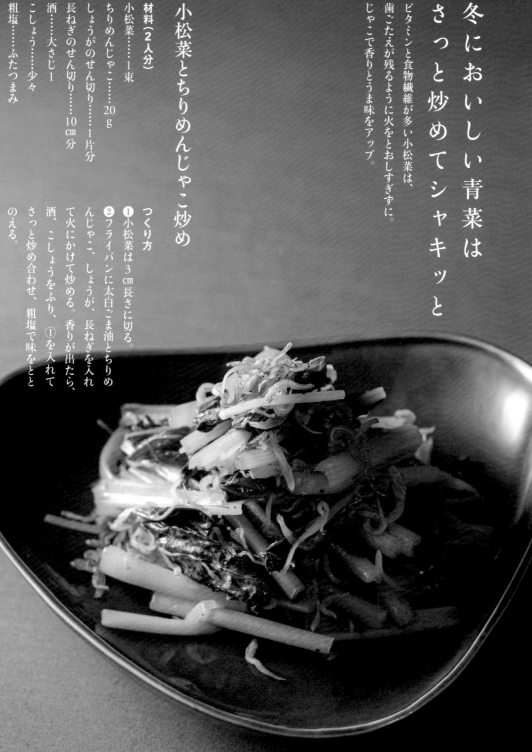

冬においしい青菜は
さっと炒めてシャキッと

ビタミンと食物繊維が多い小松菜は、
歯ごたえが残るように火をとおしすぎずに。
じゃこで香りとうま味をアップ。

小松菜とちりめんじゃこ炒め

材料（2人分）

小松菜……1束
ちりめんじゃこ……20g
しょうがのせん切り……1片分
長ねぎのせん切り……10㎝分
酒……大さじ1
こしょう……少々
粗塩……ふたつまみ
太白ごま油……大さじ1

つくり方

❶小松菜は3㎝長さに切る。
❷フライパンに太白ごま油とちりめんじゃこ、しょうが、長ねぎを入れて火にかけて炒める。香りが出たら、酒、こしょうをふり、①を入れてさっと炒め合わせ、粗塩で味をととのえる。

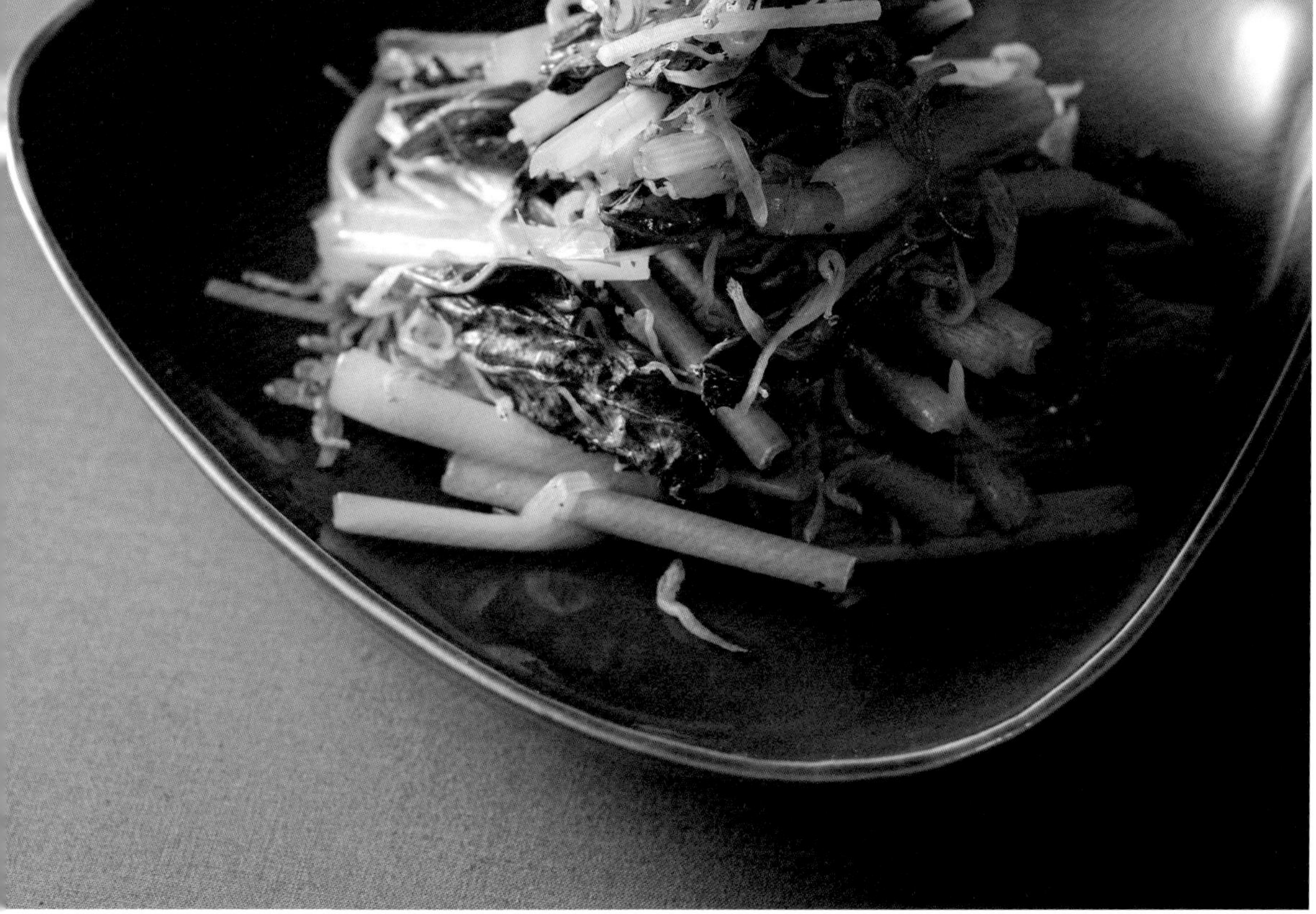

しいたけのうま味を吸った生のくるみがおいしい

干ししいたけは、ひと晩かけてじっくりもどすとふっくら。生のナッツと煮ると、そのおいしさにびっくりしますよ。

干ししいたけとくるみの煮もの

材料（つくりやすい分量）

干ししいたけ……12個
くるみ（生）……30g
酒……½カップ
水……1カップ
しょうゆ……大さじ1
粗塩……小さじ¼
こしょう……少々

つくり方

❶干ししいたけは、水にひと晩つけてもどす。
❷鍋に①、くるみ、酒、分量の水を入れて火にかけ、煮立ったら弱火にして蓋をし、20分煮る。しょうゆ、粗塩、こしょうを入れて、さらに10分煮て火を止め、そのまま味を含ませる。

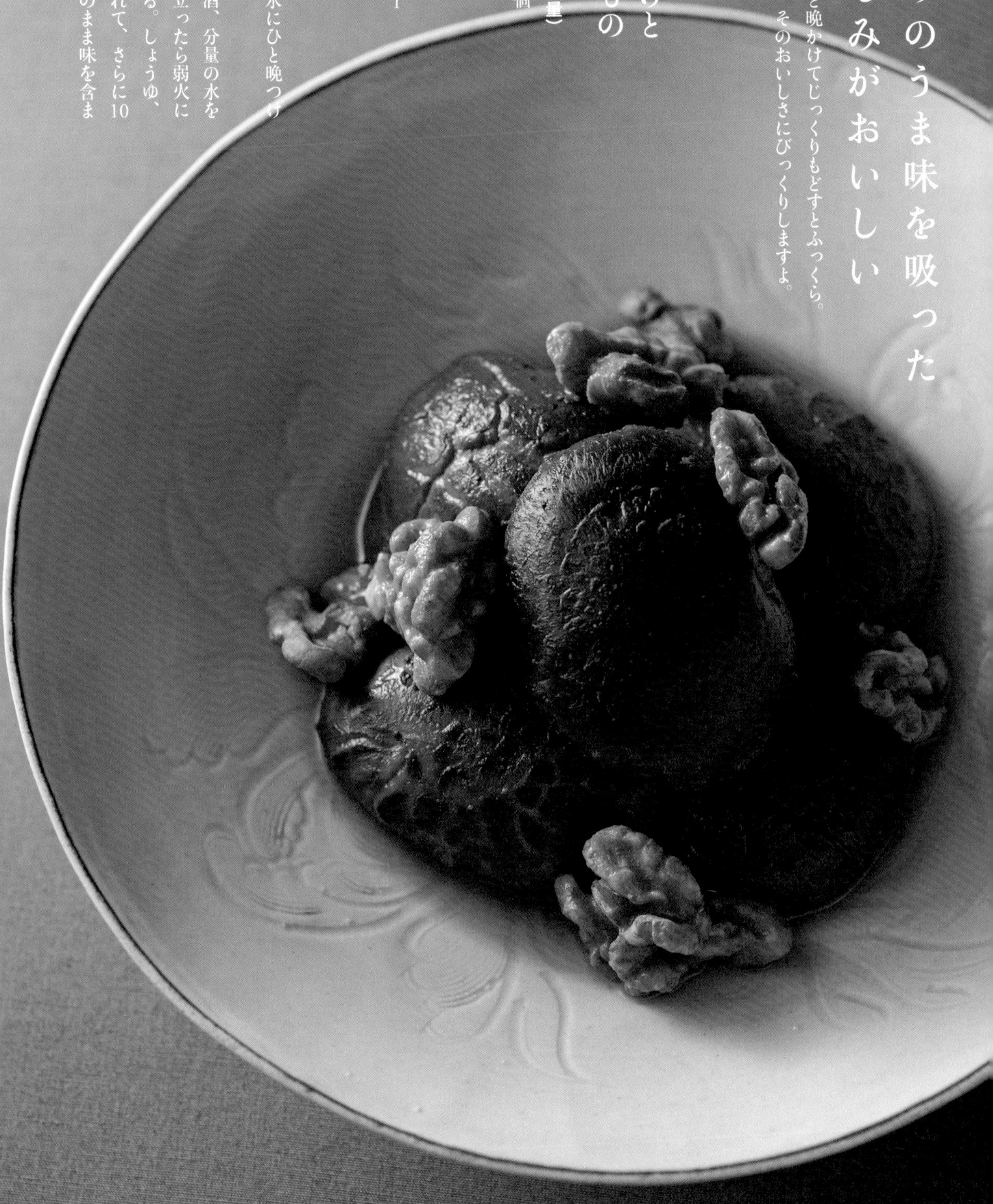

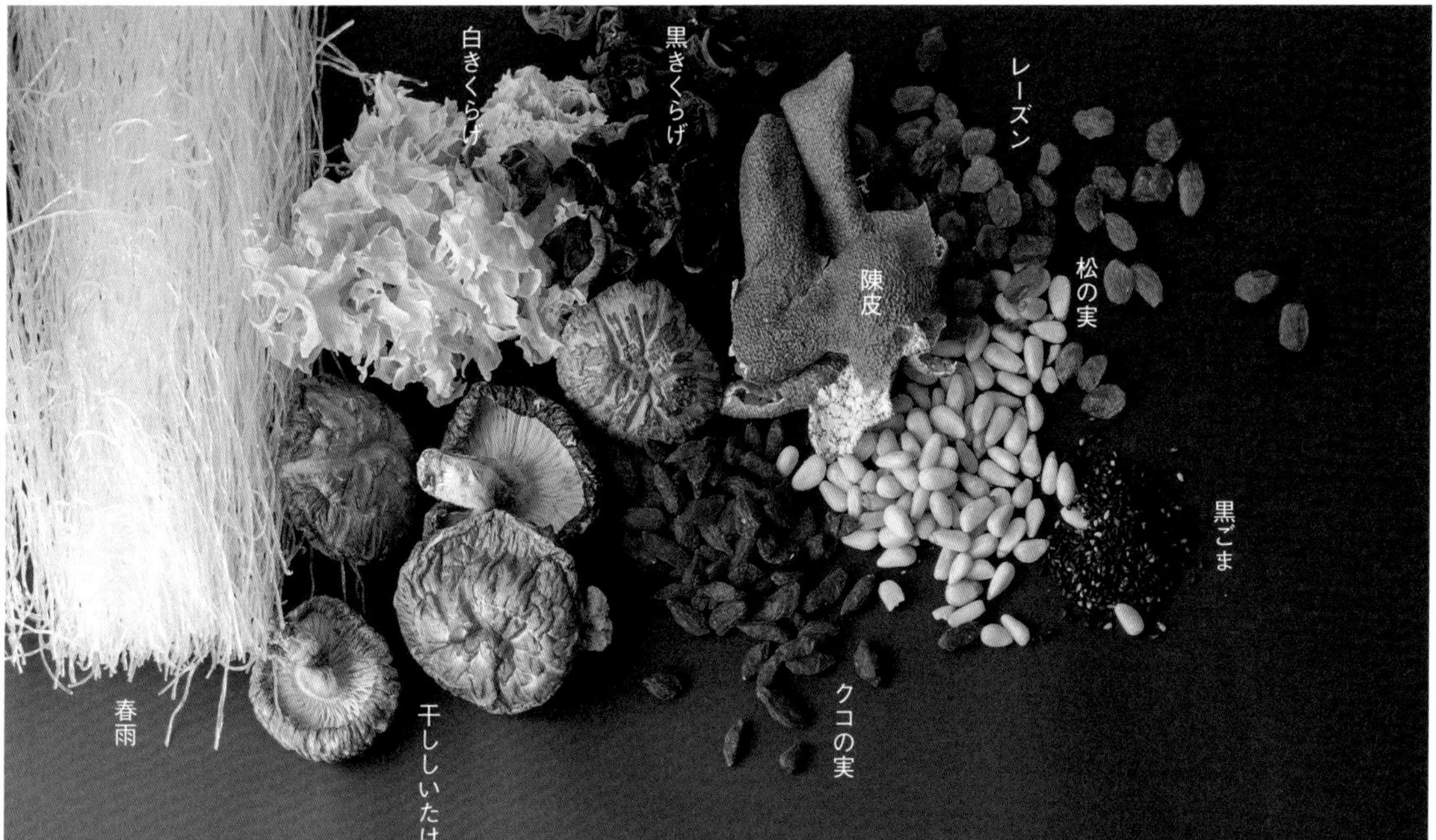

体をいたわる乾物の話

高級中国料理店に行くと、アワビやフカヒレなど乾物料理が多いことに気づきませんか。中国では乾物をいかに上手にもどせるかが料理人の腕の見せどころ。それくらい乾物が高い地位を占めています。砂漠に囲まれ乾燥が激しい北京では、流通が未発達の昔は、冬になると農作物の収穫もなく、海も遠いため新鮮な海産物も手に入りません。乾物が発展したのは必然だったのでしょう。食材を乾燥させることで保存性が高まるだけでなく、うま味が凝縮され栄養価も高まりますので、北京の人にとっては食生活に欠かせない大切な存在なのです。家庭でふだん使うのは干し貝柱や干しえび、干ししいたけなど、海のものも山のものも種類はさまざま。ナッツやドライフルーツも合わせると、それこそ10種類以上の乾物が、ほとんどの家庭の台所に常備されています。大事なことは、使う前のひと手間を惜しまないこと。水でもどして使うときは、けっして急がず、できればひと晩かけてもどしましょう。すると芯からふっくらして、噛むとじんわりうま味がしみ出します。ごまや松の実などのナッツ類を使うときは、弱火でじっくり炒ると香ばしい風味が引き立ちます。ドライフルーツは、もどして使ったり、そのまま煮ものに入れたり、比較的気軽に使えます。乾物づかいをマスターして、料理の幅を広げてみてください。

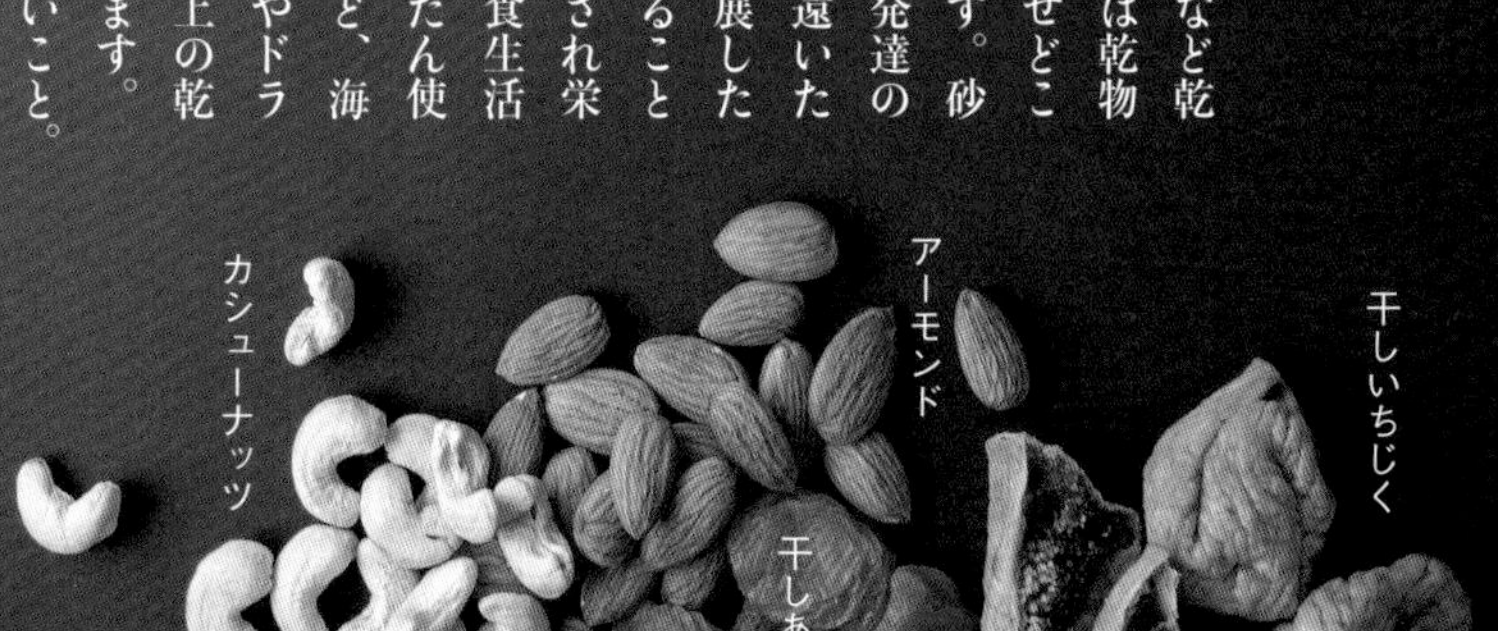

スイーツで心と体を癒す

スイーツを罪悪感なく
食べられたらいいのに……
なんて思ったことありませんか。
おまかせください。
医食同源の一環として、
豆やナッツ、ドライフルーツ、
自然の恵みを使った栄養満点の
極上スイーツをご紹介いたします。
でも、体によいからって
食べ過ぎにはくれぐれもご注意を。

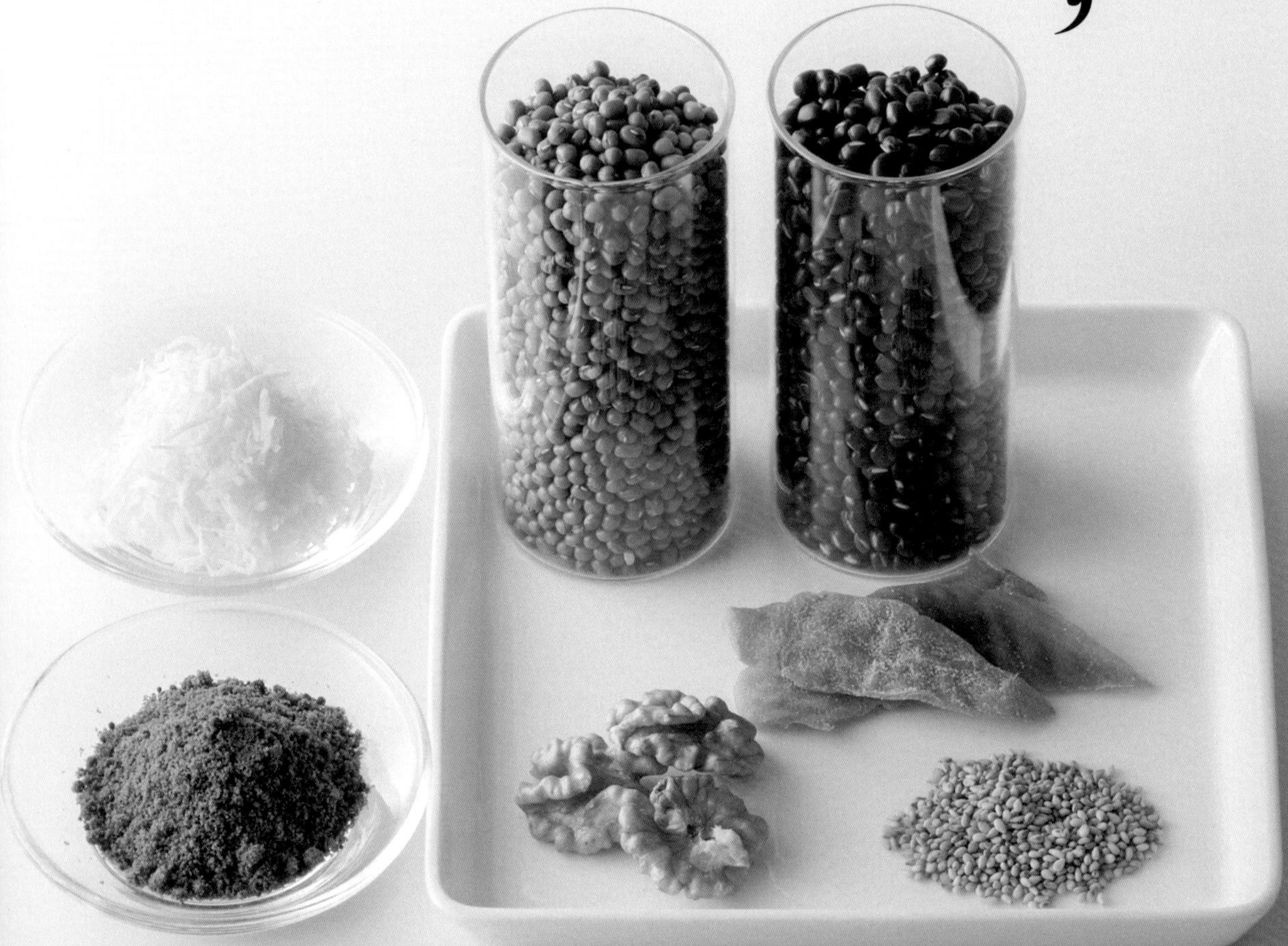

体を冷やすフルーツは火をとおしていただきます

ほどよい酸味と食物繊維が豊富なりんごは元気回復のもと。レモンを添えて風邪予防に。秋の味覚の梨は肌や粘膜を潤すので、冬の備えにうれしいデザートです。クコの実があったらぜひ添えて。

りんごのコンポート

材料（3～4人分）

りんご……2個
レモン（ワックス不使用のもの）……1個
水……2カップ
はちみつ……大さじ3
シナモンパウダー……少々

つくり方

❶りんごは縦4等分に切り、皮と芯と除く。レモンは薄切りにする。
❷鍋に①、水、はちみつを入れ、火にかける。煮立ったら弱火にし、蓋をして30分煮る。仕上げにシナモンパウダーをふる。

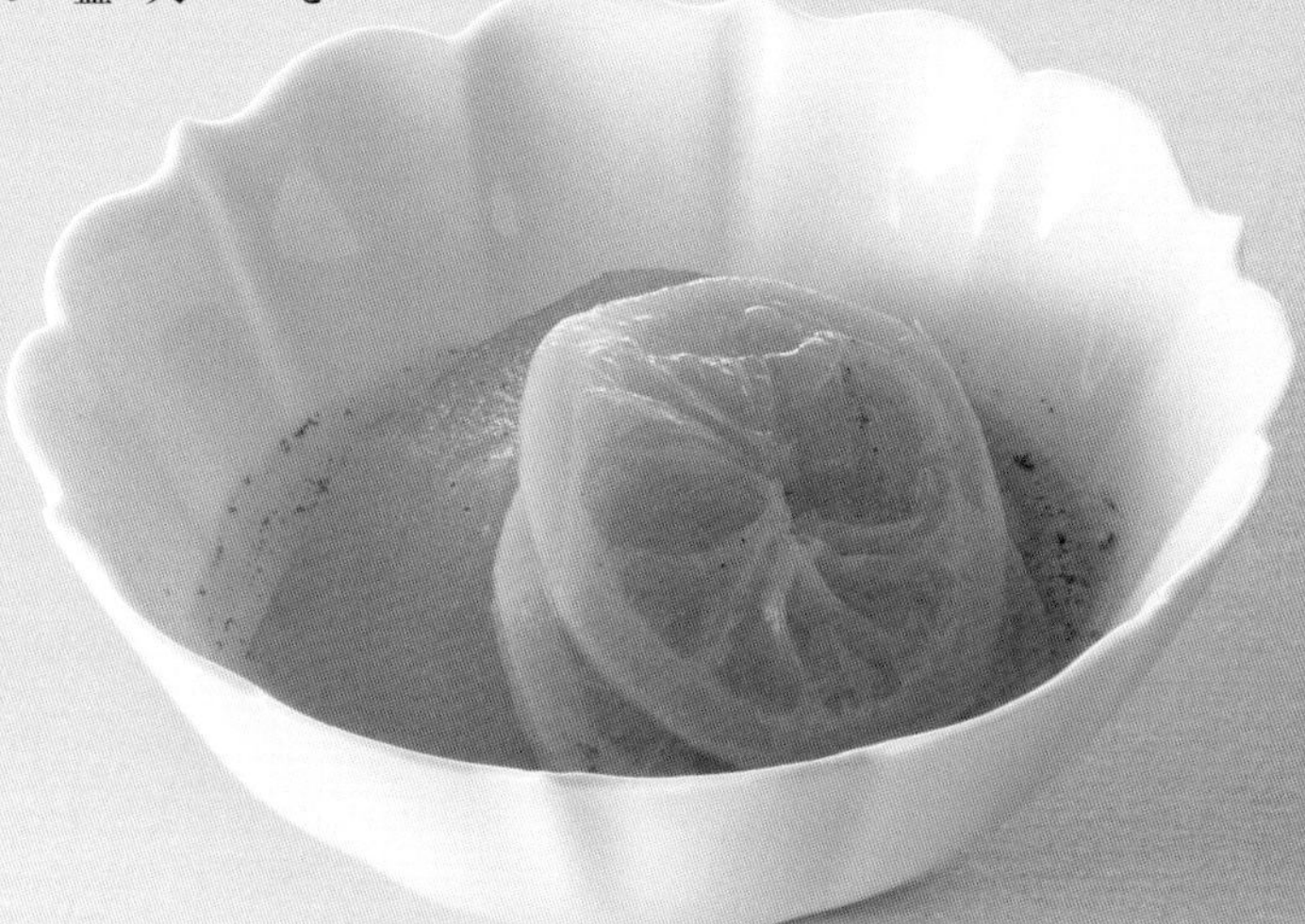

梨のコンポート

材料（3～4人分）

梨……2個
ココナッツロング……25g
水……2カップ
はちみつ……大さじ2

つくり方

梨は縦4等分に切り、皮と芯を除き、鍋に入れる。水、はちみつ、ココナッツロングを入れて火にかけ、煮立ったら弱火にし、蓋をして30分煮る。

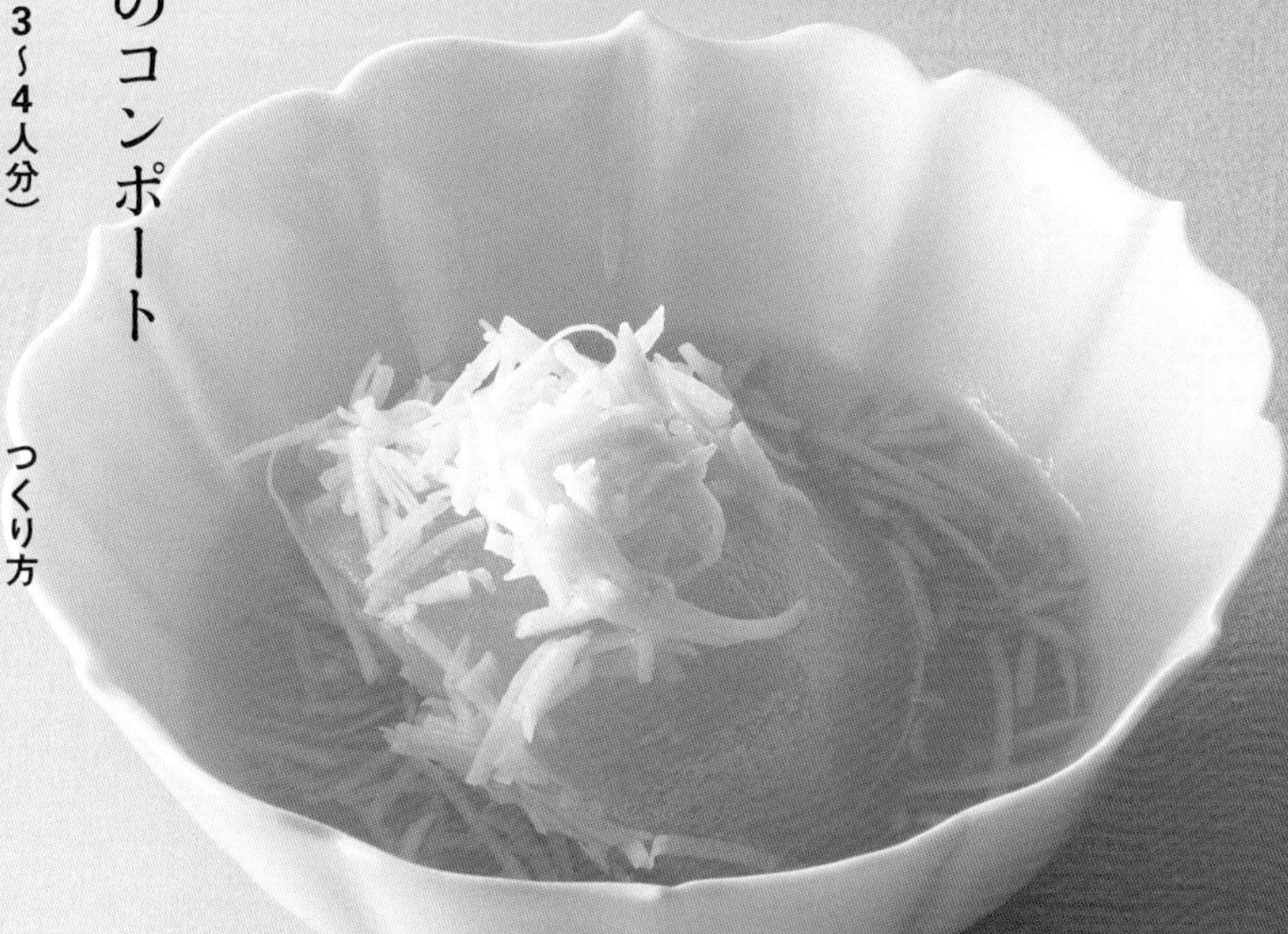

暑さを和らげたい日、体を温めたい日に

体の熱を取る緑豆のおしるこは夏のおやつに。ココナッツミルクで栄養補給も。
女性の体にやさしい小豆のおしるこは、冷えやむくみの解消、生理前におすすめです。

小豆のおしるこ

材料(つくりやすい分量)

小豆……1カップ
水……4カップ
黒砂糖……60g

つくり方

❶小豆は洗って水けをきり、鍋に入れて水を注ぎ、火にかける。煮立ったら弱火にして蓋をして20分煮て、火を止め、1時間ほどおく。
❷①を再び火にかけ、煮立ったら弱火にして蓋をし、さらに30分煮る。黒砂糖を加えて溶かし、火を止める。

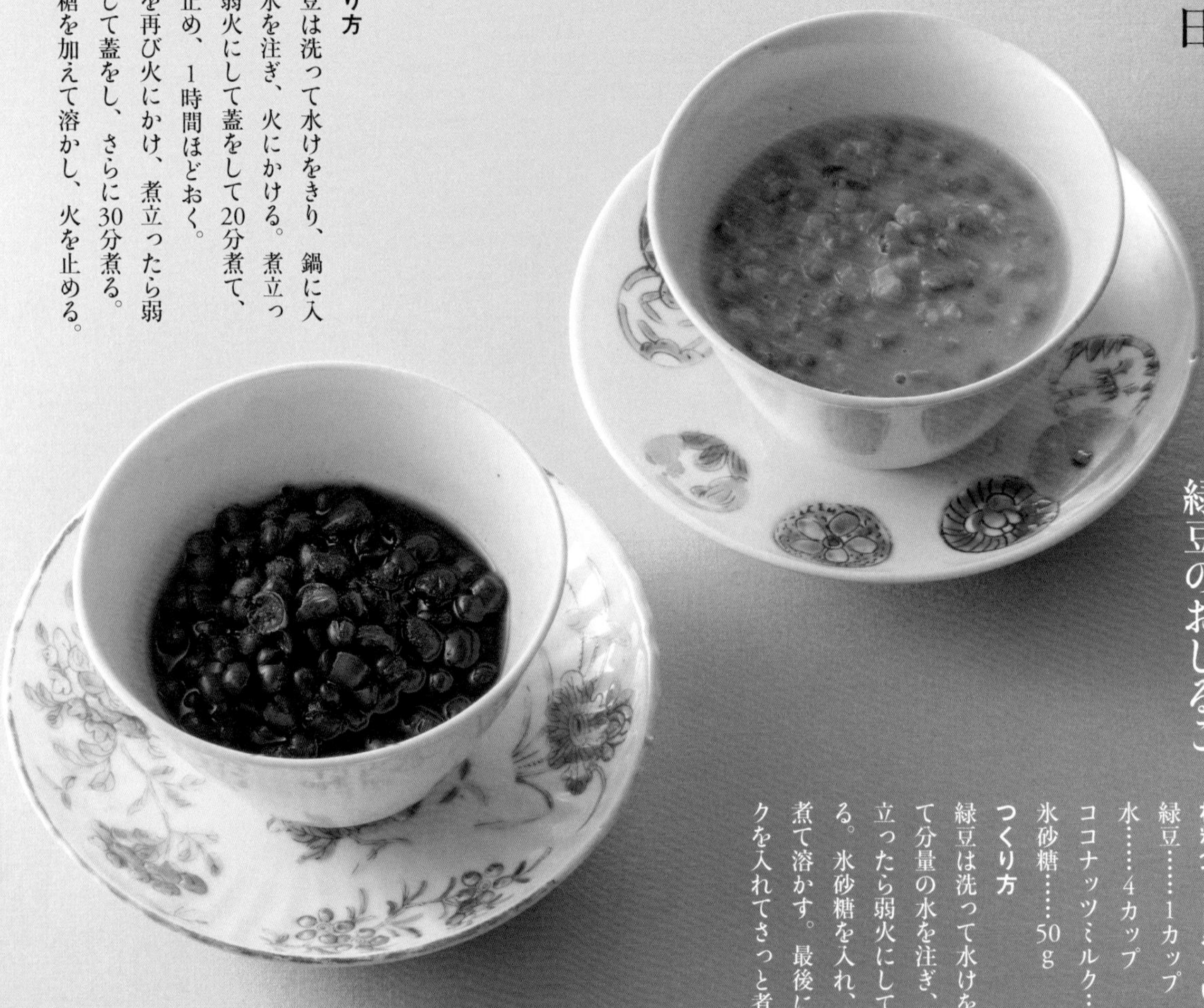

緑豆のおしるこ

材料(つくりやすい分量)

緑豆……1カップ
水……4カップ
ココナッツミルク……1カップ
氷砂糖……50g

つくり方

緑豆は洗って水けをきり、鍋に入れて分量の水を注ぎ、火にかける。煮立ったら弱火にして蓋をし、30分煮る。氷砂糖を入れ、さらに10分ほど煮て溶かす。最後にココナッツミルクを入れてさっと煮る。

おいしさと栄養がぎっしり、ごまの団子

白玉粉でつくった団子は、もちもちさっくり。
美容と老化防止によいごまを、たくさんまぶして。

ごま団子

材料（6個分）

白玉粉……60g
粒あん……120g
洗いごま（白）……大さじ2
水……60㎖
揚げ油……適量

つくり方

❶ボウルに白玉粉と水を入れて吸水させ、やわらかくなるまで混ぜる。ひとつにまとまったら、6等分にして丸め、直径6㎝ほどの平らな円に伸ばす。
❷粒あんは6等分に丸め、①で包み、洗いごまを全体にまぶす。
❸180℃の油でかるく色づくまで揚げる。

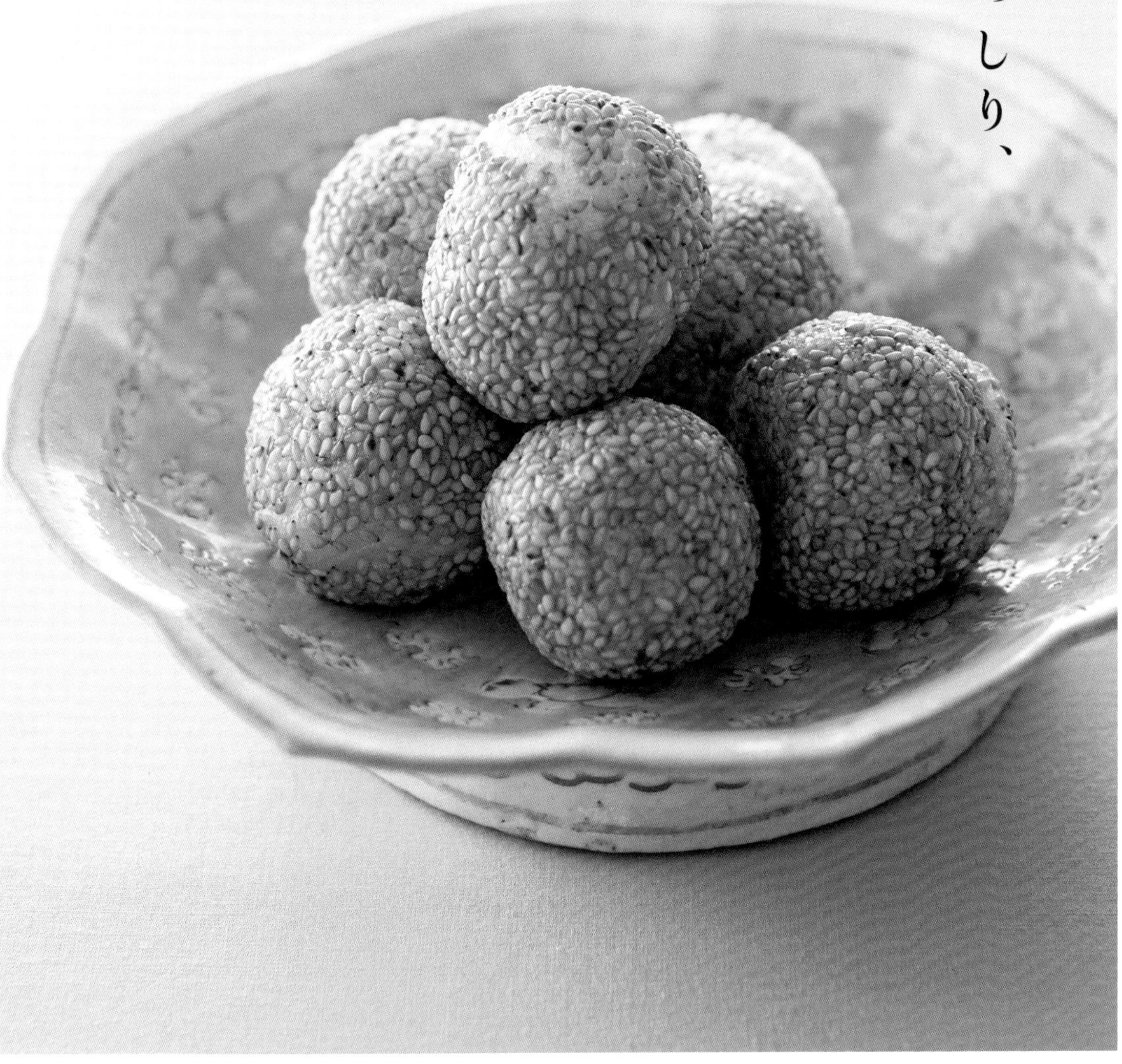

ドライフルーツの酸味がアクセント

蒸した生地は、冷めてもしっとり。きび砂糖を使ってコクと一緒にミネラル分もプラス。干しいちじくや干しあんず、松の実を散らしても。

マーラーカオ

材料（直径18㎝のせいろ1個分）

薄力粉……100g
卵……3個
きび砂糖……50g
水……大さじ1
ベーキングパウダー……大さじ1
ごま油……大さじ1
ドライマンゴー……30g

つくり方

❶ボウルに卵、水、砂糖を入れてよく混ぜ、薄力粉、ベーキングパウダーを入れてさらに混ぜ、ごま油も加えて混ぜる。

❷直径18㎝のせいろにオーブン用シートを敷き、①を流し入れる。せん切りにしたマンゴーを散らし、強火で5分蒸し、弱火にして15分蒸す。

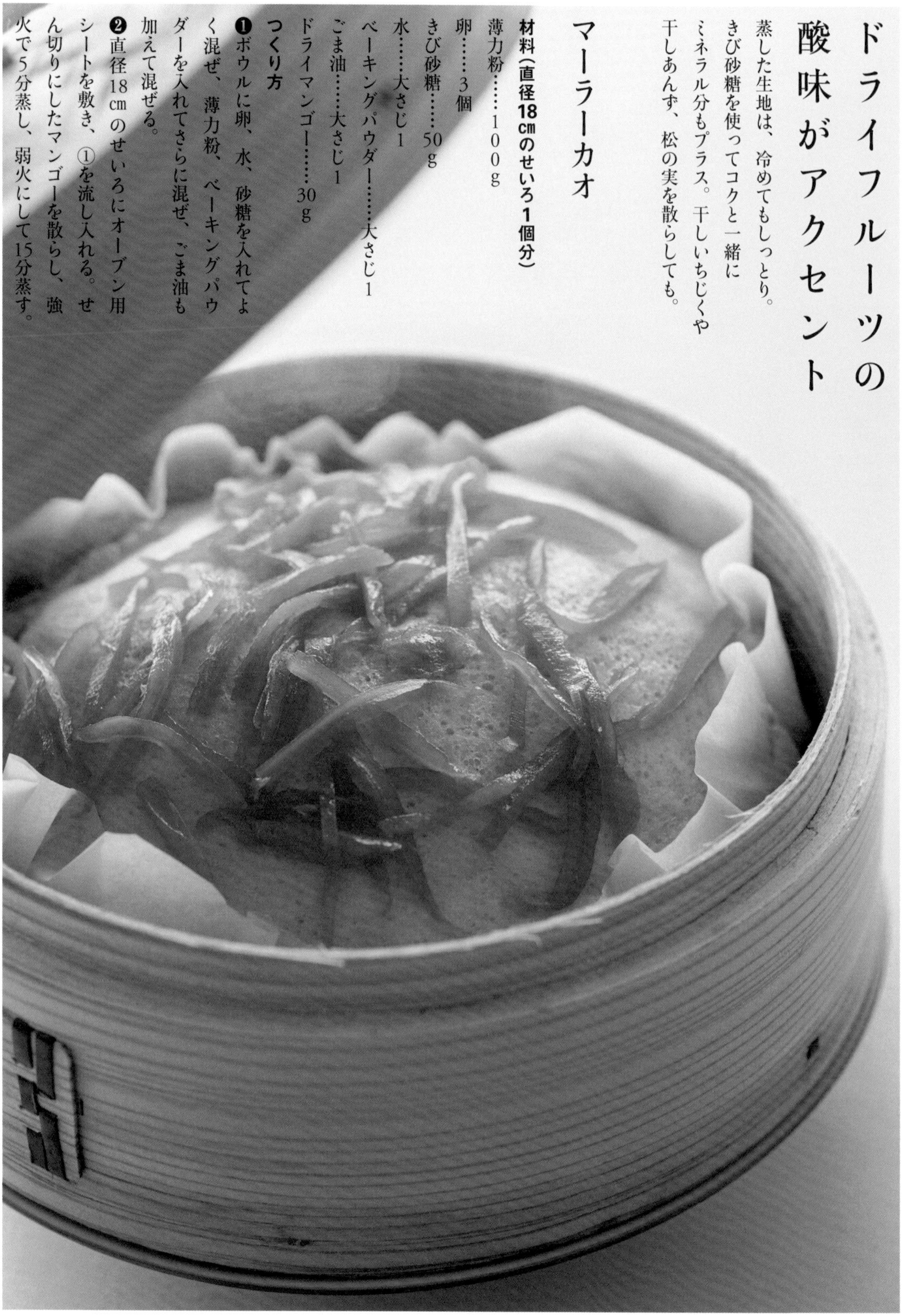

やさしくて力がわく、元気が出るおやつ

滋養強壮によいくるみと、
体を温める効果のある黒糖を組み合わせた
女性の体をいたわってくれるプリンです。
中国では病気のあとや産後によく食べられています。
つぶつぶの食感が楽しく、
力がわいてくる気がしますよ。

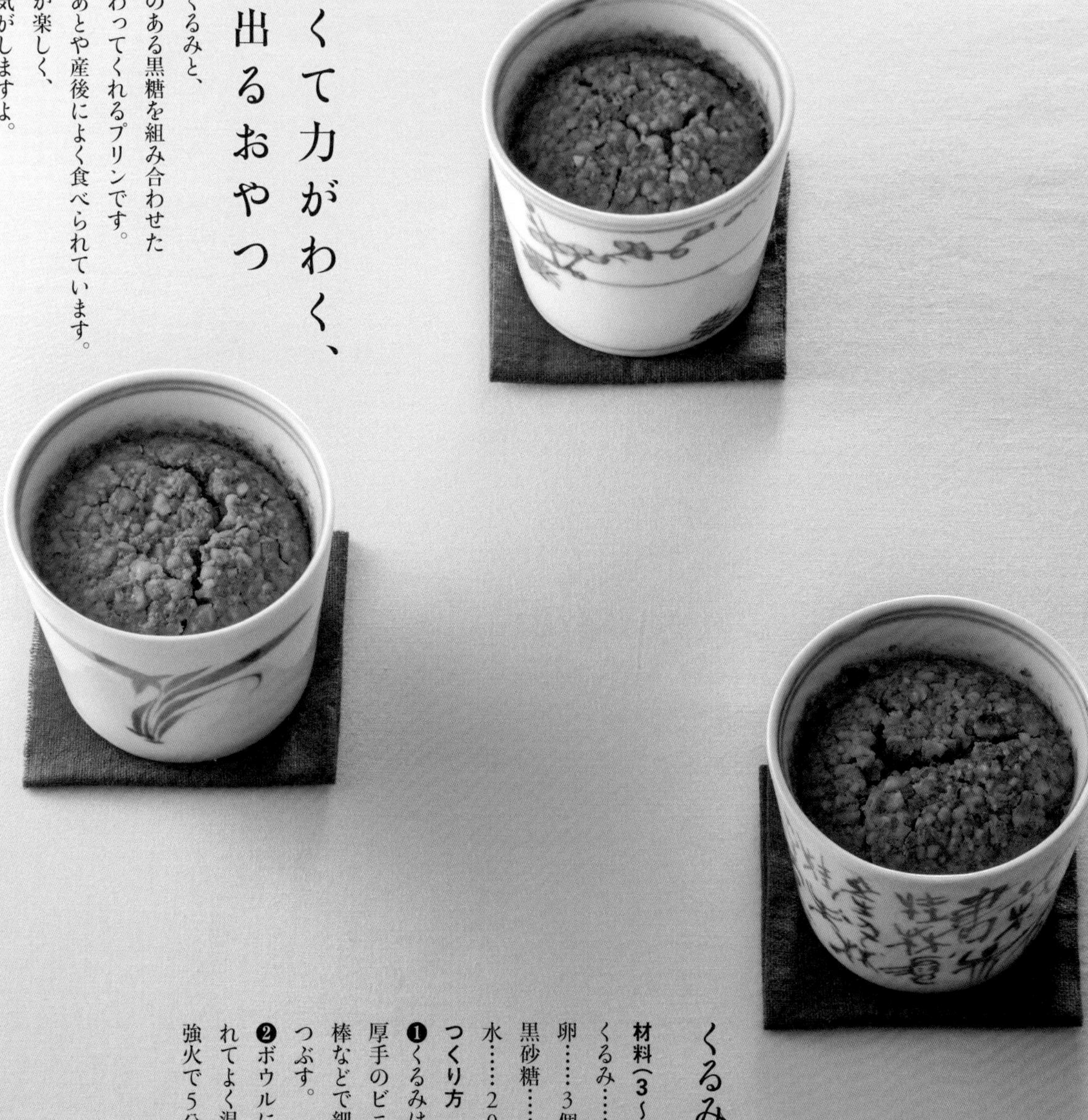

くるみ黒糖プリン

材料（3～4人分）
くるみ……50g
卵……3個
黒砂糖……80g
水……200ml

つくり方
❶くるみはフライパンでから炒りし、厚手のビニール袋に入れ、上から麺棒などで細かくなるまで、たたいてつぶす。
❷ボウルに卵、①、黒砂糖、水を入れてよく混ぜ、耐熱容器に流し入れ、強火で5分、弱火で10分蒸す。

体を整える食材

この本で使ったものを中心に、あると便利なお手当て食材を紹介します。

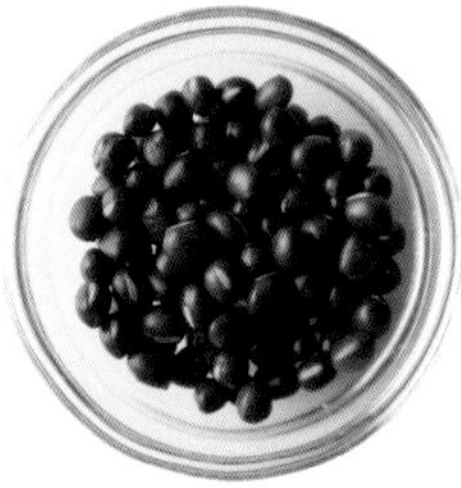

小豆（P.90／104）
血のめぐりをよくし、体を温めてくれる女性の強い味方。産後や生理時に特におすすめです。利尿効果に優れ、むくみにも。

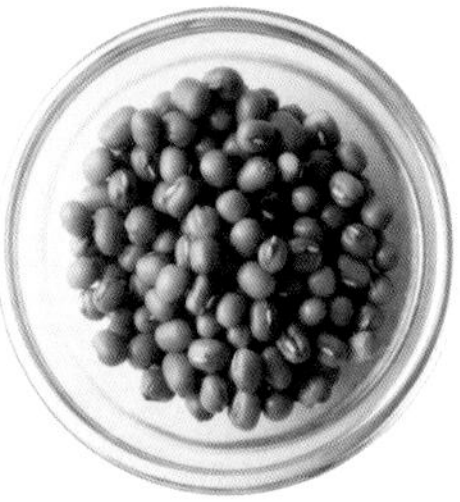

緑豆（P.104）
解毒効果や熱冷ましの効果があるため、春夏におすすめです。新陳代謝がよくなるので、中国では夏の暑さ疲れに欠かせません。

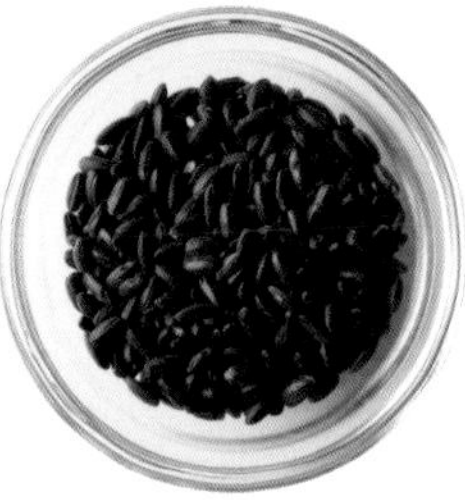

黒米（P.91）
生命力に満ちた古代米。ミネラルが多く、紫色の種皮にはポリフェノールが含まれるそうです。白米を炊くときに少し加えても。

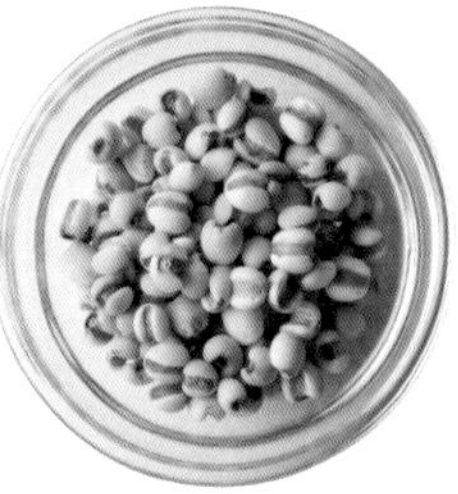

はと麦（P.23）
いろいろな薬効で知られますが、とくに新陳代謝効果に優れ、にきび・肌荒れの解消に。食感がよくスープやお粥におすすめです。

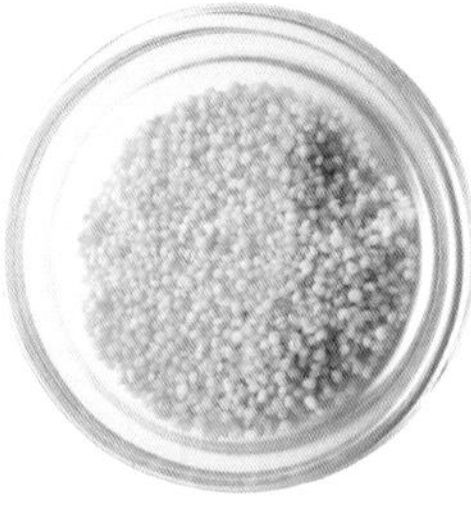

粟（P.92）
もち種とうるち種があり、入手しやすくおいしいのは「もち粟」です。消化機能を高め、解毒作用もあるといわれています。

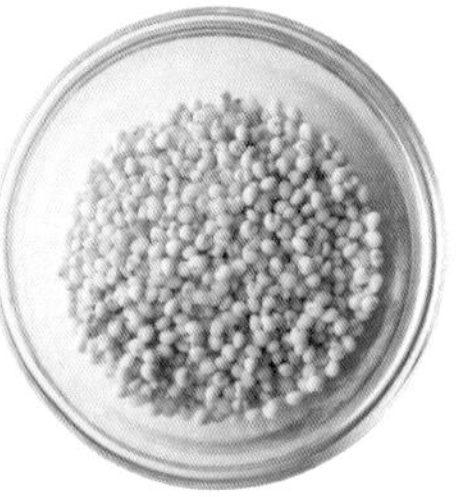

きび（P.69）
ミネラル、食物繊維が豊富で消化吸収によいといわれています。つぶつぶの歯ごたえがおいしく、中国ではお粥に欠かせません。

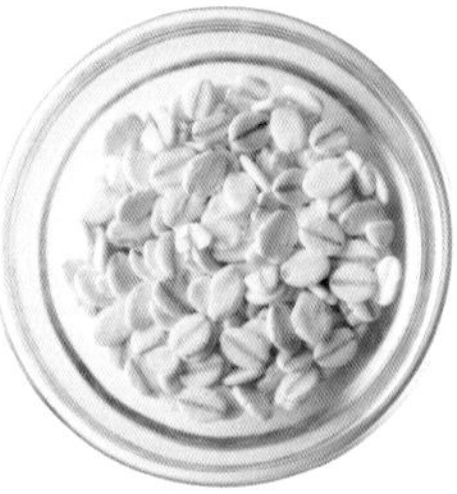

押し麦（P.93）
大麦を精白して加工したもので、水分を含みやすくなったぶん消化しやすくなります。胃腸機能の回復によく、食べ過ぎたときにも。

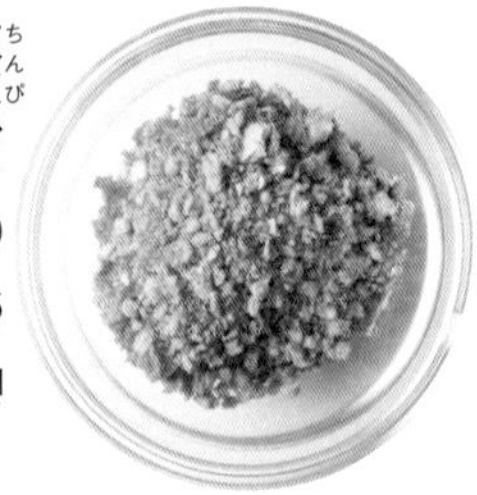

陳皮《ちんぴ》粉（P.70／85／101）
みかんの皮を風通しのよい場所で乾かせば陳皮のでき上がり。粉状にすると気軽に使えて便利。風邪予防や、香りで食欲増進効果も。

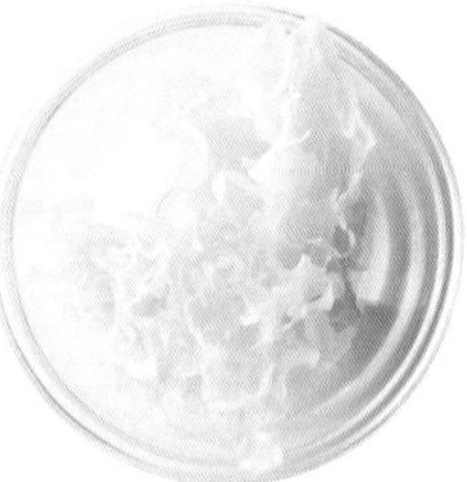

白きくらげ（P.23／65／101）
滋養効果が高く、エイジングケア効果が高く、中国では昔から美容食材として重宝されています。歯ごたえがよく、料理、デザートに活躍。

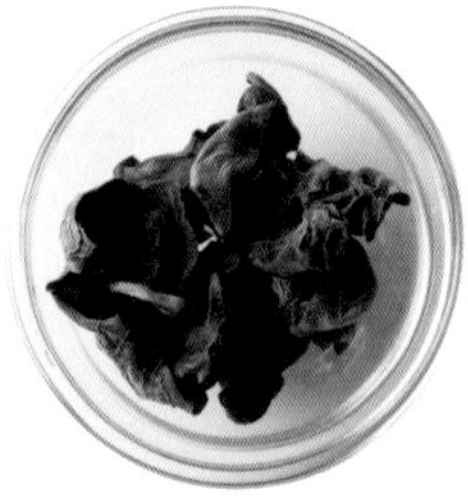

黒きくらげ（P.24／48／101）
栄養が高く滋養強壮によいきくらげ。腸の働きも整えてくれます。選ぶときは、根っこがなくて小さいものがおすすめです。

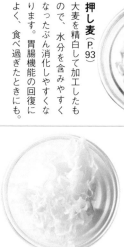

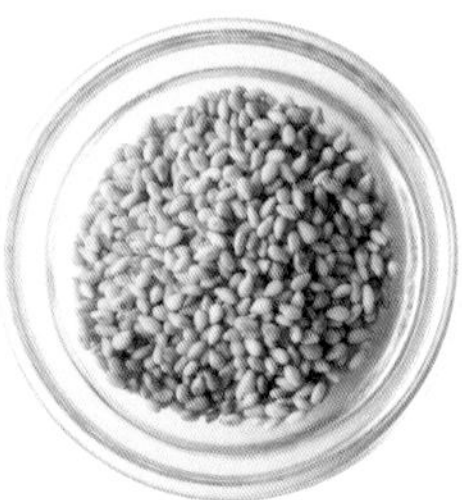

白ごま（P.32／105）
黒白ともにごまに含まれる良質の油分は体の酸化を防いでくれます。すりごま、練りごま、ごま油など、食卓には欠かせません。

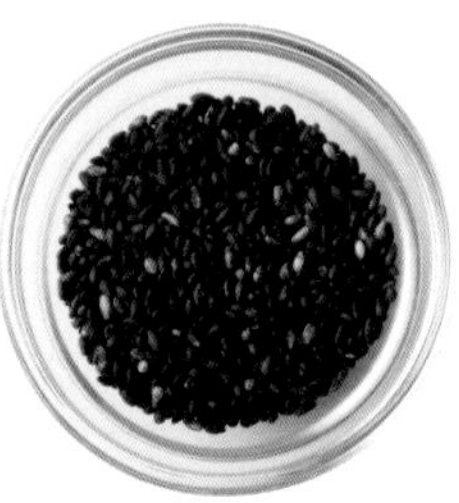

黒ごま（P.66／101）
黒い食材は特に老化防止、滋養強壮によいといわれています。黒ごまは白よりも香りが強いので、料理に風味を足したいときに。

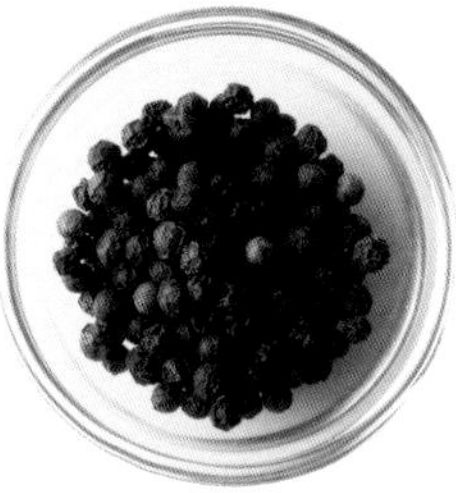

黒こしょう（P.22／53）

おなかから温めてくれるこしょうは黒のほうが香りと辛みが強く、料理のアクセントに。粒をつぶして使うとさらに香りが高まります。

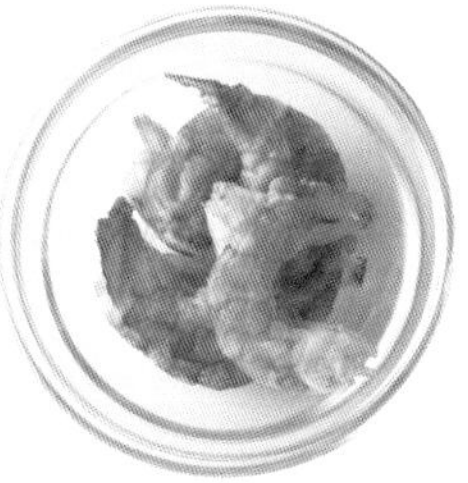

干しえび（P.69）

栄養価が高く、若さを保つと昔からいわれています。うま味が凝縮されていますので、スープや炒めものに使うと、おいしさ倍増。

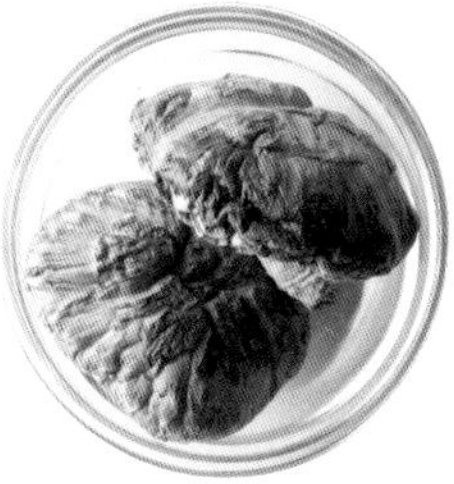

干ししいたけ（P.100／101）

うま味と栄養がギュッと詰まった干ししいたけ。料理全体の味がぐっと深まります。食物繊維が多いので、腸の働きを助けてくれます。

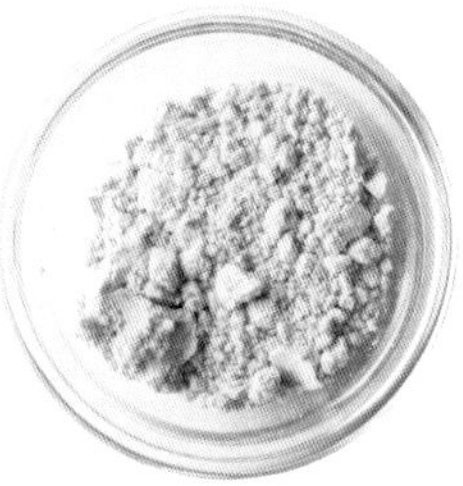

きな粉（P.92）

もともとは大豆ですので、栄養豊富で、女性ホルモンと似た働きをしてくれるそうです。お粥のトッピングにもおすすめです。

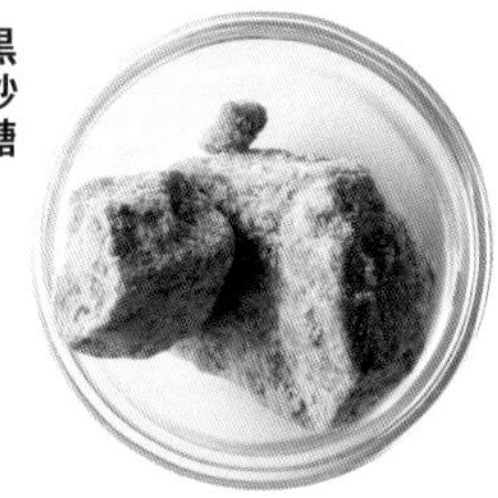

黒砂糖（P.92／104／107）

ミネラル豊富で血行をよくしてくれます。そのまま食べたり、煮ものやスイーツに使ったり、ふだんからぜひ食卓に取り入れて。

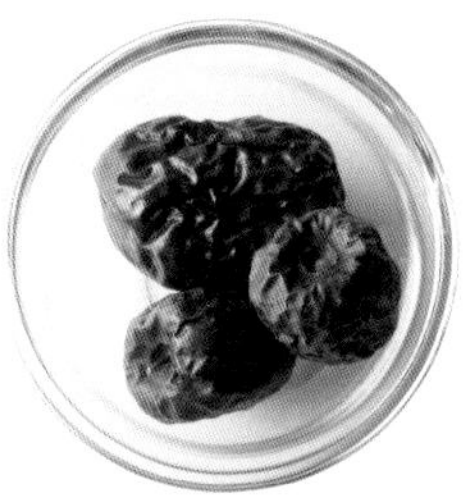

なつめ

中国では老若男女に欠かせません。冷え性や更年期の症状を和らげてくれます。料理にはもちろん、そのままでも、水煮で食べても。

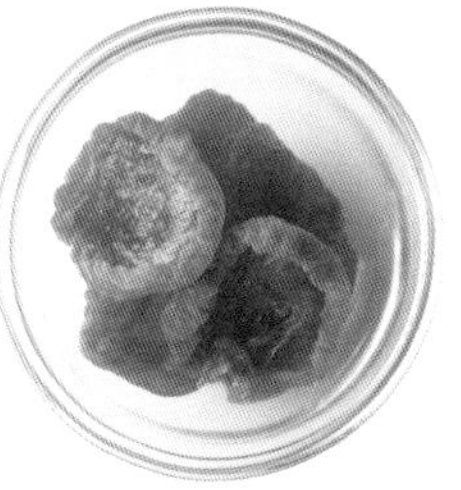

干しあんず（P.94／101）

そのまま食べてもおいしい干しあんず。煮もの、あえものなどの料理に使うとやさしい甘味とコクが出ます。体を潤す効果もうれしい。

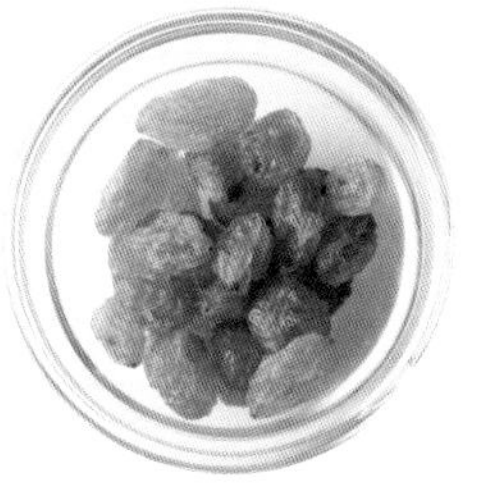

干しぶどう（P.92／101）

天日を浴びた干しぶどうは鉄分、ミネラルがたっぷり。ブドウ糖が多く含まれるので、体の疲れをとって、すばやくエネルギーに。

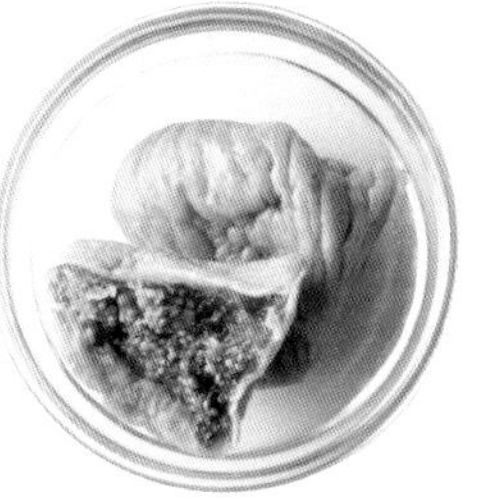

干しいちじく（P.101）

食物繊維、ミネラル、鉄分などをバランスよく含み、美容効果が抜群。やさしい甘さと種のプチプチ食感が楽しくておやつにぴったり。

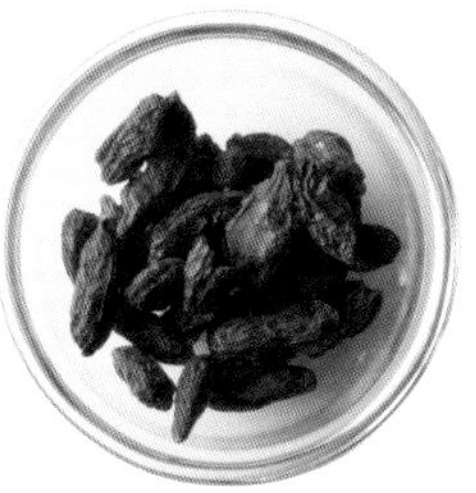

クコの実（P.101）

甘酸っぱくて見た目もかわいいので、料理やスイーツのアクセントによく使います。気血を補い体と心のバランスを整えてくれます。

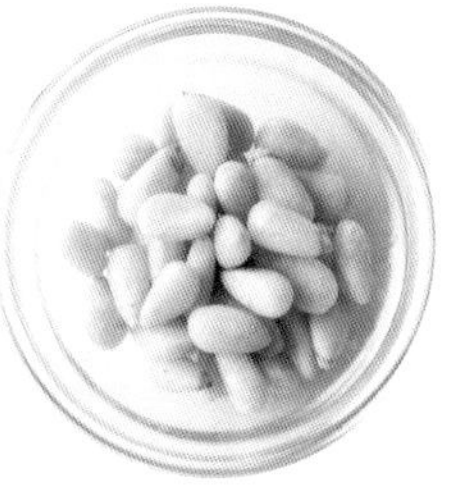

松の実（P.17／101）

「仙人食」といわれるくらい栄養豊富で美容によく、体を元気にしてくれます。あえもの、炒めもの、お粥のトッピングなどに。

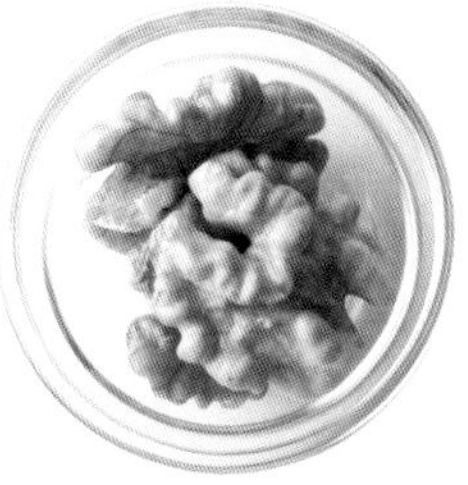

くるみ（P.43／96／100／107）

脳の形に似ているため、脳の働きを活発にしてくれると中国ではいわれています。栄養価が高く、新陳代謝を高めるので美容にも。

おわりに

「体と向き合う家ごはん」はいかがでしたか。「体と向き合う」という言葉から、もしかしたらもっと特別な料理を想像されていたかもしれません。でも、この本でご紹介したのは、季節の野菜や身近な食材を使った、ふだんの献立によいものがほとんどです。体に不調が起きたときにケアする料理をいただくことも、もちろん大切ですが、毎日ごくふつうの食事をして、きちんと生活をし、不調が起きないよう心がけることのほうが大事なことだって、いまの年齢になって実感しています。だって、若いころは体力でごまかせたけれど、いまはまったくいうことをきいてもらえないんですもの。

毎日を慌ただしく送っていると、ふつうにきちんと生活することって、実はすごく難しいですよね。けれど、生きていく＝生活（生きる活動）です。どう生活を送るかで、体自身がちゃんと答えを出してくれる。だから、きちんと生活することが体と向き合うことなのだと思います。毎日を大切にすること。食べ物を粗末にしないこと。自分の体を理解すること。

日本は四季のある美しい国です。季節の変化があって、折々においしい食べ物がある。なんて幸せなことでしょう。自然の恵みに感謝し、楽しみながら、自分や家族の体調に合わせていただくことが、何より贅沢で、一番の医食同源だと私は思っています。

この本を手にとってくださった皆さまが、毎日健やかに楽しく、〝体と向き合う〟ための一助になれたら、うれしく思います。

ウー・ウェン

中国・北京で生まれ育つ。1990年来日。料理上手な母から受け継いだ家庭料理が評判となり、料理研究家となる。「料理を通じて日本と中国の懸け橋になりたい」という想いから、クッキングサロンを主宰。シンプルでつくりやすく、かつ、中国の家庭に伝わる、医食同源の知恵にあふれたやさしい料理に、ファンが多い。著書に『ウー・ウェンの北京小麦粉料理』、『ウー・ウェンさんちの定番献立』（ともに高橋書店）、『これでいいウー・ウェンのありのままの一皿』（婦人之友社）、『料理の意味とその手立て』（タブレ）など多数。

ウー・ウェンクッキングサロン
Tel.03-6455-3684
https://cookingsalon.jp/

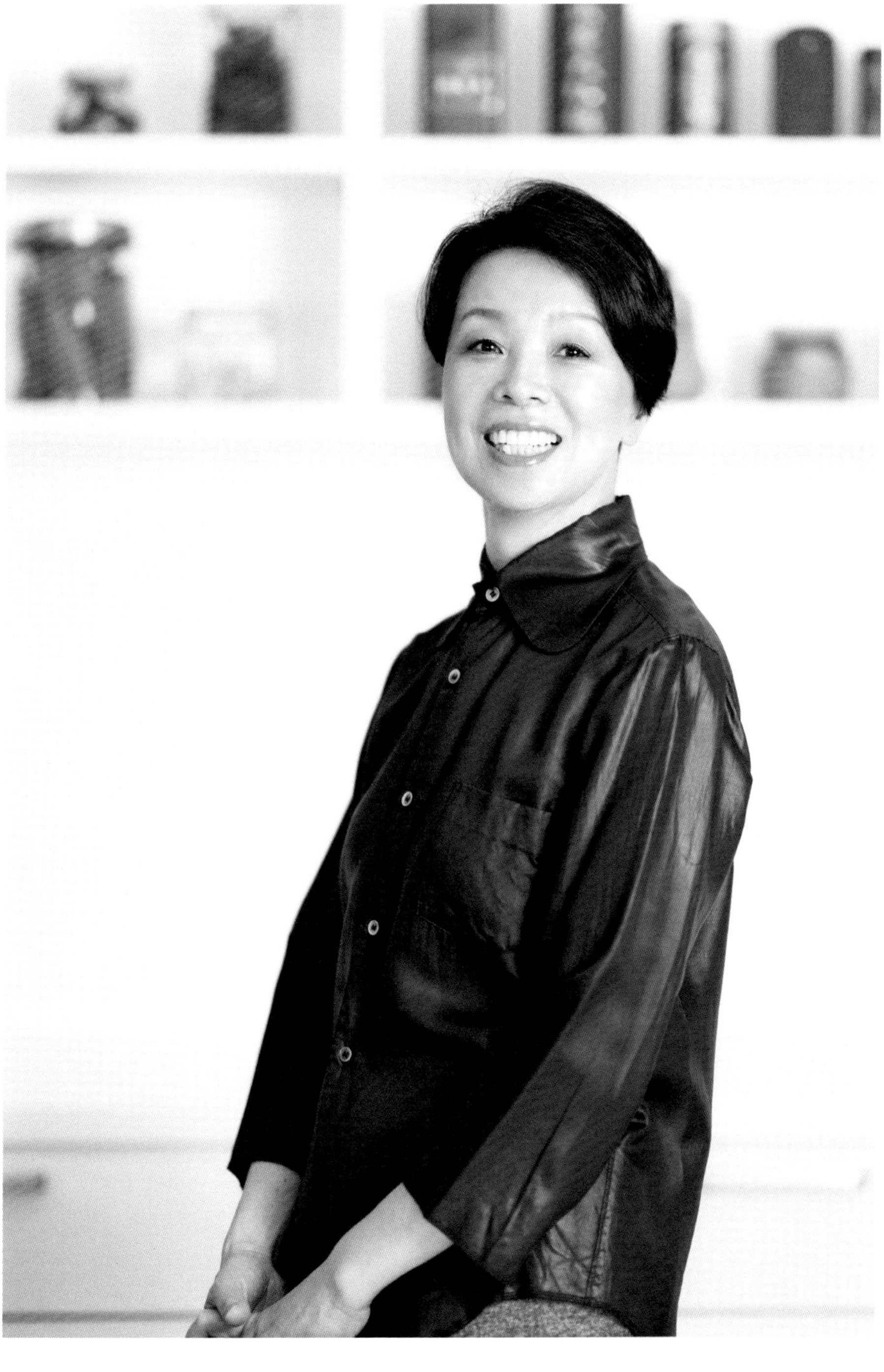

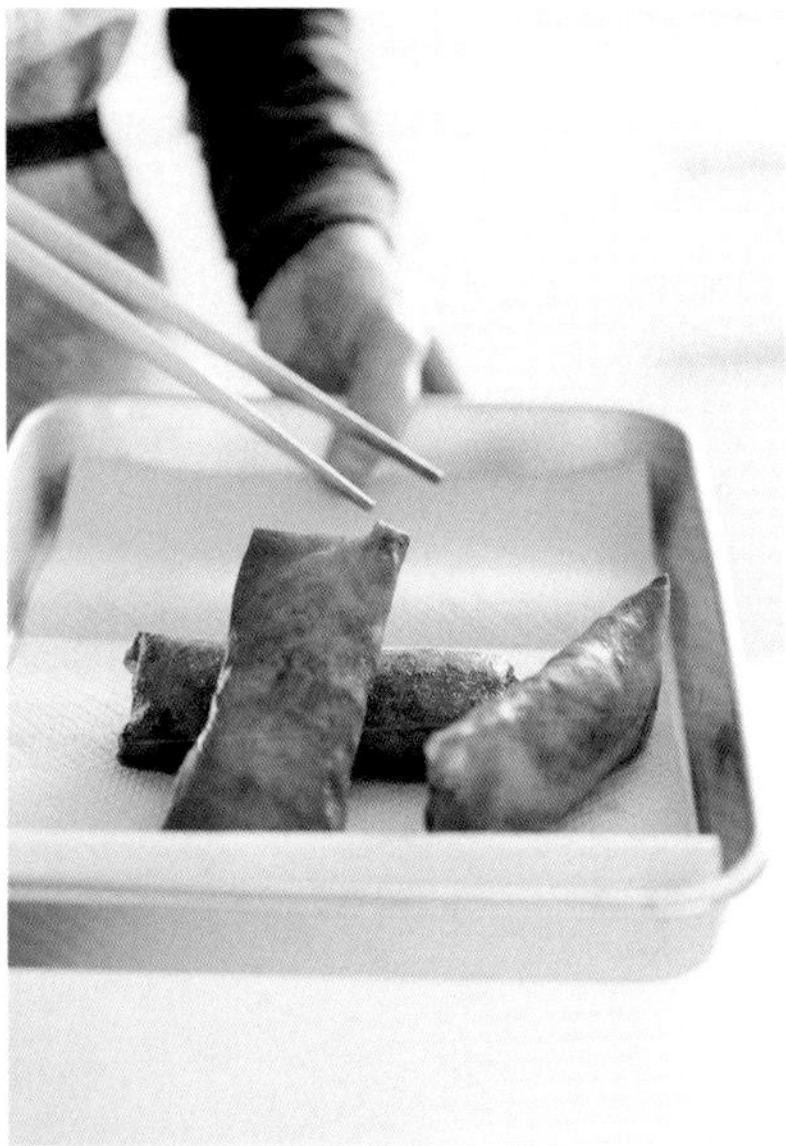

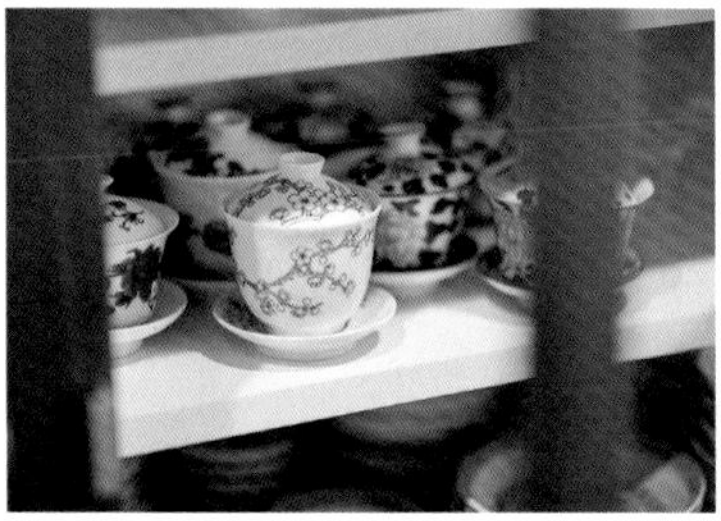

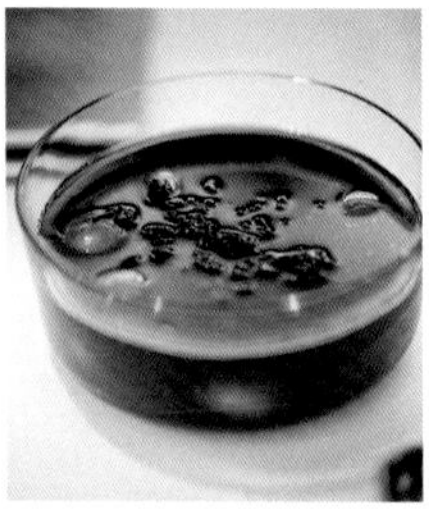

撮影／鈴木正美
スタイリング／竹内万貴
イラスト／しゅんしゅん
アートディレクション／山口美登利
デザイン／堀江久実（山口デザイン事務所）
校正／鳥光信子、共同制作社
編集／八幡眞梨子、高橋尚子

体と向き合う家ごはん

発行日　2021年3月25日　初版第1刷発行
2022年9月20日　第2刷発行

著者／ウー・ウェン

発行者／小池英彦
発行所／株式会社 扶桑社
〒105-8070
東京都港区芝浦1-1-1 浜松町ビルディング
電話　03-6368-8808（編集）
03-6368-8891（郵便室）
www.fusosha.co.jp

印刷・製本／大日本印刷株式会社

この本は、『からだを整える　お手当て料理』（2017年、地球丸刊）を改題し、大幅に加筆、修正をし、新たなページを加え、再編集したものです。

ISBN　978-4-594-08771-5